Oehler

Gesundheit neu denken

Die Herausgeberin

Dr. Regina Oehler arbeitete als Neurobiologin in Freiburg und schrieb für die Süddeutsche Zeitung und die ZEIT. Beim Hessischen Rundfunk ist sie verantwortlich für die Wissenschaftsredaktion von hr2-kultur.

Regina Oehler (Hrsg.)

Gesundheit neu denken

Ein Lesebuch mit Anregungen und Anleitungen

BELTZ

www.beltz.de

Umschlaggestaltung: www.anjagrimmgestaltung.de,
Stephan Engelke (Beratung)
Umschlagabbildung: © George Caswell/Getty Images
Layout: Sonja Frank
Druck und Bindung: Beltz Bad Langensalza GmbH,
Bad Langensalza
Printed in Germany

ISBN 978-3-407-85982-2
1 2 3 4 5 17 16 15 14 13

Inhalt

II Macht unser Gesundheitssystem krank?

III Was heißt überhaupt gesund?

Vorwort

»Hauptsache gesund.« Wenn ich diesen Satz höre, erschrecke ich innerlich immer ein bisschen. Und wundere mich, dass ihn zum Beispiel auch unsere freundliche tiefreligiöse Nachbarin sagt. Was, wenn ich mal nicht gesund bin, bin ich dann von allem, was mir wichtig ist, was mein Leben ausmacht, abgeschnitten? Und wenn ich schwer krank werde, gebrechlich, behindert vielleicht, pflegebedürftig, bin ich dann tatsächlich nur noch eine Last – und ist mir das Leben dann nur noch eine Last?

»Hauptsache gesund« – dieses Motto passt in eine Zeit, in der Wellness und Wohlfühlen Pflicht sind und Medizin dazu dienen soll, von der Geburt bis zum Tod möglichst alle Lebensphasen zu optimieren. Wir neigen dazu, aus der Gesundheit einen Götzen zu machen. Trotzdem leben wir in unserem Alltag alles andere als gesund und dulden ein Gesundheitssystem, das Menschen unnötig zu Patienten macht.

Dieses Buch möchte Lust darauf machen, neu über Gesundheit nachzudenken, und gleichzeitig Anregungen für den eigenen Alltag und für das Leben mit Krankheiten geben. Es versammelt klassische und aktuelle Texte von Medizinern, Psychologen, Hirnforschern, Evolutionsbiologen, Bioethikern, Philosophen. Historikern, Soziologen, Theologen und einem Dichter: Robert Gernhardt, der auch das Thema Krankheit und Gesundheit immer wieder auf seine unnachahmliche Weise auf den Punkt gebracht hat.

Wir sind begabt dazu, gesund zu sein. Das ist die gute Botschaft des ersten Kapitels. Wir haben im Lauf unserer biologischen Geschichte gelernt, robust genug auf Herausforderungen und Bedrohungen wechselnder Lebenswelten zu reagieren. Krankheitserreger und Parasiten haben uns aufs Ganze gesehen eher stark gemacht (*Marlene Zuk, Detlev Ganten, Thilo Spahl und Thomas Deich-*

mann). Wir haben ein außerordentlich lernbereites Gehirn entwickelt (*Gerald Hüther*) und unser Körper kann sich erstaunlich flexibel an unterschiedliche Anforderungen anpassen *(Dietrich Grönemeyer*). Wir können seelische Kräfte entfalten, die uns widerstandsfähig machen und gesund erhalten, Stichwort Salutogenese (*Claudia Eberhard-Metzger*). Wir können lernen, im Alltag gut für uns selber zu sorgen – auch für unsere Gesundheit (*Wilhelm Schmid*). Nur Vorsicht: Wie immer gibt es auch hier ein »Zuviel«, und schon die zu intensive Frage nach der Gesundheit kann die Gesundheit vertreiben (*Klaus Dörner*).

Unser Gesundheitssystem allerdings ist in Wahrheit immer noch ein Krankheitssystem. Darum geht es im zweiten Kapitel. China war da einmal vorbildlich: Ärzte wurden dafür bezahlt, dass ihre Patienten gesund blieben, bei Erkrankungen gab es kein Honorar (*Dietrich Grönemeyer*). Bei uns sieht das heute etwas anders aus: Kranke müssten krank gehalten werden, damit sich das System amortisiert. Ärzte diagnostizieren und behandeln mehr, als es der Gesundheit ihrer Patienten zuträglich ist – auch um sich vor ihren Patienten zu schützen (*Gerd Gigerenzer und J.A. Muir Gray*). Oft aber treffen sie in bestem Glauben falsche Entscheidungen, weil es ihnen an zuverlässigen Informationen und statistischem Wissen fehlt, weil sie Risiken nicht richtig einschätzen können – und so auch ihre Patientinnen und Patienten nicht gut beraten können (*Gerd Gigerenzer*). Zuverlässige Informationen fehlen im Übrigen bei vielen Therapieempfehlungen für etwa die Hälfte der Bevölkerung: In der Medizin war viel zu lange der Mann das Maß aller Dinge (*Alexandra Kautzky-Willer und Elisabeth Tschachler*).

Desillusionierend ist auch ein Blick auf den berühmtesten Eid in der Geschichte der Medizin, den Eid des Hippokrates: Über den historischen Arzt Hippokrates ist nur wenig bekannt, den Eid hat er mit Sicherheit nicht geschrieben, und der Eid hat Ärzte in keiner Weise vor unethischem Verhalten geschützt (*Karl-Heinz Leven*). Heute drängen neue ethische Herausforderungen: Wie damit umgehen, dass in Zukunft immer mehr alte Menschen dement und pflegebedürftig sein werden (*Reimer Gronemeyer*)? Wie umgehen mit dem immensen genetischen und molekularbiologischen Wissen über uns selbst, das das Medizinsystem generiert (*Barbara Prainsack*)?

Vor diesem Hintergrund stellt sich im dritten Kapitel die alte Frage neu: Was heißt überhaupt gesund? Gilt eines Tages nur noch der als gesund, der »gesunde« Gene hat und eine genetische Verantwortung übernimmt, auch für seine Nachkommen (*Thomas Lemke und Regine Kollek*)? Der so fit und leistungsfähig ist wie nur irgend möglich (*Klaus Lieb*)? Der so langsam wie möglich altert (*Tobias Eichinger*)? Bei solchen Perspektiven kann es fast tröstlich erscheinen, dass Gesundheit und Krankheit immer auch Dimensionen besitzen, die sich dem Machbaren, Beherrschbaren entziehen (*Viktor von Weizsäcker*). Sie sind Spiegel für die Zustände in unserer Gesellschaft (*Ivan Illich, Susan Sontag*), und Gesundheit neu zu denken heißt deshalb auch, an unseren Vorstellungen vom Zusammenleben zu arbeiten.

Was folgt aus alldem ganz praktisch für das Gesundwerden und Gesundbleiben? Eine der zentralen Botschaften im vierten Kapitel lautet: Auf das Eingebundensein kommt es an, auf gute Beziehungen zu anderen Menschen (*Wolf Singer und Matthieu Ricard, Werner Bartens*), auf Gestaltungsspielräume und eine liebevolle Familienatmosphäre (*Eckhard Schiffer*), sie sind die beste Gesundheitsvorsorge. Und dazu muss die nötige Gesundheitsbildung kommen, damit Gesunde und Kranke, Fachleute und Expertinnen und Experten in eigener Sache kompetente Entscheidungen treffen können (*Gerd Gigerenzer, Annette Bopp, Delia Nagel und Gerd Nagel*). Dazu eine Prise Gelassenheit und Einsicht in die eigenen Grenzen (*Klaus Dörner und Ursula Plog*). Und das Vergnügen daran, wie sich altes Wissen mit neuen molekularbiologischen Erkenntnissen zusammenfindet und vermeintlich altmodische Lebensweisheiten so neues Gewicht gewinnen. Wie zum Beispiel

»Ein regelmäßiger Tagesablauf ist ein Wundermittel« (*David B. Agus*).

Eingestreut in die vier Kapitel finden Sie Gedanken von Friedrich Nietzsche, denn der große kränkelnde und oft auch kranke Philosoph bringt viele Widersprüche wunderbar lakonisch und ironisch auf den Punkt. Und, wie gesagt, nichts wäre ungesünder, als ohne ironische Distanz über Gesundheit nachzudenken. Totale Gesundheit, selbst wenn sie wirklich erreichbar wäre, würde selbst nur wiederum eine Form von Krankheit sein, schreibt der Berliner Philosoph Wilhelm Schmid (und der Satz hätte so ähnlich auch von Friedrich Nietzsche stammen können).

Dieses Buch ist zugleich ein Angebot an die Hörerinnen und Hörer des hr2-Funkkollegs Gesundheit, sich vertiefend mit den Themen der Sendereihe zu befassen. Die vom Hessischen Rundfunk produzierten 26 Halbstunden-Sendungen spannen einen Bogen von der Biologie bis zur Politik, von den erstaunlichen Selbstheilungskräften des menschlichen Körpers etwa zu den Mechanismen des Pharma-Marktes. Alle Informationen dazu sind zu finden unter www.funkkolleg.de.

Gesundheit ist kein Selbstzweck, aber sie schafft gute Voraussetzungen für ein erfülltes Leben, für Liebes- und Arbeitsfähigkeit. Und für gesellschaftspolitisches Engagement: »Gesundheit neu denken« bedeutet auch, über die eigenen Grenzen hinauszudenken.

Frankfurt, im Mai 2013 *Regina Oehler*

Begabt dazu, gesund zu sein

Claudia Eberhard-Metzger

Gesundheit – reine Ansichtssache?

Dass sich Kranke oft gesund fühlen und Gesunde oft krank, ist für Claudia Eberhard-Metzger wenig erstaunlich. Nach ihrer Überzeugung schließen sich Gesundsein und Kranksein keineswegs aus. Die Wissenschaftspublizistin, die Biologie, Germanistik und Pädagogik studiert und am Deutschen Krebsforschungszentrum gearbeitet hat, fordert zum Umdenken auf: Das eigentliche Rätsel ist nicht, warum Menschen krank werden, sondern warum viele sich körperlich und seelisch für überraschend gesund halten.

Als Madame Calment anlässlich ihres 121. Geburtstages von einem Journalisten gefragt wurde, wie man es denn eigentlich fertigbringe, so lange am Leben zu bleiben, antwortete sie: »Je garde mon calme – ich verhalte mich ruhig.« Im Jahr 1875 war sie im südfranzösischen Arles zur Welt gekommen, traf als junges Mädchen auf Vincent van Gogh, erlebte mit 39 Jahren den Ausbruch des Ersten Weltkrieges und war 69 Jahre alt, als der Zweite endete. Als Hundertjährige fuhr sie noch Rad, bei einem Arzt ist sie zeitlebens nie gewesen, weil sie sich nie wirklich krank gefühlt hat – bis hin zu ihrem Tod in ihrer Geburtsstadt Arles im August 1997 mit 122 Jahren, den die Medien in aller Welt verbreiteten.

Geschichten von Jeanne Calment und anderen Rekordsenioren faszinieren die Menschen. Nicht zuletzt deshalb, weil sie sich davon konkrete Antworten auf eine existenzielle Frage erhoffen. Sie lautet: Was muss man tun, um sein Leben möglichst lange bei bester Gesundheit zu genießen? Aber sie zeigt auch noch einen zweiten existenziell wichtigen Aspekt: Was eigentlich ist gesund?

Denn wer Jeanne Calment zuletzt nahezu blind und taub im Rollstuhl sitzen sah, hätte sie womöglich als schwer krank, zumindest aber als stark beeinträchtigt bezeichnet. Sie selbst empfand weder das eine noch das andere, bezeichnete ihre Gesundheit und ihr Wohlbefinden auch nach weit über 100 Jahren schicksalsreicher Lebenszeit stets als gut und hatte sichtlich große Freude am Dasein, wenn sie es auch gelegentlich bedauerte, mit 117 das Rauchen und den Portwein aufgegeben zu haben.

Gesund oder krank: Auf den ersten Blick scheinen das zwei Zustandsformen zu sein, die sich gegenseitig ausschließen. Doch so einfach ist das nicht. »Wer ist gesund, wer ist krank?«, fragte schon der Psychosomatiker und Schriftsteller Georg Groddeck im Jahr 1910: »Die Narren nur vermögen es zu unterscheiden.« Groddeck mag die letztlich überzeugendste Antwort auf die ultimative Entweder-oder-Frage gegeben haben. Der Erste, der sich mit ihr beschäftigte, war er beileibe nicht, zieht sich doch der Versuch, den Begriff »Gesundheit« zu definieren, durch die gesamte Geschichte der Medizin und ihrer Größen. Für sehr lange Zeit war das Modell der klassischen Schulmedizin verbindlich, wonach Gesundheit das Freisein von Störungen bedeute. »Für die Praxis der klassischen Medizin reichte die Formel, dass der gesund ist, der nicht krank ist, lange aus«, erklärt Alexa Franke von der Fakultät für Rehabilitationswissenschaften der Universität Dortmund: »Wendet man sie aber im klinischen Bereich von Psychologie und Soziologie an, zeigt sich sehr bald, wie abhängig der vermeintlich klare Begriff von gesellschaftlichen Werten und Konventionen ist.« Die begriffliche Unschärfe beginnt schon damit, dass es in unserem Kulturkreis zwei Definitionen von Gesundheit gibt: eine abgemilderte für Frauen, eine entschiedenere für Männer. Während Frauen durchaus auch einmal schwach und kränklich, kopfschmerzbelastet, menstruationsschmerzgeplagt oder nervlich angespannt sein dürfen und dabei immer noch als gesund gelten, muss sich der »gesunde Mann« an einer niedriger liegenden Messlatte messen lassen, um nicht als krank zu gelten: »Die Bindung des Gesundheitskonzepts an die Geschlechtsrollen«, meint Alexa Franke, »setzt Männer massiv unter Druck, sich durchsetzungsfähig, aktiv, dominant, selbstsicher zu verhalten.«

Doch nicht nur die »Ideologie der Rollenerfüllungs-Gesundheit« macht eine saubere Begriffsabgrenzung schwierig. Schließlich bedeuten Gesundheit und Krankheit für jedes Individuum in jeder Region rund um den Globus etwas anderes, was die Weltgesundheitsorganisation (WHO) mittlerweile veranlasst hat, von ihrer globalen Definition abzurücken, wonach Gesundheit neben der Abwesenheit von Krankheit auch »ein Zustand vollständigen körperlichen, geistigen und sozialen Wohlbefindens« ist. Für den europäischen Raum spricht die WHO stattdessen von der »Fähigkeit und Motivation, ein wirtschaftlich und sozial aktives Leben zu führen«. Soll das nun aber im Umkehrschluss heißen, dass derjenige, der sozial inaktiv und wirtschaftlich eher erfolglos oder »unmotiviert« ist, auch zugleich irgendwie krank ist?

Das Spektrum all dessen, was unter Gesundheit verstanden wird, ist groß und wird es wohl auch bleiben, solange man Gesundheit nicht objektiv messen kann. Statt sich mit einer dichotomen Begriffsdefinition abzuplagen, die zu nichts führt, ist ein neuerer Gedankenansatz, Gesundheit und Krankheit nicht als krasse Gegensätze zu begreifen, sondern als die zwei Pole eines Kontinuums, auf dem es unzählige Positionen wie »ziemlich gesund«, »etwas krank«, »eher krank« und so fort geben kann. Das ist eine Sichtweise mit weitreichenden Konsequenzen. Denn sie erlaubt es, von einem starren pathogenetischen, also »krankheitsfokussierten« Schwarz-Weiß-Denken auf ein gesundheitsorientiertes Denken mit fließenden Übergängen umzuschwenken.

Dieses Denken konzentriert sich nicht allein darauf, den einzelnen krank machenden Einfluss zu beheben oder wenigstens zu minimieren, sondern fragt außerdem danach, wie es Menschen gelingen und wie man sie darin unterstützen kann, sich im Kontinuum zeitlebens Richtung »Gesundpol« zu bewegen. Denn das eigentliche Rätsel ist nicht, warum Menschen krank werden und sterben. Darüber weiß die medizinische Wissenschaft viel. Weniger bekannt ist darüber, was Menschen befähigt, sich trotz schwieriger Lebensbedingungen und der Omnipotenz krank machender Einflüsse in einem doch erstaunlichen Ausmaß körperlich und seelisch mehr gesund als krank zu halten.

»Mehr gesund als krank« und nicht etwa »das eine oder das andere« ist beispielsweise jeder, der ein Krebsleiden besiegt oder verlangsamt hat. Auch wer an einer Stoffwechselentgleisung wie Diabetes erkrankt ist und gelernt hat, mit ihr zu leben, wird sich kaum als dauerhaft krank bezeichnen wollen. Schließlich kann ein Mensch, der seinen Diabetes im Griff hat, gesünder sein als jeder »Gesunde«, der sich unwissentlich, aber zielsicher auf einen Schlaganfall zubewegt. Die Ergebnisse der molekularbiologischen Forschung, etwa die zunehmende Einsicht in die individuellen Anlagen eines Menschen sowie in die Möglichkeiten der Früherkennung und Prävention, verwischen die scheinbar engen Grenzen zwischen gesund und krank immer mehr. Auch diese neuen Forschungserkenntnisse passen besser in ein multidimensionales Kontinuum mit dem Ziel des Gesunderhaltens denn in ein unbewegliches Schwarz-Weiß-Raster.

Die Prozesse zu erforschen, die Gesundheit erhalten und fördern, ist denn auch eine der wichtigsten Aufgaben der »Salutogenese« – der Alternative zur Pathogenese, der es primär darum geht, Krankheiten zu verstehen. »Im Hinblick auf die Entwicklung der modernen Medizin und des gesamten Gesundheitswesens«, sagt Alexa Franke, »ist die salutogenetische Orientierung ein brauchbares Konzept, von dem aus man weiterdenken kann.«

Zumal es ihrer Ansicht nach außer Frage steht, dass das bisherige Gesundheitsdenken von der medizinischen und gesellschaftlichen Wirklichkeit überholt wurde und neue Konzepte dringend erforderlich sind.

Diese Meinung teilt sie mit dem wichtigsten Vordenker des salutogenetischen Konzeptes, dem israelischen Medizinsoziologen Aaron Antonovsky. »Der bisherigen pathogenetischen Orientierung«, schreibt er, »liegen viele Fortschritte in Wissen und Praxis zugrunde.« Sie könne jedoch nur einen »geringen Teil der uns vorliegenden Daten erklären«. Wegen ihrer »nahezu totalen Dominanz über unser Denken«, klagt Antonovsky, habe die pathogenetische Orientierung zudem viele einschränkende Konsequenzen. Das salutogenetische Denken hingegen könne neue Wege eröffnen, weil es den Einzelnen und die Gesellschaft in die Pflicht nehme, über Verhaltensmöglichkeiten nachzudenken, die der Gesundheit zuträglich sind. Damit, betont Antonovsky, bestehe für Menschen die Chance, »bis kurz vor dem Ende der ihnen biologisch zugeteilten Zeitspanne ein Leben voller Vitalität zu führen«. Genauso wie »Holmes' wunderbarer Einspänner«. Damit spielt der Salutogenetiker der ersten Stunde auf ein Gedicht des amerikanischen Schriftstellers Oliver Wendell Holmes' an: »Der wunderbare Einspänner« lief 100 Jahre ohne Probleme – und blieb dann plötzlich stehen.

Friedrich Nietzsche

Vom Nutzen der Kränklichkeit

Ausgerechnet Friedrich Nietzsche soll uns etwas zur Gesundheit zu sagen haben? Gerade er, der als ewig kränklich gilt und tatsächlich so krank war? Gerade er, sagen Mirella Carbonne und Joachim Jung, die viele Jahre Kuratoren des Nietzsche-Hauses in Sils-Maria im Engadin waren. Sie haben Aphorismen und Texte aus Nietzsches Werk zu ihrem Buch »Die Kunst der Gesundheit« zusammengestellt. Im Vorwort schreiben sie: »Was Gesundheit sein kann, hat Nietzsche auf empathische Weise neu zu bestimmen versucht. Gesundheit ist nicht als Zustand zu betrachten, der erreicht oder eben nicht erreicht wird, sondern als Weg, auf dem wir verschiedene Formen im Umgang mit uns selbst erproben, schrittweise Voraussetzungen, Bedürfnisse, Kräfte und Möglichkeiten unserer je eigenen Lebensordnung erkunden und diese Ordnung selbst dabei als wandlungsfähig begreifen lernen.«

Wer oft krank ist, hat nicht nur einen viel größeren Genuss am Gesundsein, wegen seines häufigen Gesundwerdens: sondern auch einen höchst geschärften Sinn für Gesundes und Krankhaftes in Werken und Handlungen, eigenen und fremden: so dass zum Beispiel gerade die kränklichen Schriftsteller – und darunter sind leider fast alle Großen – in ihren Schriften einen viel sicherern und gleichmässigeren Ton der Gesundheit zu haben pflegen, weil sie besser als die körperlich Robusten, sich auf die Philosophie der seelischen Gesundheit und Genesung und ihre Lehrmeister: Vormittag, Sonnenschein, Wald und Wasserquelle verstehen.

*

Die Krankheit selbst kann ein Stimulans des Lebens sein: nur muss man gesund genug für dies Stimulans sein!

Wilhelm Schmid

Von der Sorge für sich selbst

Mit sich selbst befreundet zu sein, das ist für Wilhelm Schmid ein Schlüssel zur Lebenskunst. Der Philosoph Wilhelm Schmid lebt in Berlin und lehrt in Erfurt. 2012 bekam er den Philosophiepreis für besondere Verdienste bei der Vermittlung von Philosophie verliehen. Wir müssen den Umgang mit uns selbst wieder lernen, sagt Wilhelm Schmid, müssen unser Selbst festigen und zu anderen hin öffnen. Dazu gehört auch die Sorge für den eigenen Körper, dazu gehören ganz praktische Überlegungen zum Umgang mit Krankheit, mit Ärzten und Medikamenten.

Grundsätzlich ist es eine Frage der Wahl, sich um seine Gesundheit zu sorgen oder nicht; wird jedoch die Sorge gewählt, dann ist noch zu wählen, sie selbst wahrzunehmen oder sie in die Hand eines Mediziners oder Therapeuten zu legen. Die eigene Wahrnehmung der Sorge ist ein Element der *Selbstaneignung*, während ihre Überantwortung zwar eine Entlastung des Selbst, aber auch die Gefahr einer *Selbstenteignung* mit sich bringt. In jedem Fall ist die Gesundheit eine sehr *individuelle* Angelegenheit, bezogen auf die jeweilige Lebensführung mit all ihren Besonderheiten: Keine zwei Menschen können auf genau dieselbe Weise gesund sein.

Und es verhält sich mit der Gesundheit wie mit anderen Werten: Entscheidend ist das Bemühen um ihre Realisierung, die immer eine partielle bleibt; aussichtslos erscheint ihre Perfektionierung, die eine totale wäre. Die totale Gesundheit als Maßstab anzusetzen wäre möglich, ließe jedoch mehr oder weniger alle Menschen als krank erscheinen. Und selbst dann, wenn sie wirklich erreichbar wäre, würde sie wohl selbst wiederum nur eine Form von Krankheit sein, da sie um einen Preis gesucht werden müsste, der krank macht: sämtliche Widerstände und Widersprüche, die ihr im Weg stehen, beiseitezuräumen – dann aber erschlaffen Körper und Seele und werden anfällig für Erkrankungen, ähnlich wie der Geist, der alle Orientierung verliert, wenn er nicht gelegentlich durch Kritik aufgestört und herausgefordert wird. So ist Krankheit nicht nur ein Übel, sondern auch ein heilsames Gut für das Selbst. Die moderne Grundhaltung, in ihr »das Negative« schlechthin zu sehen, das zu eliminieren sei, muss vom Selbst nicht übernommen werden. Es hat selbst seine Wahl zu treffen und seine Haltung festzulegen, und dies nicht nur ein für alle Mal, sondern auch in jedem Einzelfall, um manche Krankheit zu *bekämpfen*, manch andere aber *gewähren* zu lassen, vielleicht sogar *Sinn*, das heißt Zusammenhang in ihr zu sehen, unabhängig davon, ob sie »wirklich Sinn hat«.

Auch wenn es keinen Sinn hat, Krankheit von Grund auf auszuschließen, kommt es dennoch darauf an, vor ihr auf der Hut zu sein. Es geht darum, ein *Gespür* dafür zu entwickeln – nicht zu hypochondrisch, nicht zu unbekümmert –, ob »etwas nicht stimmt«, ob dem Selbst »etwas fehlt« und wo etwas »sich ankündigt«. Die Selbstsorge äußert sich zunächst in einer *Selbstvorsorge*, und zwar auf die Art und Weise und in dem Maße, die das Selbst für angemessen hält. Zur Selbstvorsorge tragen bei: aufmerksame Wahrnehmung und Pflege des Körpers, körperliche Bewegung, Sport, Körpertherapie, die sich auch seelisch auswirkt, Wellness als Kunst der Berührung auf allen Ebenen, Schwimmen und Saunieren, Ausarbeitung der Sinnlichkeit, Ethik der Ernährung und Übung der Entsagung. Selbst die langfristige Vorsorge gegen schwere Krankheiten, soweit sie überhaupt möglich ist, liegt im

Wesentlichen in der Hand des Selbst; und es ergreift selbst die Initiative, sich gelegentlichen Untersuchungen zu unterziehen oder es zu lassen. Selbstvorsorge ist jede Pflege des Immunsystems, jede »Immunmodulation« zur Vorbeugung gegen Krankheiten; von Bedeutung hierfür ist die Aufmerksamkeit auf Myriaden winziger Lebewesen, die den Körper innerlich und äußerlich besiedeln, hilfreich oder schädlich, und die zur Integrität des Selbst gehören oder sie bedrohen. Auf der Haut des Selbst leben so viele Mikroben wie Menschen auf dem Planeten, und sie nehmen jederzeit Einfluss auf die Befindlichkeit des Selbst. Selbst die Zähne bilden ein eigenes Habitat, eine »Biosphäre«, und in ungleich höherem Maße gilt dies für den Darm. Vom *Wir* anstelle nur vom »Ich« zu sprechen erscheint schon aus diesem Grund angemessen.

Wenn die Selbstvorsorge nicht mehr ausreicht, bedarf das krank gewordene Selbst zunächst einer *Selbstmedikation*, gemäß »Handbuch« oder auch »freihändig«, angeleitet vom *inneren Arzt*, dem Gespür, das nicht nur eine Auffassung davon vermittelt, was fehlt, sondern auch zur Aufnahme bestimmter Produkte und Stoffe hinzieht, zu einer Art von *Pharmakophagie*, wie sie schon im Tierreich zu beobachten ist, um genau das zu sich zu nehmen, was der Körper nun braucht und was heilsame Wirkung hat. Das mag medizinisch nicht durchweg abgestützt sein, ein zufällig zusammengewürfeltes Konglomerat von Mitteln und Maßnahmen, das dennoch zur Lebensnotwendigkeit wird, da das Selbst nicht pausenlos und in jeder Situation ärztliche und therapeutische Hilfe in Anspruch nehmen kann. So legt es sich im Laufe der Zeit »Hausmittel« zurecht, beruhend auf alter Gewohnheit, immer neuer Erfahrung, medialer Information, eigener Überlegung, familiärer Überlieferung: Von der Heilsamkeit einer Hühnersuppe angesichts von Erkältung war Oma überzeugt. Die Mutter wusste, dass jede Art von Wärme heilt; so ist das Überleben der antiquierten Wärmflasche gesichert. Der Vater schwor auf das eintägige Ausschwitzen jeglicher Krankheit im Bett. Einer zufälligen Begegnung verdankt sich die Kenntnis des Teebaumöls, das Erkältungsviren schon beim ersten Kratzen im Hals mit einer Mundspülung entfernt. Der Apotheker hat den Kunden auf Echinacea (Extrakt von Sonnenhut) hingewiesen, dessen Unwirksamkeit wissenschaftlich als erwiesen gilt, während es in der Praxis spürbar das Immunsystem stärkt. Ein Freund wiederum kuriert Krankheiten im Frühstadium mit kräftigen Gaben von Vitamin C, und dem überzeugenden Beispiel kann das Selbst sich schwerlich entziehen. Entscheidend für die Wirkung einfacher Hausrezepte ist der Glaube an sie, der ungeahnte Kräfte mobilisiert, immer nach Maßgabe der Plausibilität, dessen also, was am meisten »einleuchtet« und überzeugt, am besten mit Gründen, nach allem Für und Wider, im Zweifelsfall nach ärztlicher Konsultation, im Regelfall auch ohne. Kein Mittel kann ohne Glaube wirken, umgekehrt wirkt der Glaube jedoch des Öfteren auch ohne Mittel; den Beweis dafür, gut belegt, erbringen »Placebos«, Ersatzstoffe, die bei Blindversuchen oft dieselbe Wirkung wie die jeweiligen Wirkstoffe erzielen.

Die Bestückung mancher Hausapotheke erscheint abenteuerlich und stellt doch die Basis einer Wahrnehmung der Sorge für sich selbst dar. Nicht immer geht es beim Kurieren freilich um Mittel und Medikamente, sondern beispielsweise um die Heilsamkeit und Seligkeit des *Schlafes*, der den Kräften des Körpers und des Gehirns die Muße gönnt, in aller Stille zu arbeiten und nicht noch äußere Eindrücke verarbeiten zu müssen. Vor allem die Anzeichen »knochentiefer Müdigkeit« legen dem Selbst nahe, seinen Körper nicht mit allen chemischen und pharmazeutischen Mitteln noch dazu zu nötigen, weiterhin zu »funktionieren«, denn das hieße, ihn in die völlige Erschöpfung zu treiben. Statt gegen die Erkrankung ankämpfen zu wollen und dabei alle Kräfte zu verausgaben, erscheint es sinnvoller, sich ihr zu fügen und mit ihr bis auf Weiteres zu leben. Endlich kann das Selbst alle Sorge sein lassen und nach Herzenslust regredieren, der Müdigkeit nachgeben, sich hinlegen, denn die Kräfte, die allein schon die aufrechte Haltung kostet, erst recht jede geistige Konzentration, braucht der Körper nun für sich, für die innere Regeneration, für die Abwehr einer Infektion. Er verlangt selbst nach einer Reduktion der Nahrungsaufnahme, um die beträchtlichen Kräfte, die die Verdauung für sich beansprucht, nun dem Heilungsprozess zukommen zu lassen. Von selbst stellt das Selbst das Denken ein, das zu viel Energie abzieht und ohnehin schmerzt; stattdessen kommt es nun darauf an, sehr viel zu trinken, um die Selbstreinigung des Körpers zu unterstützen. Selbst die Sinne kosten noch zu viel Kraft: Am besten ist es, die Augen zu schließen, denn die Aufnahme von Licht ist zu kraftraubend; auch nichts mehr zu sagen, denn jedes Wort bedeutet einen irrwitzigen Aufwand an Energie; nichts mehr zu hören, nur noch in völliger Ruhe zu liegen und an nichts mehr zu denken, um sich völlig dem Kranksein zu ergeben.

So lässt die Krankheit sich der Integrität des Selbst eingliedern, statt »Identität« aus dem Kampf gegen sie zu beziehen; im Falle chronischer Erkrankung bleibt möglicherweise ohnehin keine andere Wahl. Wenn aber mit den ersten Anzeichen von Genesung das Denken von selbst wieder zurückkehrt, kommt es darauf an, ihm nun die Zeit zu widmen, die noch für eine Weile zur Verfügung steht, und nach Antworten auf die Fragen nach dem »Sinn« zu suchen, die für den weiteren Heilungsprozess wichtiger sein können als alle Medizin. Das Selbst sucht damit nach den Zusammenhängen, in denen es leben kann, aber auch nach solchen, die die Krankheit erst ermöglicht haben. Denn keine Krankheit existiert isoliert für sich, immer ist sie eingebettet in Zusammenhänge eines Selbst und seines Lebens. Der »Sinn« aber vermag zu heilen, da die inneren und äußeren Zusammenhänge, die mit ihm erneut oder neu hergestellt werden, all die Kräfte rekrutieren, die für die profunde Heilung und für ein künftiges Leben benötigt werden. Um schließlich aufzustehen, hinauszugehen und erste Schritte wie ein Kind zu machen, mit unbändiger neuer Freude am Leben nach dem durchstandenen Leid.

Nützlich erscheint es, gewöhnliche Krankheiten, ihre Erscheinungsformen und die möglichen Antworten darauf zu kennen: etwa den grippalen Infekt mit einer Entzündung der Atemwege, mit Husten, Schnupfen und erhöhter Temperatur; er »kommt drei Tage, bleibt drei Tage, geht drei Tage«, und so ist weiter nicht viel zu tun. Anders bei der Influenza-Grippe mit hohem Fieber, starken Kopf- und Gliederschmerzen, anfallartigem Husten und völliger Entkräftung: Sie erfordert ärztlichen Beistand, Schutz gegen sie bietet allenfalls eine vorbeugende Impfung. Selbst wenn es nun aber um eine ärztliche Konsultation geht, ist sie schon dem Wort zufolge nichts anderes als eine Beratung, der Arzt ein Ratgeber. In vielen Fällen gibt er, wie auch der Therapeut, sinnvollerweise Ratschläge zur einfachen Selbstvorsorge und Selbstmedikation; die definitive Wahl, dem Folge zu leisten, obliegt jeweils dem Selbst. Fundamental ist jedoch die Wahl des Ratgebers, auf die sehr viel ankommt und die mehr von menschlichen als von fachlichen Faktoren abhängig ist: Denn zu beurteilen ist der Arzt oder Therapeut vor allem als Mensch, dessen Beurteilungen plausibel erscheinen und dem zu vertrauen ist – oder nicht. Bereits seine Haltung wirkt wie ein Medikament auf sein Gegenüber – oder eben nicht. Andere Ärzte können konsultiert werden, erhöht wird damit jedoch zugleich die Dringlichkeit der Wahl; denn sie werden gegenteilige Auffassungen vertreten, und für jede wird es überzeugende Beweise geben. Das Selbst kann ein Recht auf Wissen geltend machen, aber auch eines auf Ignoranz; heilsam sein kann beides. Es kann sich selbst kundig machen, Ratgeber lesen und im Internet forschen, aber was dabei in Erfahrung zu bringen ist, wird wiederum widersprüchlich sein. Es kann sich mit Gleichgesinnten austauschen, aber jeder wird auf andere Ärzte, andere Mittel und Methoden schwören. Eine mögliche Option ist auch der Verzicht auf jede eigene Wahl, zwangsläufig jedoch verbunden damit, jede Konsequenz, die sich daraus ergibt, dennoch selbst tragen zu müssen.

Für die Wahl des Arztes kann dessen Zugehörigkeit zu einer »Schule« eine wichtige Rolle spielen: Zur Wahl stehen vor allem *Schulmedizin* und *Naturmedizin*; eine »evidenzbasierte Medizin«, die nur gelten lässt, was durch wissenschaftliche Studien belegt ist, und eine »Erfahrungsmedizin«, die auf das vertraut, was erfahrungsgemäß wirkt – sollte die Wirkung aber nicht erklärbar sein, so ist dies nicht schon ein Grund, von Unwissenschaftlichkeit zu sprechen, denn die momentane wissenschaftliche Erkenntnis stellt keineswegs das Ende aller Erkenntnis dar. Vertraut der Arzt allein der »Apparatemedizin« oder praktiziert er eine »Menschenmedizin«? Der Begriff *Komplementärmedizin* könnte so verstanden werden, dass eine bestimmte Medizinrichtung sinnvoll durch eine andere zu ergänzen ist, damit das Selbst sich nicht einer Richtung allein anvertrauen muss, wo es doch um sein Leben geht, das mutmaßlich vielschichtiger ist als ein medizinisches Modell, welches auch immer es sei. Dass die Auseinandersetzungen zwischen den Modellen je beendet sein könnten, ist nicht zu erwarten; es widerspräche den Erfordernissen der Polarität. Das Selbst wählt und verantwortet jede getroffene Wahl selbst mit dem Gewicht seiner Existenz; dies auch dann, wenn es nicht wählt, also dem jeweils behandelnden Arzt oder Therapeuten folgt oder aber gar nichts unternimmt. Nicht nur die aktive Haltung, sondern auch die passive Hinnahme ist wählbar und kommt lediglich in einer aktivistischen Gesellschaft selten in Betracht. Der Arzt sagt, er könne die Verantwortung nicht übernehmen? Aber die ultimative Verantwortung liegt beim Selbst, niemand kann sie ihm abnehmen. Bei aller Hochschätzung für die Kunst des Arztes ist es letzten Endes allein das Selbst, das dieses Leben lebt, und nur das Selbst bringt es äußerstenfalls auch zu Ende. Um seines Lebens willen greift es sogar zu Mitteln, deren Gebrauch fragwürdig erscheint.

Dietrich Grönemeyer

Geh aus mein Herz und suche Freud

Gelöste und ungelöste Rätsel der Herzsteuerung

Dietrich Grönemeyer ist Arzt, Wissenschaftler und Autor. Er lehrt Radiologie und Mikrotherapie an der Universität Witten/Herdecke und setzt sich mit seiner Dietrich Grönemeyer Stiftung für Gesundheitsunterricht an Schulen ein. Für ihn ist das Herz »die leibliche und die psychische, auch die mythische Mitte des Lebens, der Motor des Daseins, das gefühlte Zentrum des Ichs …«. Am Herzen lässt sich deshalb exemplarisch zeigen, was es heißt, zum Gesundsein begabt zu sein.

Geh aus, mein Herz, und suche Freud
In dieser lieben Sommerzeit
An deines Gottes Gaben;
Schau an der schönen Garten Zier,
Und siehe, wie sie mir und dir
Sich ausgeschmücket haben.

Die Bäume stehen voller Laub,
Das Erdreich decket seinen Staub
Mit einem grünen Kleide;
Narzissus und die Tulipan,
Die ziehen sich viel schöner an
Als Salomonis Seide.
(…)

Ich selbsten kann und mag nicht ruhn,
Des großen Gottes großes Tun
Erweckt mir alle Sinnen:
Ich singe mit, wenn alles singt,
Und lasse, was dem Höchsten klingt,
Aus meinem Herzen rinnen.

Drei Strophen aus dem »Sommergesang«, dem alten Kirchenlied von Paul Gerhardt (1607–1676), dessen Verse mir bis heute in den Ohren klingen. Was in der ersten Zeile stand – »Geh aus, mein Herz, und suche Freud« –, konnte ich schon als Kind unmittelbar empfinden. Es war, als würde mein Herz gestreichelt. Aber kann das überhaupt sein? Oder bin ich schwärmerischer Sinnestäuschung erlegen, wenn ich mit der Melodie im Ohr fröhlich aus der Kirche lief, sonntags nach dem Gottesdienst? Kann unser Herz tatsächlich von Gefühlen bewegt werden? Sind Worte wie »herzerfrischend« oder »herzerschütternd« mehr als poetische Bilder, reflektieren sie tatsächliche, experimentell nachweisbare psychosomatische Zusammenhänge zwischen den sinnlichen Eindrücken und der Herztätigkeit? Und wenn ja, wie haben wir uns das vorzustellen, über welche Erregungsleitungen funktioniert das? Was haben die Nerven mit dem Herzen zu tun? Schließlich gehören sie eindeutig zum Gehirn und zum Rückenmark – einerseits. Andererseits ist dieses Zentralnervensystem eben auch das zentrale Steuerungssystem unseres ganzen Körpers. Es muss auch irgendwie mit dem Herzen verbunden sein, etwa so wie die elektronische Steuerung einer Zentralheizung, wo der Betrieb der Umlaufpumpe ständig mit den Informationen der Raumsensoren abgeglichen wird.

Sicher, das ist ein stark vereinfachter Vergleich, viel mehr als eine vage Vorstellung des Grundprinzips kann er kaum vermitteln. Denn tatsächlich haben wir es beim menschlichen Körper mit einem sehr viel komplexeren System zu tun, sodass mechanistische Erklärungsversuche allemal zu kurz greifen. Hat doch unser Nervensystem eine ganz andere Fülle unterschiedlichster Funktionen und Informationen zu verarbeiten und differenziert weiterzuleiten. Freude, Trauer, Angst, Stress, Schmerz, körperliche Erschöpfung, alles muss so vermittelt werden, dass die Organe entsprechend reagieren können und das Herz damit fertig wird.

Um dies zu gewährleisten, arbeiten zwei wesentliche Systeme unseres Körpers zusammen: das unwillkürlich tätige *vegetative* und das bewusst gesteuerte *somatische* Nervensystem; gemeinsam bilden sie das Zentralnervensystem. In ihm verlaufen die Erregungsleitungen, Hochgeschwindigkeitsbahnen für die elektrischen Steuerungsimpulse zwischen dem Gehirn und den Körperstrukturen. Während das somatische Nervensystem alle körperlichen Vorgänge steuert, die dem Willen unterworfen sind – Muskelbewegungen zum Beispiel –, lässt sich das vegetative Nervensystem kaum bewusst steuern. Autonom regelt es die gesamte, lebensnotwendige Organtätigkeit, unter anderem Atmung, Herzschlag, Stoffwechsel, Kreislauf und Verdauung. Zudem bilden diese »Lebensnerven« noch eine »unbewusste« Brücke zwischen Gehirn und Körper, vom fühlenden System zu den Organen einschließlich Haut und Herz. Wer kennt nicht den Erregungsschauer, der einem über den Rücken läuft und Gänsehaut erzeugt, in Gefahrensituationen genauso wie bei besonders freudigen Erlebnissen. Meist stockt gleichzeitig der Atem, und der Herzschlag beschleunigt sich; Kinder machen sich bisweilen vor Schreck sogar in die Hosen, Erwachsene in Todesangst ebenso. Oder das Herz bleibt einem einfach stehen, man erleidet eine sogenannte *neurokardiale Synkope*. Dies alles sind Phänomene unseres unbewusst und spontan reagierenden vegetativen Nervensystems, das in der Vernetzung mit Verstand und Gefühlswelt als psychovegetatives System bezeichnet wird.

Wenn man etwa bedenkt, wie wenig Einfluss wir darauf haben, wie stark wir bei Scham erröten oder bei Angst erblassen, gewinnt man eine ungefähre Vorstellung von der Autonomie, der Unabhängigkeit unseres vegetativen Nervensystems, wobei diese »Autonomie« insofern relativ ist, als bei der Steuerung des vegetativen Systems neben den Nerven weit über hundert verschiedene Hormone in hochkomplizierten Regelkreisen mitwirken. Hormone sind chemische Botenstoffe, die in kürzester Zeit und geringen Konzentrationen sozusagen schlagartig Informationen zwischen den Organen oder anderen Körpergeweben übermitteln. Sie wirken entweder lokal im Gewebe oder beeinflussen, wie das bei Stress freigesetzte Adrenalin, den ganzen Körper, indem sie im Blutkreislauf zirkulieren. Ohne diese Hormone funktioniert nichts. Sie reagieren genauso auf vegetative Reize, wie sie selbst die Nerven und anderes Gewebe stimulieren. Erzeugt werden sie an ganz verschiedenen Stellen des Körpers, etwa im Gehirn, in der Nebennierenrinde oder in den Geschlechtsorganen. Welche Auswirkungen diese immer stärker diskutierten hormonellen Gegebenheiten auf den persönlichen Gesundheitszustand haben, kann nur der Facharzt, der Endokrinologe, klären. Wenn man aber weiß, dass immer wiederkehrende Symptome wie zu schneller Herzschlag, Durchfall, Schwitzen, erhöhte Körpertemperatur, Bluthochdruck, psychische Erregungszustände oder Austrocknung der Haut auf eine Überfunktion der Schilddrüse hinweisen könnten, bekommt man eine Ahnung von der Vielschichtigkeit der körperlichen Steuerungsprozesse, vom vernetzten Funktionssystem Mensch.

Welch herzliche Sympathie

Wie auf alten Papyrusrollen nachzulesen ist, hatten bereits ägyptische Gelehrte 1700 v. Chr. Nerven und Blutgefäße als Kanäle beschrieben, ohne deren Funktion schon genau zu kennen. Eine Beziehung der Nerven zum Herzen wurde in diesen Schriften, den ältesten medizinischen Dokumenten überhaupt, allerdings noch nicht hergestellt. Darüber sollte zwischen den Ärzten noch über Jahrtausende Uneinigkeit bestehen. Erst im 17. Jahrhundert fanden Anatome durch die Präparation von kleinsten Nervenverästelungen im Bereich des Herzens Indizien für eine neuronale Vernetzung. Als Beweis jedoch genügte das vielen nicht. Sie hielten dagegen, dass das Embryoherz ja schon in einem kleinen Zellhaufen schlage, lange bevor Nervenbahnen überhaupt sichtbar seien. Damit folgten sie weiter der antiken Auffassung, insbesondere den Ansichten des griechischen Arztes Galen (129–ca. 210). In Pergamon, wo das Heiligtum des Asklepios, des Gottes der Heilkunde, stand, hatte er gelehrt und unter anderem eine Vernetzung von Herz und Nervengewebe kategorisch ausgeschlossen. Auch der mythologisch und historisch bedeutsame Ort ihrer Verkündigung mag dieser falschen Annahme eine so fortdauernde Bedeutung verliehen haben. Erst im 19. Jahrhundert sollte sie anhand von Tierexperimenten endgültig widerlegt werden. Durch mechanischen Druck auf die kleinen Nervenäste in der Nähe des Herzens gelang es dabei, den Pulsschlag zu senken oder das Herz sogar zum Stillstand zu bringen. Mit größeren und kleineren Tieren wurde nun umfangreich experimentiert, bis dann 1845 die Brüder Ernst Heinrich (1795–1878) und Eduard Friedrich Weber (1806–1871) den endgültigen Beweis für ein feines Nervennetzwerk des Herzens erbrachten. Zwei Jahrzehnte später konnte Elie de Cyon (1842–1912) die Nervenendigungen im Herzen nachweisen. Die Rätsel waren vorerst gelöst, erste Schritte auf dem Weg zur Erklärung der Herzreaktion auf die unterschiedlichsten äußeren oder psychischen Einflüsse getan, indem man zwei gegensätzliche Reizsysteme des Herzens entdeckt hatte.

Der eine Teil dieses unbewussten Nervensystems, das in Stressmomenten auch die Adrenalinproduktion startet, ist der Sympathikus. Dieser Nerv, dieses System verdankt seinen Namen – fast will es ironisch anmuten – ausgerechnet dem Arzt, der die Herz-Nerven-Vernetzung so entschieden verneint hat, nämlich Galenos von Pergamon, der den Nerv zwar schon beschrieb und bezeichnete, aber noch glaubte, ihn allein dem Informationsaustausch zwischen den anderen Organen zuordnen zu müssen. Auf das Herz hatte der Sympathikus nach seinen Vorstellungen keinen Einfluss. Für ihn bestand unser zentrales Organ aus einem gleichsam unabhängigen Netzwerk unterschiedlich verlaufender Muskelfasern, die eine eigene, von den Nerven völlig unbeeinflusste Rhythmik haben. Und damit behielt er in einem gewissen Sinn sogar recht, wenigstens insofern, als sich die Herzaktion der bewussten Skelettmuskel-Steuerung durch das Gehirn entzieht. Heute allerdings wissen wir, nicht zuletzt dank der jungen Disziplin der Neurokardiologie, dass es sehr wohl eine starke Beeinflussung der Herztätigkeit durch das andere, das unbewusste vegetative Nervensystem gibt. Das war für Galen, den Denker des Altertums, noch schlicht unvorstellbar, obwohl er das Herz an sich samt seinen Funktionselementen bis hin zu den Klappen schon sehr genau beschrieb. Bis in die Renaissance hinein wurde er unter anderem auch deshalb als eine der höchsten medizinischen Autoritäten verehrt.

Dass Galen den Namen *Sympathikus*, abgeleitet vom griechischen *sympátheia*, was so viel wie »Mitgefühl« bedeutet, wählte, um damit auf die verbindende Funktion des Nervs zwischen den Organen (außer dem Herzen) anzuspielen, können wir nur vermuten. Erwiesen ist dagegen, dass die Sympathikus-Nerven aus der zentralen Sympathikus-Bahn des Rückenmarks entspringen, sozusagen etagenweise mit den Segmentnerven, die unsere Muskeln beleben. Entlang der Wirbelsäule bilden sie ein Nervengeflecht, den sympathischen Grenzstrang. Von hier aus verzweigen sie sich zu den Organen und Gefäßen, auch zur Hauptschlagader (Aorta), und von da weiter über kleinere Gefäße bis zum Herzen. Ähnlich wie das Gefäßsystem vernetzt dieses unwillkürliche Nervensystem alles mit allem. Aneinandergereiht ergäben diese Erregungsleitungen eine Strecke von mehreren 10.000 Kilometern. Die Informationen, die über sie vermittelt werden, verwandeln Emotionen in körperliche Reaktionen; nur so können wir zum Beispiel Gänsehaut bekommen. Auch das hatte Galen schon herausgefunden.

Der Sympathikus ist also eine »Erregungsleitung« im wahrsten Sinne des Wortes. Einfluss nimmt er vor allem auf die hormonausschüttenden Drüsen und die glatte Muskulatur in den Wänden des gesamten Magen-Darm-Trakts und der arteriellen Blutgefäße. Das ist nicht nur in Gefahrensituationen entscheidend für unser Überleben. Ebenso entscheidend ist aber auch das zweite System, das der Erregungshemmung. Der Sympathikus hat einen Gegenspieler: den Parasympathikus oder auch *Vagus*, der, ganz allgemein betrachtet, eine beruhigende oder bremsende Wirkung hat. Wenn der Körper zur Ruhe kommen soll, bewirkt dieser Nerv beispielsweise, dass die Erregungsleitung zum Herzen ebenso wie der Pulsschlag oder die Darmbewegungen verlangsamt werden. Anders als der Sympathikus nimmt der Vagus seinen Ausgang im unteren Hirnstamm und verläuft dann durch eine Schädelbasisöffnung in der seitlichen Region des Halses entlang der Halsschlagader. Bevor er aber weiter zum Bauch läuft, um etwa den Magen-Darm-Bereich zu erregen, zweigen von ihm noch einmal eigenständige Herzäste ab, die das Herz über die großen Gefäße erreichen. Entdeckt haben dieses System die Gebrüder Weber im 19. Jahrhundert, indem sie es durch mechanischen Druck im Tierexperiment manipulierten, was bis zum Tod der Tiere durch Herzschlagverlangsamung führen konnte.

In ihrem abgestimmten Wechselspiel beeinflussen Sympathikus und Parasympathikus das Regulationssystem all unserer Organe, den ganzen Körper von Kopf bis Fuß mit Haut und Haar, auch unser Herz, wie wir heute wissen. Ausgehend vom Prinzip des Dualismus, haben chinesische Gelehrte und Ärzte bereits vor einigen Tausend Jahren das System von Yin und Yang entwickelt, dessen Interpretation verschiedener Körpersignale mit den Symptomen von Sympathikus und Parasympathikus übereinstimmt.

Zwar kannten sie noch nicht das Nervensystem, hatten es aber doch schon verstanden, die Erscheinungen und Reaktionen des Körpers vorausweisend zu interpretieren. So beispielsweise, indem sie verschiedene vegetative Symptome wie kalte Füße, Hörstörungen und Schmerzen der Wirbelsäule in einen Zusammenhang brachten und eine ganzheitliche Medizin- und Therapielehre entwickelten. Denken wir nur an die Akupunktur, die mit ihren Nadeln genau an den Punkten ansetzt, an denen sich Schaltstellen des vegetativen Nervensystems befinden könnten. Und von diesem nun wissen wir, dass es u. a. auch unser Erregungsleitungssystem im Herzen beeinflusst, etwa als Beschleuniger sowie als Verlangsamer der Herzfrequenz.

Das alles leuchtet unmittelbar ein und ist die logische Erklärung eines Funktionszusammenhangs. Aber wie so oft in der Medizin sind damit bei Weitem noch nicht alle Rätsel der Schöpfung gelöst, gibt es Phänomene, die unerklärlich scheinen. Wieso, fragen wir uns auch heute noch, schlägt ein verpflanztes Herz sofort nach der Transplantation, ohne dass Nervenendigungen neu verbunden werden müssen. Könnte dies also der Beweis für ein eigenständiges kleines »Herzgehirn« sein, wie es 1991 der Neurokardiologe John Andrew Armour in einer wissenschaftlichen Abhandlung beschrieb? Das von ihm vermutete »Herzgehirn« soll über 40.000 eigene Nervenzellen und Bahnen haben, die untereinander kommunizieren und über ihr eigenes vegetatives und hormonelles System möglicherweise selbst das Gehirn beeinflussen. Ebenso kann der Herzschlag aber auch durch zirkulierende Hormone und nervliche Stimulation angeregt werden oder durch einen externen Herzschrittmacher, wenn das Herz selbst zu langsam schlägt. Das alles könnte wiederum gegen Armour sprechen.

Schon Anfang der Siebzigerjahre des vorigen Jahrhunderts hatten die französischen Wissenschaftler Yves Gahery und Denise Vigier den Nervus vagus einer Katze stimuliert und dabei festgestellt, dass die Aktivität bestimmter Hirnnerven verringert wurde.

Daraus war dreierlei zu folgern: erstens, Herz und Gehirn leben unabhängig voneinander; zweitens, das »kleine Herzgehirn« beeinflusst seinerseits Gehirn und Zentralnervensystem. Und wenn das Herz diese Strukturen stimuliert, warum sollte es dann – drittens – nicht auch den Darm und alle anderen Organe beeinflussen? Gibt es womöglich eine Vernetzung in alle Richtungen, bei der das Herz so ursächlich wirken kann wie das Gehirn oder das Nervensystem, entsprechend der jeweiligen Situation? Ist es am Ende mein fühlendes, freudig erregtes Herz, das nach dem Singen von »Geh aus, mein Herz, und suche Freud« die Haut erschauern lässt und die Muskulatur stimuliert?

Hier gibt es noch vieles zu entdecken und zu erforschen. Sicher können wir bisher nur sagen: Da das vegetative Nervensystem eng mit unserem Gefühlszentrum im limbischen System des Gehirns verbunden ist, beeinflussen unsere Gefühle direkt die Aktion des gesamten vegetativen Nervensystems, sowohl stimulierend als auch dämpfend. So nimmt die Herzfrequenz dank des Sympathikus zu, wenn wir Wärme spüren, bei Kälte nimmt sie durch die Vermittlung des Parasympathikus ab. Die Pupillen stellen sich vor Freude weit (Sympathikus) und verengen sich bei starker Sonnenstrahlung (Parasympathikus). Wenn man in Extremsituationen seinen Körper genau beobachtet, kann man selbst feststellen, dass gleichzeitig immer verschiedene Körperreaktionen vom vegetativen Nervensystem beeinflusst werden. Denken wir nur an das Verliebtsein: Die Pupillen weiten sich, die Herzfrequenz nimmt zu, der Blutdruck steigt, der Blutkreislauf beschleunigt sich, die Hände werden feucht, das Verliebtheitsgefühl nimmt zu. Eines ergibt sich aus dem anderen. Das Herz scheint uns bis zum Hals zu schlagen.

Stress ist lebensnotwendig

Ein sehr anschauliches Beispiel für dieses komplexe Zusammenspiel des unwillkürlichen vegetativen Nervensystems mit dem Herzen und den anderen Organen bietet die Stressreaktion des Körpers. Bei allen Menschen läuft sie gleich ab, und meist fassen wir unter dem Begriff »Stress« all das zusammen, was uns in irgendeiner Weise positiv (Eustress) herausfordert oder negativ (Disstress) belastet. Psychologen weisen ausdrücklich darauf hin, dass Stress an sich nicht schädlich ist, der Mensch ihn im Gegenteil braucht, um leben und sich fortentwickeln zu können. Nur ein Zuviel an Stress oder eine Belastung vor allem durch negativen Stress, dessen Ursachenbewältigung sich dem eigenen Vermögen tatsächlich oder vermeintlich entzieht, wirkt sich irgendwann schädlich aus, unterschiedlich von Mensch zu Mensch. Gleichwohl können wir dankbar sein, dass der Körper zur Stressreaktion fähig ist, erlaubt sie uns doch eine sehr schnelle Anpassung beispielsweise an plötzlich auftretende Gefahrensituationen.

Einer der Ersten, die sich wissenschaftlich mit den körperlichen Abläufen bei Stressbewältigung befassten, war der 1907 in Wien geborene und 1982 in Montreal verstorbene Arzt Hans Selye. Kurz zusammengefasst, hat er Folgendes beschrieben: Im Augenblick einer äußeren Bedrohung gerät der Körper in Sekundenbruchteilen in einen inneren Alarmzustand. Die Kontraktion der kleinen Haarmuskeln in der Haut führt zur Aufrichtung der Haare, dem Erschrockenen stehen die Haare »zu Berge«, er bekommt eine Gänsehaut. Die Pupillen weiten sich, um die Wahrnehmung zu schärfen und das Gesichtsfeld zu verbreitern. Das Hören wird sensibler. Die Darmmuskulatur wird entspannt, die Verdauung gehemmt. Herztätigkeit und Atmung werden angeregt. Die herznahen Arterien verengen sich, die Herzfrequenz steigt, ein erhöhter Blutdruck sorgt für eine größere Umlaufgeschwindigkeit des Blutes und damit für eine bessere Durchblutung der Muskeln. Die

Muskulatur wird stärker mit Sauerstoff und Nährstoffen versorgt. Um mehr Sauerstoff ins Blut zu befördern, beschleunigt sich auch die Atmung. Verstärkt werden rote Blutkörperchen aus den blutbildenden Geweben geschwemmt, um noch mehr Sauerstoff transportieren zu können.

Diese stressbedingte Erhöhung der Grundversorgung bewirkt eine höhere Körperkerntemperatur, wodurch wiederum die notwendigen chemischen Reaktionen schneller ablaufen. Andererseits muss zugleich durch Absondern von Schweiß eine Überhitzung verhindert werden. Das dem Morphium ähnliche körpereigene Hormon Endorphin wird ausgeschüttet, um die Stimmungslage zu steigern und das Schmerzempfinden zu dämpfen. Weitere Hormone wie Kortisol werden zusätzlich freigesetzt. Sie stabilisieren die stressabhängigen Stoffwechselvorgänge, vor allem die Bereitstellung von Energie durch Zucker (Glukose) oder Fette. Hält die Bedrohung unvermindert an, läuft der Körper weiter auf Hochtouren, bis er irgendwann nicht mehr kann. Dann ist der Mensch völlig erschöpft, im schlimmsten Fall »bricht er zusammen«. Ausgelöst werden derartige Stresskaskaden sowohl durch äußere körperliche als auch durch psychische Bedrohung und Überlastung, durch Angst, Wut oder Furcht. Selbst umweltbedingte Stressoren wie Lärm, Hitze, Verkehrshektik oder Luftverschmutzung können eine verhängnisvolle Rolle spielen. Das Burnout-Syndrom ist wohl die bekannteste Erscheinungsform eines stressbedingten Zusammenbrechens in unserer modernen Gesellschaft.

Welche Herzrhythmusstörungen der durch negative Gefühle verursachte Stress nach sich ziehen kann, wie er unser ganzes Vegetativum bedroht, haben die Neuro- und Psychokardiologie inzwischen vielfach nachgewiesen. Ebenso ist wissenschaftlich belegt, dass positive Gefühle einen harmonischeren Herzrhythmus, körperliches Gleichgewicht und Wohlbefinden erzeugen. Einer neueren Studie zufolge sind Männer in unglücklichen Beziehungen doppelt so gefährdet, einen Herzinfarkt zu erleiden, wie glücklich gebundene. Über die Messung der Herzfrequenz in Bezug auf Variabilität und Rhythmus können Psychokardiologen mittlerweile sogar schon vorausweisende Aussagen zur emotionalen Lage und zum Stress einzelner Patienten machen und damit womöglich auf eine Bedrohung hinweisen, noch bevor sie dem Betroffenen selbst bewusst geworden ist.

Dem Herzen ein Schnippchen schlagen

Aber muss es immer erst so weit kommen, dass nur der Arzt noch helfen kann, wenn die »Pumpe« nicht mehr mitmachen will? Gibt es keine Möglichkeit, unser Herz bewusst zu stärken, es fit zu machen für die unvermeidliche Stressbewältigung? Gibt es gar keinen Weg, die Frequenz unseres Herzschlags zu beeinflussen?

Jahrzehntelange Forschungen haben ergeben, dass wir durchaus imstande sind, in bestimmten Situationen unseren Pulsschlag – bei gesunden Menschen ist er mit der Herzfrequenz identisch – den Anforderungen anzupassen, das heißt, ihn zu senken oder zu erhöhen. Indische Heiler sollen diese Kunst seit Jahrtausenden beherrschen. Erwiesen ist: Zur Vorsorge eines Herzinfarkts können Herzpatienten, die zur Aufregung neigen und damit ihre Herzfrequenz unbewusst erhöhen, durch Entspannungsübungen oder durch Meditation der sonst üblichen Aufwallung vorbeugen und ihren Herzschlag bewusst beruhigen. Dazu bedarf es nicht einmal besonderer Tricks, man muss nur einiges wissen, um die Körperreaktionen wieder in den Griff zu bekommen. Manchmal hilft es schon, bei leichtem Herzrasen ein Glas kaltes Wasser zu trinken. Durch die Kälte werden nicht nur die Speiseröhre, sondern auch das umliegende Gewebe gekühlt und somit zugleich der Parasympathikus stimuliert. Er reagiert direkt auf die Kälteempfindung, indem er die Herzfrequenz senkt. Dieselbe Reaktion kann man hervorrufen, indem man den Druck im Brustraum ändert. Das gelingt durch mehrfaches intensives, tiefes Ein- und Ausatmen.

Aber auch die Meditation, also das Stillwerden durch Atemübungen, durch beruhigende Musik, kann die Zahl der Herzschläge nachweislich verringern. Möchten wir uns hingegen in Schwung bringen und die Herzfrequenz wieder steigern, wenn der Blutdruck abgesackt ist, hilft es, die Hände mit kaltem Wasser zu waschen. Dadurch ziehen sich die Blutgefäße zusammen, sodass – gesteuert vom Sympathikus – Blutdruck und Herzfrequenz ansteigen. Genauso kann es hilfreich sein, eine Treppe zu steigen oder eine Tasse Kaffee zu trinken. Auf die ganz ähnliche Wirkung des Nikotins sollte man wegen der bekannten Nebenwirkungen lieber nicht setzen. Dann doch eher auf das Küssen, denn auch das reizt den Sympathikus, eine herzanregende Hormonausschüttung zu veranlassen. Angenehmer und belastender Stress liegen also, rein körperlich betrachtet, gar nicht so weit auseinander.

Klaus Dörner

Gesundheit ist kein Produkt

Je mehr ich für meine Gesundheit tue, desto weniger gesund fühle ich mich, sagt der Arzt und Historiker Klaus Dörner. Er hat als Direktor der Westfälischen Klinik für Psychiatrie viel dazu beigetragen, dass die Psychiatrie in der Bundesrepublik Deutschland menschlicher wurde. Schon die Frage nach der Gesundheit kann die Gesundheit vertreiben, diagnostiziert Dörner und weist Wege aus der Gesundheitsfalle.

Wir können Gesundheit nicht herstellen – sie kann sich uns nur ergeben

Aufforderungen zum gesunden Leben, uns noch gesünder, noch fitter zu machen, umzingeln uns von allen Seiten. Sie dringen aus Fernsehen, Radio, Internet oder von den Werbeflächen der U-Bahn auf uns ein, und selbst in der Familie oder unter Freunden sind sie das beliebteste Gesprächsthema. Sie klingen plausibel. Aber es sind so verwirrend viele und ganz unterschiedliche Vorschläge. Wir wissen nicht, wo uns der Kopf steht und womit wir anfangen sollen.

In solchen Situationen hat es sich für uns Menschen immer schon bewährt, erst mal drei Schritte zurückzutreten, all diese Appelle und Versprechungen eine Zeit lang dahingestellt zu lassen, sie einzuklammern und uns zu fragen: Was ist denn meine eigene Erfahrung in meiner alltäglichen Lebenswelt mit Gesundheit? Wann und wie bin ich gesund? Fühle ich mich gesund? Philosophen nennen das: die phänomenologische Haltung einnehmen. Insofern haben alle Menschen die Neigung, in verwirrenden Situationen Philosophen zu sein.

Das Ergebnis dieser Übung ist mithin überraschend und spannend.

Das fängt schon damit an, dass sich »Gesundheit« weitgehend der Definierbarkeit entzieht, wenn man einmal von der Formel der World Health Organization (WHO) vom »vollständigen Wohlbefinden« absieht, die einen so umfassenden Anspruch hat, dass sie letztlich nichtssagend ist. Sprachgeschichtlich (etymologisch) hat »gesund« mit geschwind, stark, streng, hart, klug zu tun; und »vital« ist ein Mensch, wenn er sich als lebenskräftig, lebensvoll, wendig, munter, unternehmungslustig, mit einem Wort: als »lebendig« erweist. Beides verweist auf den Stil meines gelebten Lebens — in den drei Dimensionen, in denen ich mich verausgaben kann: der körperlichen und geistigen Leistung, der genuss- und lustvollen Kreativität sowie der Liebe und Sorge für andere. Muss es daher nicht genauso viele Gesundheiten geben, wie es Menschen gibt?

Aber schon die Frage nach der Gesundheit kann diese beeinträchtigen, vertreiben oder zerstören, wie dies auch für andere Widerfahrnisse gilt, beispielsweise Vertrauen, Liebe und Gnade, für den Schlaf oder die Sättigung. Man kann es nicht scharf genug voneinander trennen: Natürlich können wir real unendlich viel für unsere Gesundheit tun; das hat aber kaum, oft sogar gar nichts damit zu tun, ob und in welchem Maß wir uns als gesund empfinden – allein Letzteres zählt. So kann das Paradox zustande kommen: Je mehr ich für meine Gesundheit tue, je gesundheitsbewusster ich lebe, desto weniger gesund fühle ich mich, desto weniger gesund bin ich. Niemand kann Gesundheit absichtsvoll herstellen. Sie zieht sich bei meinem Zugriff wie in ein Schneckenhaus zurück. Sie kann nur als sich Entziehende da sein, als Abwesende anwesend. Sie muss sich ergeben, kann sich mir geben. Man denkt, man könne mit Werten, die wissenschaftlich durchaus korrekt sind, einen allgemein gültigen Gesundheitsplan aufstellen. Aber es gibt für jeden Menschen einen nur ihm angemessenen Lebensstil, sodass, wenn er sein Verhalten der wissenschaftlichen Verallgemeinerung anpasst, das Gegenteil von Gesundheit herausspringt. Was für alle statistisch gilt, lässt sich auf den einzelnen Menschen nicht ohne Zwischenstufen anwenden. Der braucht möglicherweise auch seine Fehlernährung, Trink- oder Rauchgewohnheiten, um seinen Lebensstil zu verwirklichen. Zudem wirkt gerade die Verschiedenheit der Lebensstile auch auf die Gesellschaft stabilisierend. Leicht nachvollziehbar dürfte es sein, dass Gesundheit nicht ein Ziel, sondern nur ein Mittel zum Leben sein kann. Erhebt man sie zum Ziel – in allen Umfragen gilt sie ja längst als der höchste Wert –, dann verkehrt sie sich ins Gegenteil; ganz abgesehen davon, dass sich Zukunft der Planung entzieht. Denn wenn wir nur auf Sicherheit aus sind und keine Risiken eingehen wollen, sind wir nicht frei.

Gesundheit ist nicht machbar, nicht herstellbar, stellt sich vielmehr selbst her, kommt wie ein Geschenk von anderswo her, vergleichbar dem berühmten Satz von Arthur Rimbaud: »Das wahre Leben ist anderswo.« So gibt es – nach Gadamer – Gesundheit nur als »verborgene«, als den Zustand, in dem der Mensch vergisst, dass er gesund ist, als »selbstvergessenes Weggegebensein« an den anderen oder an das andere seiner privaten, beruflichen und gesellschaftlichen Lebensvollzüge. Dies nimmt Bezug darauf, dass der Mensch als weltoffenes, nicht festgestelltes Lebewesen im Vollzug seines Lebens sich wegzugeben, außer sich zu sein, sich zu verausgaben hat. Er hat auf anderes zu antworten, das er so verantwortet. Etwas flapsig und übertrieben ausgedrückt: Wo schon Gesundheit draufsteht, kann Gesundheit nicht drin sein.

Ein permanent gesundheitsbewusstes Leben ist totes Leben, da es mit einem »selbstvergessenen Weggegebensein« nicht vereinbar ist, weshalb eine Gesellschaft, die viel über ihre Gesundheit nachdenkt, in keiner Weise gesund oder vital sein kann. Sie wäre im Wettbewerb mit anderen Gesellschaften im Hinblick auf die Trias Leistungsfähigkeit, Lebenslust und Verantwortungsbereitschaft unterlegen. Das ist die »Gesundheitsfalle« in ihrer allgemeinsten Form, die man – im Unterschied zur Gesundheit selbst – sehr wohl definieren kann: Eine Gesellschaft, die Gesundheit zu ihrem höchsten Wert erklärt, treibt als Gesundheitsgesellschaft mithilfe ihres Gesundheitssystems sich selbst die Gesundheit aus. Anders ausgedrückt: Ein Krankheitsbewältigungssystem, das als Gesundheitssystem sich immer nur grenzenlos steigern will, wird zur Gesundheitsvernichtungsmaschine.

Damit komme ich auf »Krankheit« zu sprechen. Und in der Tat: Wenn ich – ernsthaft – krank bin, ist es erst mal vorbei mit meinem »Weggegebensein«, bin ich nicht mehr dem anderen ausgesetzt, sondern auf mich zurückgeworfen, bei mir selbst, selbstbezogen. Jetzt ist es für mich lebenswichtig, mich meiner grauen Großhirnrindenzellen zu bedienen, ich bin krankheitsbewusst – ob auch gesundheitsbewusst, wird sich zeigen. Jedenfalls ist es die Krankheit, die mich darin beeinträchtigt oder es mir unmöglich macht, mich meiner Gesundheit zu bedienen.

Nun galt von alters her der Erfahrungslehrsatz für Ärzte: Die Natur (des Patienten) heilt, der Arzt unterstützt sie dabei nur. Damit ist seit Beginn der Moderne, seit 200 Jahren, also auch mit Beginn des Siegeszugs der wissenschaftlichen Medizin Schluss. Begeistert von ihren Erfolgen mit Skalpell, Antibiotika, Transplantation und genetischer Programmierung, glauben die Ärzte seither, dass sie selbst es sind, die heilen. Sie vergessen, dass Therapie immer noch Pflegen und Beistehen bedeutet. Natürlich ist die Medizin dabei nur ein Symptom des allgemeinen Rationalisierungsaufschwungs der Moderne, der dazu führte, dass wir in Selbstüberschätzung die Gesundheit für ständig steigerbar erklärten, weil wir die Natur für restlos beherrschbar halten. Denn seit wir uns mit der Säkularisierung, der Aufklärung und der Moderne von aller Abhängigkeit und Transzendenz befreien (von der Aristokratie und der Kirche, von der Familie und der Nachbarschaft, von Gott und der Natur) und alles, was das andere ist, nur noch als Aneignungsobjekt wahrnehmen können, haben wir zwar allen Anlass, uns über den grandiosen Zugewinn an Freiheit, Selbstbestimmung, Verfügbarkeit und Reichtum dieser Eroberungsfeldzüge zu freuen, in denen der Mensch sich zunehmend an die Stelle der Natur, des Schicksals oder Gottes setzt. Dennoch fangen wir offenbar allmählich an, auch für die Nebenwirkungen dieses Fortschrittsprozesses ein Gespür zu bekommen, weshalb wir jetzt zu so etwas wie einer Aufklärung der Aufklärung oder zu einer zweiten Aufklärung aufgerufen sind, widerwillig genug, weil unsere immer auch berechtigte Fortschrittsbegeisterung uns weiterhin leitet.

Hinsichtlich der Gesundheitsfalle sind es vor allem vier Denkfehler, denen wir uns nur allzu gern ausliefern. Einmal denken wir gern, die Krankheitsbekämpfung selbst würde uns gesund machen, während sie in Wirklichkeit nur die Beihilfe dafür leistet, es ermöglicht, dass Gesundsein sich uns ergibt. Zum anderen sind wir ja nicht nur ausnahmsweise, sondern eher dauerhaft in Auseinandersetzung mit irgendwelchen Erkrankungen oder Behinderungen, sodass Gesundheit diesbezüglich nur heißen kann, mit unseren Krankheiten leben zu lernen. Friedrich Nietzsche schrieb: »Gesundheit ist dasjenige Maß an Krankheit, das es mir noch erlaubt, meinen wesentlichen Beschäftigungen nachzugehen.« Hier könnte man fast meinen, dass es für Nietzsche zwar ein Zuviel, aber auch ein Zuwenig an Leiden gebe, was ihn daran hindere, Wesentliches zu tun, gesund zu sein. Drittens gaukeln wir uns gern vor, die Medizin könne uns unsere Gesundheit wiedergeben. Damit attestieren wir uns Lernunfähigkeit, was die Wiederholungsgefahr erhöht. Denn nach einer Krankheit, die wirklich diesen Namen verdient, ist niemand von uns mehr der, der er war. Die Krankheitserfahrung hat ihn verändert, zu einem anderen gemacht, er wird eine andere Gesundheit haben – sowohl körperlich (was das Immunsystem angeht) als auch biografisch. Die Krankheit ist vielleicht als lückenlose Kausalkette zu erklären; sie ist mir aber auch widerfahren, sodass ich sie jetzt zu be- und verantworten, sie teils zu beeinflussen, teils hinzunehmen und dies auch noch zu unterscheiden habe, um über diese Erfahrung meinen Lebensstil weiterzuentwickeln. Viertens schließlich kann selbst der Sieg über eine Krankheit, auch ein erfolgreiches Präventionsprogramm, ungewollt die Gesundheit dauerhaft beeinträchtigen, wenn nämlich eine hypochondrische Überaufmerksamkeit auf das Selbst und nicht »selbstvergessenes Weggegebensein« das Ergebnis ist, wenn man Gesundheit für einen Stoff hält, den man nicht als Gabe zu empfangen hat, sondern sich aneignen und immer mehr davon haben will. Dazu passt ein Satz von François La Rochefoucauld: »Eine allzu gesunde Lebensweise ist in sich schon eine Krankheit.«

Eine der Gesundheit des Kranken dienende Behandlung muss daher immer beide Weisen des auch leiblichen Außersichseins des Patienten als Ziel haben: einmal die – woran wir eher denken – Aktivierung des Leibes im Sinne von Selbsterhaltung, Genussfähigkeit, Aneignung und Verfügbarmachung von anderem, von Selbst- und Weltkontrolle. Zum anderen aber auch die – woran wir weniger denken – Passivierung seines Leibes im Sinne von leiblich-sinnlicher, seelischer, affektiv-emotionaler, leidenschaftlicher, dispositiv-charakterlicher Öffnung, Verwundbarkeit, Empfänglichkeit, Gastlichkeit für den anderen und das andere, bis der Patient sich vom Antlitz des ihm anderen neu berühren und befehlen lässt.

All dies sind erste Schritte auf dem Weg einer Heilung der Medizin, damit wir uns der Gesundheitsfalle entledigen können. Aber machen wir uns nichts vor: Weit attraktiver ist für uns bis auf Weiteres – ob als Arzt oder als Patient – die Gesundheitsfalle selbst.

Der französische Philosoph Pascal Bruckner beschreibt in *Ich leide, also bin ich – Die Krankheit der Moderne* die Angst von uns heutigen Menschen vor Abhängigkeit, vor allem dem »Außen«, vor Transzendenz so: »Wir neigen dazu, uns als Opfer äußerer widriger Umstände selbst zu bemitleiden (Selbst-Viktimisierung) und bevorzugen die Rolle des jammernden, elenden, missgelaunten Kleinkinds (Selbst-Infantilisierung). Je weniger wir riskieren, außer sich zu sein, sich anderem hinzugeben und daran wirklich zu leiden, desto mehr vermuten wir, an uns selbst zu leiden, woher auch die Neigung kommt, bei Schwierigkeiten Medikamente einzunehmen und jegliches Unbehagen durch Tabletten auszuschalten oder Beruhigungsmittel zu Allheilmitteln zu machen.« Die Selbsteinmauerung des Einzelnen in seine für abschließbar gehaltene Innenwelt wird zum »Paradox eines Egoismus, der das Ego noch umbringen wird, weil er es um jeden Preis bewahren und vor jeglicher Unbill schützen will. Der Beweis: Je weiter sich Sicherheit ausbreitet, desto größer wird das Bedürfnis, sich gegen eine vielgestaltige Feindlichkeit zu wehren, die von überall her kommen kann. Je weniger er sich der Gefahr ausliefert, desto mehr glaubt der Mensch von heute sich von ihr bedroht. Die Angst vor Krankheit hat mit der Zeit zu einem Aufschwung der Wissenschaft geführt; der Fortschritt in der Medizin erzeugt geradezu eine irrationale Angst vor jeder Art von Krankheit, bis wir anfangen, unter unserer Gesundheit zu leiden«. In der Medizin wächst »die imaginäre Gefahr, während wir die echten Gefahren immer mehr in den Griff bekommen. Jenseits einer gewissen Schwelle wandeln sich die Instrumente unserer Befreiung in Hilfsmittel unserer Erniedrigung. Wir erleben das Ende der großen Befreiungsrevolte ... Die Forderung nach Autonomie verkommt zu einer heftigen Suche nach Hilfe. ... Wer Herr seiner selbst und der Welt sein wollte, wird Sklave seiner eigenen Ängste, hat keine andere Kraftquelle mehr als den Hilferuf und lebt nur noch, indem er sich auf die verschiedensten Arten von Krücken stützt«.

Vorher müssen wir aber noch herausfinden, wie es dazu gekommen ist, dass die Ärzte heute selbst zu den prominentesten Opfern ihrer eigenen Denkfehler, Krankheiten besiegen und Gesundheit herstellen zu können, geworden sind. Die fortschrittsbegeisterten Ärzte ließen sich nämlich dazu verführen, den Kern ihres ureigenen Auftrags, die Sorge und die Verantwortung für den Einzelnen, zurückzustellen zugunsten von Vorsorgeprogrammen, mit deren Hilfe die Gesundheit der Gesamtgesellschaft viel nachhaltiger verbessert werden könnte. Was sich im Einzelfall, zum Beispiel im Impfwesen, bewährt hatte, sollte für die Bekämpfung aller Krankheiten und die Perfektionierung der Gesundheit aller verallgemeinert werden – mit dem Ziel einer leidensfreien Gesundheitsgesellschaft, in der jeder Bürger das Gesundheitssystem mit der Erwartung verknüpft, ihm gegenüber ein einklagbares Recht auf Gesundheit zu haben. Der amerikanische Medizinethiker Warren T. Reich hat in einem unveröffentlichten Vortrag in Freiburg am 12. Oktober 1997 aus Anlass des 50. Jahrestags des Nürnberger Ärzteprozesses unter dem Titel »Verrat an der Fürsorge« nachgewiesen, dass die Nazi-Mediziner die Ersten waren, die eine leidensfreie Gesundheitsgesellschaft verwirklichen wollten, indem sie das, was zu ihrer Zeit wissenschaftlich als Gesundheit galt, standardisierten und über geeignete Programme für die gesamte Bevölkerung verbindlich machten. Reich klagt uns alle, nicht zuletzt die Ärzte, an, dass wir bis heute nicht hinreichend bereit waren, aus dem totalitären Verfahren der Nazi-Medizin zu lernen, dass man vielmehr heute in den USA und auf der ganzen Welt weiterhin von diesem Verfahren begeistert sei, wobei heute nur das, was wissenschaftlich als Gesundheit gilt, teilweise anders standardisiert wird.

Wie faszinierend ist aber auch der Gedanke, dass die mühselige Suche nach der Pathogenese, der Entstehung und Entwicklung einer Krankheit, in jedem Einzelfall zunehmend ersetzt werden könne durch die Herstellung der Gesundheit, der »Salutogenese«

für alle. Nur dass jetzt die Vertreter anderer Wissenschaften mit Recht sagen, dass die Medizin als Wissenschaft zwar für die Pathogenese geeignet sei, nicht jedoch für die Salutogenese, eben weil sie eine individuozentrische Erfahrungswissenschaft sei, ungeeignet für Gesellschaftsprogramme. Es können dies die Vertreter von Wissenschaften wie Soziologie, Psychologie, Wirtschaftswissenschaften und Jurisprudenz sein – kurz: die Gesundheitswissenschaftler. Deshalb spielt die Medizin, spielen die Ärzte in den diversen Gesundheitsreformen der letzten zehn Jahre immer weniger eine Rolle, sind mehr Objekte von Planspielen der Systemforscher. Schon die Benutzung des Wortes »Krankheit« wird am liebsten vermieden, weshalb eben das Krankheitsbewältigungssystem »Gesundheitssystem« heißt. Aber auch Krankenkassen nennen sich »Gesundheitskassen«. Und selbst die Krankenschwester heißt nach der neuen Berufsordnung »Gesundheits- und Krankenpflegerin« – auf heißen Wunsch ihrer eigenen Berufsverbände; man will ja den Anschluss an die so profitable Gesundheitsfalle nicht verlieren.

Auch wenn die Ärzte als Krankheitswissenschaftler mit dem Verrat an der Sorge für die Krankheit des Einzelnen zugunsten der Vorsorge für die Gesundheit aller angefangen haben, können die Gesundheitswissenschaftler dieses Spiel (wobei hier die Theorie top-down methodisch die Erfahrung bottom-up schlägt) viel überzeugender spielen. Hier sind die Ärzte inzwischen rettungslos abgehängt. An ihnen vorbei wird das Gesundheitssystem im Einklang mit Politik und Wirtschaft zunehmend wissenschaftlich formalisiert – aber auch dies mit gefährlichen Folgen für alle: Erstens wird mehr als früher im direkten Durchgriff, ohne die »Rüttelstrecke« der Erfahrung, aus der Theorie ein Gesetz; zweitens werden ziemlich willkürlich aus der internationalen Diskussion einzelne Versatzstücke ausgewählt; drittens unhistorisch und unkritisch mit eindimensionaler Gewissheit unserem eigenen Medizinsystem aufgepfropft; Dabei wird viertens ignoriert, dass die medizinischen Berufe für den Umgang mit komplexen, nicht standardisierbaren Situationen geschaffen sind und ihre gesellschaftsstabilisierende Rolle nur bei Gewährleistung beträchtlicher Eigendynamik spielen können; was fünftens in einer sich individualisierenden Gesellschaft besonders wichtig wäre; sodass sechstens paradoxerweise das Medizinsystem immer perfekter, formalrationaler wird, zugleich aber immer krankmachender, weil vor lauter Rationalisierungsbegeisterung der Kern ärztlicher Tätigkeit, nämlich die freie Verantwortung für den jeweils einzelnen anderen, als altmodisch gleich mit wegrationalisiert wird.

Ähnlich war schon das Schul- und Bildungssystem im Sinne betriebswirtschaftlicher Rationalität perfektioniert, nur zugleich von seinem Kern freier pädagogischer Verantwortung und damit der Autorität des Lehrers entleert worden, etwa mit PISA als Folge.

Wem wann die Schuld an dem Paradoxon gegeben wurde, dass mit der Verbesserung der medizinischen Versorgung die Bewertung der eigenen Gesundheit schlechter wird, lässt sich ganz gut an der Entwicklung der Medizinkritik Ivan Illichs ablesen. 1975 hatte er deswegen vor allem die Medizin angeklagt, Ende der Achtzigerjahre mehr die Erwartungshaltung und Individualisierung der Bevölkerung, während er bis zu seinem Tod 2002 vor allem den systemwissenschaftlichen Experten das insgesamt unbefriedigende Ergebnis vorwarf.

Spaßeshalber hat der Psychiater Manfred Lütz unser aller völlig überzogene Heilserwartungen an die Gesundheit als Religionsersatz beschrieben: »Wenn heute überhaupt etwas auf dem Altar steht, angebetet und mit allerhand schweißtreibenden Sühneopfern bedacht wird, so ist es die Gesundheit. Unsere Vorfahren bauten Kathedralen, wir bauen Kliniken. Unsere Vorfahren machten Kniebeugen, wir machen Rumpfbeugen. Unsere Vorfahren retteten ihre Seele, wir retten unsere Figur. Es fehlt auch nicht an

Protagonisten: selbst ernannten Päpsten, ergebenen Gläubigen, Hohepriestern des Wohlergehens, Zuchtmeistern, Asketen, Heiligen, Inquisitoren. Keine Frage, wir haben eine neue Religion: die Gesundheitsreligion.« Dazu passt der wissenschaftliche Schwachsinn, der immer wieder durch alle Gazetten geht, dass angeblich Gebete für die Gesundheit gut seien.

Was kann uns aus solchem Taumel erwecken? Was kann uns – gesundheitsbesoffen – wieder nüchtern machen? Was kann uns alle und zugleich die Medizin aus der Gesundheitsfalle befreien, die ja auch nur eine, wenn auch wichtige Spielart der »Fortschrittsfalle« ist? Geeignet scheint mir hierfür zunächst eine Formulierung des Internisten Klaus Dietrich Bock, deren Schlichtheit geradezu provozieren mag: »Krankheit lässt sich allgemein, überindividuell definieren als Störung der Lebensfunktionen, die sich in großer, aber gut beschreibbarer Vielfalt manifestieren kann. Gesundheit dagegen ist verborgen (Gadamer), eine positive Definition ist nicht möglich. Sie ist das ›Schweigen der Organe‹ einschließlich des unmerklichen Tätigseins von Geist und Seele. Wir werden ihrer – objektiv und subjektiv – erst gewahr, wenn sie abhandenkommt. Das geschieht durch Krankheit, und so sollten wir es bei der negativen Definition von Gesundheit als Abwesenheit von Krankheit belassen.« Das letzte Wort zu dieser meiner ersten These, die eine Art Rahmenthese ist, weil es hier um unsere Grundhaltung geht, soll noch einmal Gadamer haben: »Was ist Wohlsein, wenn es nicht genau dies ist, dass man nicht auf es hingerichtet ist, sondern unbehindert offen und bereit ist für alles, ... sich so wegzugeben und das Andere ganz dasein zu lassen.«

Marlene Zuk

Was Ärzte mit Darwin zu tun haben

Eine Einführung in die Evolutionsmedizin

Ohne Krankheiten sind wir Menschen nicht zu haben. Ohne Krankheiten würde es uns gar nicht geben, wäre die Evolutionsgeschichte so nicht möglich gewesen. Davon ist Marlene Zuk überzeugt. Die Evolutionsbiologin war lange Professorin für Biologie an der University of California und lehrt jetzt an der University of Minnesota.

Was tun wir, wenn wir krank werden? In den Einzelheiten hängt das natürlich von der jeweiligen Krankheit ab, doch zunächst einmal lautet die Antwort: Wir wollen erreichen, dass wir uns besser fühlen. Erkältung oder Grippe lassen uns meist zur Apotheke eilen, um dort Hustenpastillen, Aspirin und Nasenspray zu kaufen, bei einer Magenverstimmung dagegen suchen wir nach Mitteln, um nicht mehr ins Bad sprinten zu müssen. Die Symptome zu lindern ist sicher keine dauerhafte Lösung, aber schaden kann es wohl kaum.

Oder doch? Ich ziehe nicht gern Vergleiche zwischen Krankheit und Krieg, aber in diesem Fall ist es ganz nützlich, Symptome als Kampfgeräusche, Geschosse und eilige Nachrichten von der Front zu sehen – allerdings ohne Hinweis darauf, ob von Freund oder Feind. Bekämpft man sie alle gleichermaßen, läuft man sozusagen Gefahr, die eigenen Leute zu beschießen. In gewisser Weise haben die Calvinisten recht: Leiden ist manchmal gut für uns. In der modernen Auslegung dieses Gedankens ist es jedoch weniger die Seele als vielmehr der Körper, der vom Schmerz profitiert. Die Kunst besteht darin, zu erkennen, wann das der Fall ist – und wann Schmerz einfach nur Schmerz ist.

Und wie verhält es sich bei Krankheiten, die nicht durch Erreger wie Bakterien oder Viren verursacht sind, sondern auf baulichen Mängeln beruhen? Der menschliche Körper scheint in mancher Hinsicht eine geniale Konstruktion, doch unsere Rücken und Knie versagen mit der Zeit, und eine Geburt ist nicht gerade ein Spaziergang. Unsere Weisheitszähne machen Schwierigkeiten, weil für sie kein Platz in unserem Kiefer ist. Genetisch bedingte Krankheiten wie die zystische Fibrose (Mukoviszidose) sind weit verbreitet. Wir Wissenschaftler weisen gern auf die enormen Anpassungsleistungen der Organismen hin, vom Bau unseres Auges bis zum einfachen Nachtfalter, der sich so vollendet als Blatt tarnt, dass seine Flügel sogar Kleckse von »Vogelkot« aufweisen. Wenn die Natur also bei einem schlichten Insekt so Unglaubliches leistet, warum versagt sie dann bei unseren Rückenwirbeln?

Ein relativ neuer Zweig der Medizin, die Evolutionsmedizin oder darwinistische Medizin, stellt Gesundheit und Krankheit in einen ganz anderen Zusammenhang, um derlei Fragen zu beantworten. Dieser von dem Psychologen Randolph (»Randy«) Nesse und dem Biologen George Williams erstmals formulierte Ansatz betrachtet Krankheiten und Gendefekte vor einem evolutionären Hintergrund und erklärt so, warum bei der Funktion unseres Körpers Wunsch und Wirklichkeit oft so weit auseinanderliegen: Die natürliche Selektion mag Krankheiten wie Diabetes oder Arthritis nicht direkt hervorgebracht haben, aber sie schuf Körper, die aus unterschiedlichsten Gründen dafür anfällig sind.

Marlene Zuk

Ein Kompromiss auf zwei Beinen

Rücken- und Kniebeschwerden sind die Ursache für viele Schmerzen und kosten die Gesellschaft Millionen – für Behandlungen, die sich vom Schmerzmittel bis zur Operation erstrecken, für Arbeitsausfallzeiten und Versicherungsleistungen. Allein unter Kreuzschmerzen leidet fast die Hälfte aller Erwachsenen, und das ist nicht nur auf Industriestaaten und die heutige Zeit beschränkt. Schon die Skelette prähistorischer Jäger und Sammler zeigen Spuren von Arthritis der Wirbel und Gelenke, und Rückenschmerzen findet man auch in technisch weniger hoch entwickelten Gesellschaften häufig; das viele Sitzen der modernen Stubenhocker scheint das Leiden allerdings zu verschlimmern. Was ist die Wurzel des Übels? Viele Wissenschaftler sehen darin den Preis, den ein eigentlich vierfüßiges Säugetier dafür zahlen muss, dass es sich nur noch auf seinen Hinterbeinen fortbewegt. Auch andere Menschenaffen laufen jeweils für kurze Zeit auf zwei Beinen (biped), aber die rein aufrechte Fortbewegung findet man ausschließlich bei uns Menschen. Die Bipedie, die sich wahrscheinlich vor über vier Millionen Jahren entwickelte, hat wohl dafür gesorgt, dass wir die Hände frei hatten für Steinwerkzeuge, Sammelbehälter und Handys, war aber auch ein Schock für unser Skelett, von dem wir uns bis heute nicht erholt haben. Nach Ansicht von Anthropologen wären Gelenke, die unser Körpergewicht gut tragen könnten, gleichzeitig zu groß für eine effektive Fortbewegung; daher der gegenwärtige Kompromiss mit seinen Rückenschmerzen und Kniebandagen.

Der aufrechte Gang ist offenbar auch verantwortlich für die unterschiedliche Anatomie des Beckens bei uns und unseren affenähnlichen Vorfahren. Das kurze, breite Becken des Menschen stützt den Rumpf und die Eingeweide, was gut ist, wenn man aufrecht geht. Der Geburtskanal jedoch wurde dadurch enger, was schlecht ist, wenn man ein Kind zur Welt bringen will. Zudem hat die Kopf- und Gehirngröße seit etwa einer Million Jahren offenbar kontinuierlich zugenommen. Auch wenn das Wachstum des kindlichen Gehirns zum großen Teil nach der Geburt erfolgt, kommt die Größe eines Babykopfes doch dem Durchmesser des Geburtskanals gefährlich nahe. Daher gibt es beim Menschen mehr Geburtskomplikationen als bei anderen Primaten. Eine Geburt ist für jedes Tier eine Herausforderung, doch läuft sie praktisch bei allen Tierarten zügiger ab als beim Menschen. Und der Mensch unterscheidet sich noch weiter von den meisten Säugetieren, da er bei der Geburt offenbar immer den emotionalen Beistand anderer sucht. Fast alle Tiere gebären allein, doch die Frauen vieler oder sogar aller Kulturen suchen bei der Geburt Gesellschaft. Nach Ansicht der Anthropologin Wenda Trevathan bedeutet der Umstand, dass das Kind mit dem Kopf zuerst auf die Welt kommt – eine weitere Besonderheit und Folge unseres aufrechten Körperbaues –, ein erhöhtes Sterblichkeitsrisiko bei Geburten ohne die Hilfe anderer. Daher war es für die Frühmenschen sicherer, wenn die Geburt ein soziales oder zumindest begleitetes Ereignis war, eine Erkenntnis, von der laut Trevathan auch die heutige Geburtspraxis profitieren würde.

Ganz gleich, welche Beschwerlichkeiten es mit sich bringt, wir gehen nun einmal aufrecht. Nach Ansicht der Evolutionsmedizin sind Probleme wie Geburtskomplikationen und Rückenschmerzen möglicherweise schlichtweg Teil unseres evolutionären Erbes. »Wir glauben, unser Körper sei dafür konstruiert, gesund zu sein, doch das ist er nicht«, so Randy Nesse. »Die natürliche Selektion sorgt für maximale Fortpflanzung, nicht für Überleben oder Gesundheit.« Das ist eine entscheidende Einsicht. Natürlich ist ein bestimmtes Maß an Gesundheit unerlässlich, um zu funktionieren, sodass ernsthaft geschwächte Individuen im Nachteil sind. Solange aber ein Organismus sich fortpflanzen und seine Gene weitergeben kann, werden auch all seine Mängel weitergegeben. François Jacob sah in der Natur eher eine Tüftlerin als eine Ingenieurin, mit anderen Worten: Körper entwickelten sich nicht geradlinig durch zielorientierte Planung, sondern sozusagen durch viele tastende Schritte. Selbstverständlich könnte eine hypothetische Mutante mit starkem Rücken, breiterem Geburtskanal und mehr Fortpflanzungserfolg gedeihen. Wenn aber diese Eigenschaften die Fortbewegung zu sehr einschränken, würde sich besagte Kreatur vielleicht nie aufrichten oder aufrecht kaum vorankommen.

Die Erschaffung des perfekten Körpers wird auch dadurch erschwert, dass die Evolution nur zu bestimmten Zeitpunkten im Leben das Geschehen beeinflussen kann. Angenommen, ein Vogelweibchen kann in jüngerem Alter mehr Eier legen, weil sein Körper Calcium schneller in Eierschalen umwandeln kann als bei anderen Vogelweibchen. Jener Vogel wäre mit weit mehr Küken gesegnet als seine eierärmeren Verwandten. Was aber, wenn eben dieses Gen, das dem Weibchen in jungen Jahren den Eiersegen bescherte, im Alter die Vogelvariante von Osteoporose bewirkte, sodass das Weibchen mit seinen brüchigen Knochen nicht fliegen könnte? Viele Gene haben solche Mehrfachwirkungen, und genau diesen gilt das große Interesse der Biologen. Überraschenderweise gilt offenbar folgende Regel: Solange sich die Schadwirkung von Genen erst nach dem ersten Zeitpunkt der maximalen Fortpflanzung auswirkt und solange diese Gene ihren Trägern genügend Vorteile verschaffen, werden sie innerhalb der Population weitergegeben. Diese Erst-gut-dann-schlecht-Wirkung nennt man negative Pleiotropie, und sie könnte die evolutionäre Erklärung dafür sein, weshalb wir mit zunehmendem Alter verfallen. Mängel in einem Körperteil sind demnach die bedauerliche, aber zwangsläufige Folge des Wirkens der natürlichen Selektion, die einen anderen Körperteil perfektioniert. Es geht weniger darum, dass die Guten jung sterben, als vielmehr darum, gut zu sein, solange man jung ist.

Eigentlich eine gute Sache: Fieber

Krankheit ist durch Schmerz und Leiden gekennzeichnet, und Philosophen und Dichter können sich in noch so schönen Worten darüber ergehen, welch positive Wirkung diese auf unseren Geist haben – Ärzte und Patienten sind sich einig: Sie wollen die Beschwerden loswerden. Doch Leid ist nicht gleich Leid, und die Evolutionsmedizin zeigt, welche Folgen es hat, wenn man diese Unterschiede außer Acht lässt. Die wenigen Individuen, die ohne die Fähigkeit zur Schmerzempfindung zur Welt kommen, führen ein sehr kompliziertes Leben in ständiger Wachsamkeit und sterben meist früh. Der Grund dafür liegt auf der Hand: Schmerz sagt uns, wann wir unsere Hand von der heißen Flamme zurückziehen müssen oder wie weit wir ein Gelenk beugen können. Doch wie verhält es sich mit Krankheitssymptomen, die lästig sind wie das Jucken eines Mückenstichs oder uns schwächen wie der Husten bei einer Lungenentzündung? Und wie mit dem allgemeinen Unwohlsein, der Niedergeschlagenheit und Lethargie, die mit vielen Krankheiten einhergehen? Dienen vielleicht auch sie einem guten Zweck?

Und vor allem: Wie verhält es sich mit Fieber, jenem allgegenwärtigen Begleiter von Krankheiten, von der Erkältung bis zur Malaria? Fieber ist der häufigste Grund, weshalb Eltern ihre Kinder in die Notaufnahme bringen, und alljährlich geben wir Millionen von Euro für fiebersenkende Mittel wie Ibuprofen, Paracetamol und Acetylsalicylsäure (»Aspirin«) aus. Die meisten Eltern glauben, hohes Fieber über 40 °C sei gefährlich und könne unbehandelt das Gehirn schädigen.

Hippokrates jedoch war ein großer Anhänger der positiven Wirkung des Fiebers und glaubte, es verbrenne die überschüssigen Körpersäfte (humores). Viele Kulturen in aller Welt lösen zudem gezielt Fieber aus, um Krankheiten zu heilen. Von einem nordamerikanischen Indianerstamm weiß man, dass der Kranke in den Körper eines frisch geschlachteten Pferdes gesteckt wurde, damit er die Wärme aus dessen Körperhöhle aufnehme. Im Jahre 1927 erhielt der österreichische Arzt Julius Wagner von Jauregg den Nobelpreis für Medizin. Er hatte etliche Behandlungen gegen die tödliche Lähmung im Spätstadium der Syphilis ausprobiert und einen Durchbruch erzielt, als er Syphiliskranke gezielt mit Malaria infizierte, sodass sich hohes Fieber entwickelte. Bei den meisten Patienten gingen daraufhin die Symptome zurück, und die Malaria wurde ihrerseits mit Chinin behandelt. Wagner von Jauregg war sich allerdings nicht ganz sicher, warum seine Behandlung funktionierte; in seiner Dankesrede für den Nobelpreis wies er darauf hin, dass die hohe Temperatur nicht allein hinter der Heilung stecke. Er vermutete, das Fieber habe eine andere Komponente der körpereigenen Krankheitsabwehr aktiviert, doch da man damals erst wenig über die Funktionsweise des Immunsystems wusste, konnte er seine Vermutung nicht recht untermauern. In jüngerer Zeit gab es Vorschläge, die Malariatherapie zur Behandlung der Lyme-Borreliose, bei Krebs und sogar bei Aids einzusetzen, doch stießen diese bei etablierten Medizinern auf große Skepsis.

Im 19. Jahrhundert kam hohes Fieber in Verruf. Forscher hatten im Experiment die Körpertemperatur von Versuchstieren um fünf oder sechs Grad über den Normalwert angehoben; daraufhin hatten die Tiere Hirnschäden erlitten, und viele waren verendet. Gegen Ende des 19. Jahrhunderts kamen zudem verbreitet fiebersenkende Mittel zum Einsatz, vielleicht weil die meisten – wie Acetylsalicylsäure (Aspirin®) – gleichzeitig analgetisch, also schmerzlindernd wirkten. So wurden Schmerzbekämpfung und Fiebersenkung praktisch eins, doch niemand beschäftigte sich mit der Frage, ob das Unterdrücken von Fieber allein überhaupt einen positiven Effekt hatte. In den 1970er-Jahren dann untersuchte Matt Kluger, Physiologe an der medizinischen Fakultät der University of Michigan, mit zwei Studenten das Fieber, allerdings nicht beim

Menschen, sondern bei Echsen. Diese bezeichnet man manchmal als »Kaltblüter«, was in meinen Augen nicht nur unnötig abwertend klingt, sondern auch nicht ganz zutrifft. Der eigentliche Unterschied zwischen Vögeln und Säugern einerseits und Fischen, Reptilien, Amphibien und Wirbellosen andererseits besteht nämlich weniger in der Temperatur des Blutes als vielmehr in der Art und Weise, wie die Körpertemperatur reguliert wird. Wärme lässt sich intern erzeugen und regulieren, wie bei Vögeln und Säugetieren, oder aber extern, wie etwa bei den Echsen. Zutreffender ist es also, sie als »ektotherm«, als Wärme von außen beziehend, zu bezeichnen.

Ektotherme Tiere halten oft eine bemerkenswert hohe Körpertemperatur, wenn Gelegenheit zu Wärme- oder Sonnenbädern besteht. Man könnte sich nun fragen, ob die von ihnen angestrebte Temperatur je nach ihrem Befinden variiert, oder anders ausgedrückt: Verordnen sich Echsen selbst Fieber, wenn sie krank sind? Und wenn ja – hilft es ihnen? Ektotherme Tiere sind als Untersuchungsobjekte bei solchen Fragestellungen besser geeignet als endotherme wie der Mensch, weil sich ihre Körpertemperatur über die Umgebungstemperatur verändern lässt und man keine Arzneimittel wie Acetylsalicylsäure benötigt, die noch weitere Wirkungen haben.

Kluger und seine Studenten benutzten Wüstenleguane als Versuchstiere und injizierten einige abgetötete Bakterien, um eine Infektion zu simulieren. Dann gaben sie den Echsen Gelegenheit, ihre Körpertemperatur zu regeln, indem sie diese in eine Kammer mit unterschiedlichen Temperaturbereichen setzten. Die Leguane konnten eine kühlere oder eine wärmere Ecke des Raumes wählen, ähnlich wie eine Katze, die sich einen Sonnenfleck im Zimmer aussucht. Die »infizierten« Echsen wählten wärmere Ruheplätze als die anderen Versuchstiere, was bei ihnen eine Körpertemperatur über dem Normalwert bewirkte.

Solch verhaltensbedingtes Fieber wurde inzwischen bei etlichen ektothermen Tieren nachgewiesen, darunter Alligatoren, Fröschen, Fischen, Hummern, Skorpionen, Heuschrecken und Käfern. Versuche ergaben, dass die herbeigeführten hohen Temperaturen tatsächlich die Genesung fördern; Tiere, die man am Aufsuchen wärmerer Plätze hinderte, zeigten häufiger schwere Symptome oder starben sogar.

Auch bei Säugetieren scheint Fieber die Genesung zu fördern; allerdings lassen sich, wie schon erwähnt, die Versuchsergebnisse hier weniger leicht interpretieren. Offenbar beeinträchtigt die künstliche Senkung der Körpertemperatur bei praktisch allen Tieren – von Grillen über Fische bis hin zu Mäusen – die Fähigkeit, verschiedene bakterielle und virale Infektionen abzuwehren. Fieber ist offensichtlich eine evolutionär gesehen alte Reaktion, die beibehalten wurde, als die Tiere Beine oder Flügel statt Flossen entwickelten, Lungen statt Kiemen und Fell und Federn statt Schuppen. Das hohe evolutionäre Alter des Fiebers und die experimentellen Belege für seine positive Wirkung bewirkten, dass Kluger (wie viele weitere Wissenschaftler) Fieber als nützliche, angemessene Reaktion des Körpers auf Krankheit einstufte; das im 19. Jahrhundert entstandene bedrohliche Bild war also überholt.

Allerdings ist es wichtig, zwischen echtem Fieber, das vom Körper in Reaktion auf Krankheit erzeugt wird, und der sogenannten Hyperthermie oder überhöhten Körpertemperatur zu unterscheiden, die – wie beim Hitzschlag – durch äußere Faktoren entsteht. Anders als bei Echsen genügt es bei Säugetieren nicht, einfach die Körpertemperatur zu erhöhen. Man mag sich vielleicht besser fühlen, wenn man bei Krankheit in die Sauna geht, doch hat dies nicht dieselbe positive Wirkung wie Fieber. Jene Experimente mit Versuchstieren im 19. Jahrhundert demonstrierten einen Hitzschlag, nicht Fieber. (Ebenso wenig wirksam dürfte es daher sein, einen Kranken in die dampfenden Eingeweide eines Pferdes zu stecken.) Echtes Fieber geht mit einer Neuregelung des körpereigenen Thermostaten einher; statt also etwa bei 37 °C zu laufen, wird der neue Sollwert auf 37,7 oder 37,8 °C eingestellt. Die Fieberreaktion ist hoch kompliziert, ganz wie Wagner-Jauregg annahm; heute vermuten Wissenschaftler, dass sie die Produktion der Cytokine regelt. Das sind Substanzen, die während der Immunantwort gebildet werden und für die Bewegung der verschiedene Aufgaben erfüllenden Leukocyten verantwortlich sind.

Schlimmer als die Krankheit?

Was bedeutet all das für die verbreitete Anwendung von fiebersenkenden Arzneien bei Kindern? Manche praktischen Ärzte warnen inzwischen vor einer »Fieberphobie«, jener unbegründeten Angst, die Eltern und Pflegepersonal oft befällt, sobald bei einem Kind die Temperatur steigt. Ein im *Bulletin of the World Health Organization* (WHO) veröffentlichter Artikel wertet zahllose Studien zum Gebrauch Fieber senkender Mittel bei Kindern aus und kommt zu dem recht überraschenden Schluss, dass diese weder den Ausgang (Outcome) der Krankheit noch die Symptome, ja nicht einmal das Wohlbefinden des Kindes beeinflussen. Bei einer der Studien wussten die Eltern (die vorher darin eingewilligt hatten) nicht, ob sie ihrem Kind eine wirksame Arznei oder ein wirkungsloses Placebo gaben. Nach der Genesung des Kindes sollten sie raten, welches Mittel ihr Kind wohl bekommen hatte; dabei lagen sie etwa in der Hälfte der Fälle richtig, was genau den zu erwartenden Zufallstreffern entspricht. Kinder, die das Arzneimittel erhalten hatten, waren etwas aktiver und lebhafter, doch das war zu vernachlässigen. Die Autoren geben zu, dass das letzte Wort zum Thema noch nicht gesprochen ist, doch liefert ihr Artikel viel Stoff zum Nachdenken.

Und noch zwei weitere Irrglauben über hohes Fieber bei Kindern sind inzwischen durch die medizinische Forschung widerlegt, nämlich dass dieses zu gefährlichen Krampfanfällen führen kann und dass infektionsbedingtes Fieber bekämpft werden muss, bevor es einen bestimmten Wert (meist 41 °C) erreicht, um Anfälle und Gehirnschäden zu vermeiden. Diese sogenannten Fieberkrämpfe sind zwar ein erschreckender Anblick, doch treten sie eher zu Beginn des Fiebergeschehens auf als auf dessen Höhepunkt. Zudem neigen einige wenige Kinder offenbar zu solchen Krämpfen, und die Gabe Fieber senkender Mittel verhindert nicht, dass diese wieder auftreten. Die Krämpfe hinterlassen auch keine bleibenden Schäden, und obwohl man Eltern rät, den Arzt zu informieren, wenn ihr Kind Fieberkrämpfe hatte, sind sie doch nicht unbedingt Anlass zur Sorge. Fieber über 41 °C kann tatsächlich Schäden verursachen, aber derart hohe Temperaturen sind meist Folge eines Hitzschlages oder Hirnschadens und bei Infektionen selten, daher ist es unbegründet, zu befürchten, bei einer Erkältung oder Grippe könne das Fieber so hoch steigen. Michael S. Kramer und Harry Campbell, zwei Experten für Kindergesundheit, schreiben in einem Dokument für die Weltgesundheitsorganisation (WHO): »So kommt man zu dem Schluss, dass einer der Hauptgründe für die antipyretische [Fieber senkende] Therapie ist, besorgte Eltern und Pflegepersonen zu beruhigen und ihnen das Gefühl zu vermitteln, sie würden die Krankheit des Kindes kontrollieren und nicht umgekehrt.«

Leider lässt sich das Ganze nicht auf ein solches »Wir-gegen-sie« reduzieren. Fieber ist ein Mechanismus, der unser Immunsystem aktiviert, um uns gegen den Krankheitserreger zu verteidigen; es ist also eine Abwehrmaßnahme und arbeitet für uns. Am besten bekämpft man die Krankheit daher, indem man dem Fieber seinen Lauf lässt – wenigstens manchmal, vielleicht sogar meistens. Natürlich können wir das Fieber unterdrücken, wenn etwa eine Aufgabe verlangt, dass wir klar im Kopf sind, doch sollten wir stets bedenken, um welchen Preis.

Nicht nur Fieber, auch andere Symptome werden neu bewertet, darunter Husten, der die Lunge von schädlicher Materie befreit, Durchfall, der ebenfalls die schädlichen Erreger auf schnellstem Wege aus dem Darm schleust, und selbst krankheitsbedingtes Verhalten wie Schläfrigkeit und Trägheit.
Appetitlosigkeit während einer Krankheit ist ein besonders interessantes Symptom, da sie möglicherweise an einen Mechanismus gekoppelt ist, der dazu dient, virusinfizierte Zellen aus dem Körper zu eliminieren. Diese krankheitsassoziierte Anorexie (zu unterscheiden von der Anorexia nervosa oder Magersucht) ist typisch für viele Krankheiten, darunter Aids. Viele Ärzte versuchen, sie zu behandeln und den Patienten wieder zum Essen zu bringen; der Forscher Edmund LeGrand von Johnson & Johnson dagegen fragte sich, ob das kontrollierte Hungern während einer Krankheit einen Nutzen haben könnte. Er vermutete, dies könne einen kontrollierten Zell-»Selbstmord« (Apoptose) begünstigen. Dieser komplizierte Prozess unterscheidet sich vom einfachen Absterben der Zellen ungefähr so stark wie Fieber vom Hitzschlag und richtet sich gegen Zellen, die bereits mit Viruspartikeln infiziert sind. Das könnte helfen, die Krankheit zu bekämpfen. Damit sei nicht gesagt, dass ein extremer Gewichtsverlust und Nährstoffmangel während einer Krankheit hilfreich ist und niemals behandelt werden soll; möglicherweise aber kann der milde Appetitverlust bei manchen Krankheiten die Heilung fördern.

Manchen Krankheiten lässt man also am besten ihren Lauf, doch ist es nicht so, dass wir jegliche Behandlung einstellen werden, und das sollten wir auch gar nicht tun. Manche Krankheitssymptome sind Abwehrreaktionen, andere aber sind Schäden. Auch hier hilft es, bei der Medikation unser Verhältnis zur Krankheit zu bedenken. Die Regulationssysteme unseres Körpers, die vom Salz- und Wasserhaushalt bis zur Sauerstoffversorgung alles aufrechterhalten, reagieren auf jegliche Störung mit dem Versuch, betroffene Mechanismen wieder in den ursprünglichen Zustand zu versetzen. Arzneimittel, die in einen dieser Regelkreise eingreifen – etwa indem sie die Bildung eines Hormons beeinflussen –, regen diesen sozusagen zu Gegenmaßnahmen an, sodass die Arznei weniger gut wirkt.

Randy Nesse verweist bei der Frage, ob man ein Abwehrsymptom behandeln solle, auf das Rauchmelderprinzip. Rauchmelder reagieren auf jede noch so kleine Rauchmenge, selbst wenn das bedeutet, dass schon verbrannter Toast das ohrenbetäubende Warnsignal auslöst – einfach weil eine falsche Warnung weniger kostet als eine nicht erfolgte, etwa vor einer glimmenden Zigarette im Bett. Auch die körpereigene Abwehr geht so auf Nummer sicher. Manche Abwehrmaßnahmen folgen dem Alles-oder-nichts-Prinzip, wie Erbrechen: Wir können nicht mittendrin aufhören. Andere zeigen Abstufungen, wie Fieber: Die Temperatur kann leicht oder stark erhöht sein. Alles-oder-nichts-Abwehrmaßnahmen müssten immer dann auftreten, wenn die Kosten für eine Reaktion im Verhältnis zu den Kosten für Nichtstun relativ gering sind: Gibt man giftige Nahrung wieder von sich, kostet das nur die verzehrten Kalorien und die Energie, die es zum Erbrechen braucht; bleibt das Toxin aber im Körper, könnte man dafür einen hohen Preis bezahlen. Feiner abgestufte Reaktionen müssten zurückhaltender erfolgen, da sich beispielsweise besser und genauer einstellen lässt, wie stark eine Temperatur ansteigt. Bei den abgestuften Reaktionen bleibt also – vor allem nach oben – ein gewisser Spielraum. Fieber zu behandeln schadet daher nicht unbedingt, da der Abwehrmechanismus sehr empfindlich ist und Fieber bei Krankheit vielleicht schon zu einem Zeitpunkt einsetzt, an dem es nicht nötig ist, die Körpertemperatur zu erhöhen. Generell gilt aber: Wird ein Symptom vom Wirt und nicht vom Krankheitserreger verursacht, nimmt man darauf am besten keinen Einfluss.

Krankheit vom Höhlenmenschen bis zum Raumfahrer

Die Vorstellung, dass es irgendwie ein großer Fehler von uns war, von den Bäumen zu steigen, die afrikanische Savanne zu verlassen, unseren Lebensunterhalt nicht mehr als Jäger und Sammler zu bestreiten, in Städten zu leben, hochhackige Schuhe zu tragen und Schokoriegel und Hamburger zu essen, findet sich in zahllosen Weltanschauungen, in Romanen und Selbsthilfebüchern. Wir idealisieren Rousseaus »edlen Wilden«, suchen die Abgeschiedenheit der Natur, reden von Slow Food und dem Genuss des einfachen Lebens. Das zeigt sich nirgendwo deutlicher als bei der unendlichen Masse von Ernährungsratgebern, denen zufolge wir länger leben und weniger wiegen würden, wenn wir uns ähnlich ernährten wie unsere Vorfahren. Welche Vorfahren eigentlich gemeint sind, bleibt offen. Eine populäre Variante, die Steinzeit-Diät, empfiehlt allerdings, die Finger von Milchprodukten sowie Getreide und sonstigen hoch entwickelten Stärkelieferanten zu lassen, die mit der Entwicklung der Landwirtschaft aufkamen; stattdessen rät sie zu magerem Fleisch und rohem Obst und Gemüse, also einer Art Atkins-Diät ohne aufwendiges Kochen. Die Zeitschrift USA Weekend schrieb dazu: »Ihr Körper verlangt nach Nährstoffen, wie sie schon die Höhlenmenschen aßen.«

Auf den ersten Blick scheint diese Begeisterung für die Wurzeln und Beeren früherer Zeiten genau auf der Linie der Evolutionsmedizin zu liegen, die ja der Meinung ist, dass sich der Mensch unter ganz anderen Bedingungen entwickelte als jenen, unter denen er heute lebt. Unsere Steinzeitgene müssen heute »mit den Realitäten des Raumfahrtzeitalters zurechtkommen«, wie S. Boyd Eaton und Stanley Eaton schreiben. Die Folge ist, dass sich heute Menschen mit Wohlstands- und Zivilisationskrankheiten wie Diabetes, verstopften Arterien und Fettsucht plagen. Blickt man jedoch genauer hin, zeigt sich, dass nicht alle Darwinisten gleich sind; auch für sie steckt der Teufel im Detail. Dass sich unsere Art in einer anderen Umwelt entwickelt hat, heißt noch lange nicht (und das behauptet die Evolutionsmedizin auch gar nicht), dass eine Lebensweise wie in der Vergangenheit uns automatisch von den Krankheiten des modernen Lebens befreit.

Zunächst stellt sich die Frage, wann »die Steinzeit« eigentlich herrschte und was der Übergang vom nomadischen Leben der Jäger und Sammler zu einer sesshafteren, landwirtschaftlich geprägten Lebensweise im Hinblick auf Krankheit wirklich bedeutete. Das Paläolithikum, so die wissenschaftliche Bezeichnung der Steinzeit, ist die Zeit von rund 2,5 Millionen Jahren vor heute bis vor etwa 10.000 Jahren plusminus ein paar Tausend Jahre. Das ist eine gewaltige Zeitspanne, während der die Menschen nicht die ganze Zeit dasselbe taten. An die Stelle des Aasfressens, also des Verzehrs von Tierkadavern, die von Raubtieren wie Löwen zurückgelassen (oder ihnen gestohlen) wurden, trat vor rund 55.000 Jahren wohl die aktive Jagd und das Sammeln von pflanzlichem Material. Erst vor 10.000 Jahren kamen – offenbar mehr oder weniger gleichzeitig an mehreren Orten der Welt – Ackerbau und Viehzucht auf.

Und wie alt sind nun unsere Gene? Evolution schreitet zwar gelegentlich in rasantem Tempo voran und braucht manchmal für eine Entwicklung nur wenige Generationen, doch im Großen und Ganzen haben sich unsere Gene seit dem Übergang zur Sesshaftigkeit kaum verändert. Das bedeutet jedoch nicht, dass unsere Gene aus der Steinzeit stammen; die meisten unserer Gene sind weitaus älter, und einen Großteil von ihnen haben wir mit so andersartigen Organismen wie Taufliegen und Seeanemonen gemein. Die so viel zitierte 98-prozentige Übereinstimmung unseres Genmaterials mit dem der Schimpansen sagt zumindest in mancher Hinsicht nicht viel aus. Gewiss waren wir länger Jäger und Sammler als Ackerbauern, und erst seit Kurzem sind wir Computerexperten; welche Bedeutung aber diese relativen Zeitspannen haben, ist keineswegs klar. Daher ist es eher willkürlich, sich mehr mit Genen aus dem Pleistozän zu befassen als beispielsweise mit Genen aus dem Devon, dem sogenannten Zeitalter der Fische vor etwa 350 Millionen Jahre, als einige unserer Wirbeltiervorfahren davon lebten, andere Fische auszusaugen.

Dennoch war die Entwicklung der Landwirtschaft eine entscheidende Wendung in der Evolution der menschlichen Krankheiten, nicht nur, weil sie unsere Ernährung veränderte. Landwirtschaft bedeutet, dass Menschen dauerhaft in Dörfern oder Städten zusammenleben. Der Ackerbau ernährt mehr Menschen als Jagen und Sammeln, und größere Populationen bilden ein Reservoir für vielerlei Infektionskrankheiten. Die Masern etwa brauchen eine recht große Population mit regelmäßiger Zuwanderung neuer Wirte, um sich halten zu können, und man vermutet, dass es die Masern beim Menschen erst gibt, seit er größere Gruppen bildete, als sie die nomadische Lebensweise als Jäger und Sammler zuließ. Sesshaft zu werden bedeutet, immer und immer wieder dieselben Wasserquellen und Abfallplätze zu benutzen. Viele Krankheiten gehen Hand in Hand mit unzureichender Abwasserentsorgung. Sesshaftigkeit gestattet es Krankheitserregern außerdem, ihre Lebenszyklen zu vollenden. Zwischenwirte des parasitischen Egels, der die Tropenkrankheit Bilharziose (Schistosomiasis) hervorruft, sind beispielsweise Süßwasserschnecken. Der Egel verlässt die Schnecken, befällt aktiv Menschen, die im Wasser baden oder davon trinken, und wird von diesen wieder ausgeschieden. So gelangt er wieder ins Wasser und erneut in eine Schnecke. Würde die Wasserquelle nicht wieder benutzt, könnte er keinen neuen menschlichen Endwirt finden. Viele Landwirte nutzen Fäkalien zudem als Dünger; das bezog oft auch menschliche Exkremente mit ein, die wiederum eine Quelle für Krankheitserreger darstellten. Und zu guter Letzt begünstigen Haustiere, besonders Säugetiere wie Rinder und Schweine, dass Krankheitserreger von einer Art auf die andere übergehen. Dazu kommt es eher selten; da aber Kontakte zwischen Menschen und den von ihnen gehaltenen oder aufgezogenen Tieren sehr häufig sind, geschieht es manchmal, dass Krankheiten von einer Art auf eine andere »überspringen«. So geschah es im Falle der Schweinegrippe, die beim Schwein ihren Ursprung nahm und dann mutierte, sodass der Mensch zum Wirt wurde. Ein Beispiel aus jüngster Zeit ist die Vogelgrippe, und obwohl sich darin nicht alle Wissenschaftler einig sind, gilt auch HIV als eine solche Zoonose (Krankheit, die von Tieren auf den Menschen übergeht), da man bei vielen Affen, die in Afrika – dem vermutlichen Ursprungsort der Infektion – gegessen werden, ein ähnliches Virus fand. Ratten, deren Flöhe den Erreger der Pest in sich trugen, findet man ebenfalls eher in festen Siedlungen als bei Nomaden.

Unser neues Dasein als Ackerbauern bescherte uns also eine ganze Reihe neuer Krankheiten, doch das bedeutet nicht, dass uns alle heutigen Leiden erspart blieben, wenn wir uns nur ernährten wie die ursprünglichen Jäger und Sammler. Schon die Vorstellung, dass ihre Ernährung natürlicher sei, ist fragwürdig. Gewiss ernährten sie sich abwechslungsreicher; heutige Jäger und Sammler verzehren meist über hundert unterschiedliche Pflanzenarten, Menschen in landwirtschaftlich geprägtem Umfeld dagegen nur rund ein Dutzend. Die größere Vielfalt liefert wahrscheinlich mehr Nährstoffe als eine monotonere Auswahl. Sowohl Jäger und Sammler als auch traditionelle Ackerbauern, zu denen bis vor wenigen Jahrhunderten praktisch alle Menschen zählten, verzehrten weitaus mehr unverarbeitete Lebensmittel und damit Ballaststoffe als die heutigen Menschen der westlichen Welt, daher litten sie weniger an Krankheiten des Verdauungsapparates wie der Divertikulose. Die Menge und Art des von den Jägern und Sammlern verzehrten Fleisches, ein entscheidender Streitpunkt unter den Verfechtern der Steinzeit-Diät, variierte; bei der Jagd erlegte Tiere hatten aber zweifellos weniger Fett als Haustiere.

Wie hilft uns das bei der Frage weiter, ob eine Ernährung nach altem Vorbild zur Vermeidung bestimmter Krankheiten beitragen kann? Erstens sind die Krankheiten, unter denen wir heute leiden, das Ergebnis einer Vielzahl historischer und evolutionärer Veränderungen. Dass wir zu Bauern wurden, war nur eine dieser Veränderungen, und die Ernährung von Ackerbauern ist nur einer von etlichen Risikofaktoren, die jene gesellschaftliche Veränderung vor 10.000 Jahren mit sich brachte. Zweitens ist keineswegs klar, welche Zeit oder welche Vorfahren die Leute meinen, wenn sie die ungesunde moderne Ernährung beklagen und behaupten, eine Ernährung nach Art der Steinzeitmenschen wäre viel gesünder. Ein Zeitschriftenartikel etwa riet davon ab, mit einer Diät im Herbst oder Winter zu beginnen, weil unsere Ahnen dazu neigten, dann für die kalte Jahreszeit Fett anzusetzen und zu speichern. Besser sei es, so die Empfehlung, im Frühling mit der Diät zu beginnen. Augenblick mal – von welchen Ahnen ist hier bitte schön die Rede, von denen aus Minnesota? Natürlich fällt es in gemäßigten Zonen leichter, abzunehmen, wenn es draußen warm ist, aber diese jahreszeitlichen Schwankungen haben wohl mehr mit der lockenden Couch im Winter und der drohenden Bikinisaison im Frühling oder mit der Wirkung des Tageslichts auf die Menge der zirkulierenden Hormone zu tun als mit einem sagenhaften, Winterschlaf haltenden Vorfahren. Schließlich entwickelte sich der Mensch in Afrika und drang erst allmählich (und vor relativ kurzer Zeit) in kältere Gefilde vor.

Drittens bedeutet der Unterschied zwischen dem Früher und dem Heute nicht automatisch, dass wir besser unseren althergebrachten Ernährungsinstinkten folgen sollten oder Jäger und Sammler über uraltes, genetisch verankertes Wissen verfügen. Die Verfechter der Steinzeiternährung vertreten aber auch die Ansicht, unser Körper gebe uns schon zu verstehen, was und wie viel wir essen sollten – und das wären eben keine Pommes frites und Schokoriegel.

Doch vielleicht ist eher das Gegenteil der Fall. Wir stecken wohl vor allem deshalb in dieser Ernährungs- und Diätkrise, weil wir von Natur aus nährstoffreiche Nahrung bevorzugen, die während unserer Evolution jedoch selten verfügbar war. Wenn unsere Vorfahren Zucker in Form von reifen Früchten oder Honig bevorzugten, versorgten sie sich so mit Energie und vermieden die Pflanzengifte, die unreife Früchte manchmal enthalten. Und was das Verlangen nach Nährstoffen angeht, wie sie schon die Höhlenmenschen aßen: Ja, es stimmt – allerdings müssen wir dann die Tatsache akzeptieren, dass sie sich mit Schokolade und Softdrinks nur so vollgestopft hätten. Was wir am liebsten mögen, war für uns noch nie das Beste, nicht etwa, weil wir kein harmonisches Verhältnis zu unserem Körper hätten, sondern weil es solche Süßigkeiten die meiste Zeit während unserer Evolution nicht gab.

Eine Ernährung wie vor dem Aufkommen der Landwirtschaft anzustreben und nicht etwa eine solche wie in den frühen Zeiten des Ackerbaus oder sogar wie heute (nur ohne das viele Knabberzeug) scheint mir ziemlich willkürlich. Die Ernährungswissenschaftler sind sich uneins über die Vorteile einer kohlenhydratreichen oder -armen Ernährung, und nur wenige empfehlen, ganze Gruppen von Nahrungsmitteln zu vermeiden. Und welche Jäger und Sammler wollen wir überhaupt nachahmen? Die australischen Aborigines ernähren sich ganz anders als die Inuit, deren Diät sich wiederum stark von jener der Kalahari-Buschleute unterscheidet. Eine Version der Zurück-in-die-Steinzeit-Diät empfiehlt, viel Fisch zu essen, weil dies angeblich Teil unserer Entwicklungsgeschichte sei – Wüstenbewohner dürften damit ihre liebe Not haben. Wenn man wie Nesse und Williams feststellt, dass das heutige Leben nicht unserem evolutionären Erbe entspricht, stellt man damit nicht das eine über das andere. Die Evolutionsmedizin will keine Rückkehr in die Vergangenheit.

Trotzdem täte es natürlich vielen Menschen gut, ihre Ernährungsweise drastisch zu verändern. Es ist vielfach belegt, dass eine gesündere Ernährung die Blutdruck- und Blutzuckerwerte verbessert und das Risiko von Herz-Kreislauf-Erkrankungen und Diabetes senkt, besonders wenn wir uns gleichzeitig mehr bewegen (es genügt schon, spazieren zu gehen). Eine ballaststoffreiche Ernährung mit weniger industriell verarbeiteten Lebensmitteln ist ebenfalls fast immer gesundheitsförderlich. Um das zu demonstrieren, verbrachte die Medizinerin Kerin O'Dea mit einigen Aborigines zwei Wochen im entlegensten australischen Busch. Sie waren praktisch den ganzen Tag auf den Beinen und lebten von dem, was sie fangen und sammeln konnten, darunter Süßwasserfische, Kängurus und Wurzelknollen sowie hier und da ein paar Beeren und ein Krokodil. Alle Aborigines hatten unter Übergewicht gelitten, einige auch an Typ-2-Diabetes. Nach dem Ende der Reise jedoch war bei allen das Körpergewicht, der Blutzuckerspiegel und das Risiko von Herz-Kreislauf-Erkrankungen deutlich zurückgegangen. Dennoch predigte O'Dea nach dieser Erfahrung nicht Känguruburger mit Wurzelknollen als einzig wahren Weg zu einem gesunden Herzen, und sie behauptete auch nicht, dass man von heutigen Menschen erwarten könne, konsequent einen solchen Lebensstil zu pflegen.

Mit Ihnen ist alles in Ordnung

Wir sind immer mehr darauf aus, sogenannte Gendefekte schon im Mutterleib zu erkennen und zu beheben; nach Angaben des Genetics and Public Policy Center der Johns Hopkins University stehen momentan oder demnächst Gentests für über 900 Krankheiten und Leiden zur Verfügung. Gleichzeitig mehren sich die Bedenken hinsichtlich der Frage, wie viel Betroffene über mögliche genetisch bedingte Krankheiten – besonders über unheilbare – wissen sollten. Manche malen sich aus, dass Informationen auch automatisch eine Lösung des Problems nach sich ziehen, das störende Gen einfach entfernt wird und der Rest ein harmonisches Ganzes bildet. Diese Vorstellung vom einfachen Reparieren lässt jedoch einiges außer Acht: Wie gelangten diese Krankheiten ursprünglich in unser Genmaterial? Warum hat die natürliche Selektion sie nicht eliminiert? Und warum sind oft nur bestimmte Gruppen betroffen, wie die osteuropäischen Juden vom Tay-Sachs-Syndrom? Evolutionär gesehen sind nicht nur unser Fleisch und Blut, sondern auch unsere Gene das Ergebnis unseres langen Pas de deux mit der Krankheit. Einige Krankheiten sind vielleicht gar keine richtigen Krankheiten; sie alle oder auch nur die meisten von ihnen auszurotten wäre ebenso sinnlos, wie unsere Gene selbst auszurotten.

Bei Populationen europäischen Ursprungs ist die zystische Fibrose (Mukoviszidose) die häufigste tödliche Erbkrankheit; eines von 2.500 Kindern ist betroffen. Die Krankheit führt zur Absonderung verdickten Schleims im Atmungs- und Verdauungstrakt, Salz und Bakterien sammeln sich an und führen zu verschiedenen Komplikationen wie Atemnot und verminderter Aufnahme von Nährstoffen. Bis vor Kurzem starben Betroffene schon in jungen Jahren, und noch heute liegt ihre Lebenserwartung selten über 40 Jahren. Eine Person mit zystischer Fibrose muss das Gen von beiden Eltern erben; Menschen mit nur einem defekten Gen sind zwar Träger, erkranken aber nicht. Die auslösende Mutation gibt es offenbar schon seit mindestens 52.000 Jahren; das lässt vermuten, dass irgendein Vorteil sie davor bewahrte, von der natürlichen Selektion ausgemerzt zu werden, zumal erkrankte Personen wohl kaum Gelegenheit hatten, sich vor ihrem Tod fortzupflanzen.

Möglicherweise ist die Mutation sozusagen ein Abdruck, den Parasit und Wirt bei ihrem Pas de deux vor langer Zeit hinterlassen haben. Zwei Kopien des Gens sind tödlich, aber eine einzelne Kopie macht den Träger offenbar unempfindlicher gegen Cholera und andere schwächende Durchfallerkrankungen. Das Cholerabakterium bildet im Darm ein Toxin, das die Darmzellen dazu anregt, besonders viel Salze und Flüssigkeiten abzusondern; bleibt ein Patient unbehandelt, stirbt er an Austrocknung, nachdem er nicht selten mehr als zehn Liter pro Tag ausgeschieden hat. Ein Versuch mit Mäusen, die eine Kopie eben dieser genetischen Mutation trugen, zeigte aber, dass diese weitaus weniger Flüssigkeit ausschieden als normale Mäuse. Der Physiologe Sherif Gabriel, der diese Studie durchführte, äußerte die Vermutung, dass Personen mit einer Kopie des Gens bei Choleraepidemien im Vorteil gewesen seien. Andere Durchfallerkrankungen, etwa Salmonelleninfektionen, übten wahrscheinlich ebenfalls Selektionsdruck in Richtung auf dieses Gen aus. Warum die Mutation bei Europäern so häufig vorkommt, ist noch ungeklärt; vielleicht war der erhöhte Salzgehalt im Schweiß der Träger in wärmeren Regionen von Nachteil. Ungewöhnlich salziger Schweiß ist typisch für Personen mit zystischer Fibrose, und bis vor kurzer Zeit war Salz so rar, dass der Nachteil des Salzverlustes den Vorteil der Choleraresistenz aufwog.

Hunderte, ja wahrscheinlich Tausende von Krankheiten haben solche »Nebenwirkungen«, in vielen Fällen werden diese allerdings nur vermutet. Personen mit Blutgruppe 0 bekommen eher Magengeschwüre. Nicht nur die bekannte Sichelzellenanämie, sondern noch Hunderte von anderen Blutvarianten bei Menschen in aller Welt verleihen eine gewisse Widerstandskraft gegen Malaria. Ein »Sekretor«-Gen, das die Ausscheidung von blutgruppenspezifischen Proteinen im Speichel steuert, schützt offenbar vor bakteriellen und Pilzinfektionen, macht aber anfällig für virale Infekte. Das Gen, das vermutlich für die Autoimmunkrankheit Lupus erythematodes verantwortlich ist, wird mit einer geringeren Anfälligkeit gegenüber Tuberkulose und vielleicht auch Lepra in Verbindung gebracht; man hat sozusagen die Wahl zwischen zwei Übeln. Selbst Gene, welche die Vitamin-D-Resorption beeinflussen, können vor bestimmten Krankheiten schützen – man hat zwar

Osteoporose, hält aber die Tuberkulose in Schach. Erst in jüngster Zeit hat man begonnen, die komplizierten Verknüpfungen zwischen den einzelnen Genen zu entwirren, und höchstwahrscheinlich wird man noch genetische Wechselwirkungen zwischen Merkmalen entdecken, die man nie für möglich gehalten hätte.

Bei manchen Gruppen mit besonderer evolutionärer Vergangenheit arbeiten Gene auf eine Weise, die wahrscheinlich durch ihre Umwelt in der Vergangenheit bedingt ist. Der natürlicherweise in Milch und Milchprodukten vorkommende Zucker Lactose wird bei Säugetieren durch das Enzym Lactase abgebaut. Dieses Enzym verschwindet bei den Individuen der meisten Populationen, nachdem sie entwöhnt wurden; trinken sie danach Milch, kommt es zu Verdauungsproblemen. In manchen Populationen jedoch, vor allem bei West- und Mitteleuropäern, bleibt die Lactasebildung bestehen, sodass sie ohne Probleme Milchprodukte konsumieren können. Jene Orte, an denen die Milchviehhaltung vermutlich aufkam, sind gleichzeitig die Orte mit den meisten Lactase produzierenden Erwachsenen, und für diese Anpassung brauchte es nur wenige Jahrtausende. Ist Lactoseintoleranz eine Krankheit? Vermutlich nicht, sie ist eine von vielen Varianten in der Steuerung unserer Körperfunktionen. Vielleicht ist es mit anderen genetischen Varianten, etwa bei der Lebensmittelunverträglichkeit und Lichtempfindlichkeit und unzähligen anderen kleinen Absonderlichkeiten, ähnlich – wir versuchen sie vielleicht nur zu bekämpfen, weil wir nie die richtige Verbindung zwischen der Variante und einer Krankheit hergestellt haben.

Gene sitzen nicht einfach da wie Perlen auf der Kette und codieren fein säuberlich jeweils für ein einziges Merkmal – ein Gen für die Augenfarbe, eines für die Beinlänge, eines für die Intelligenz, eines für eine Krankheit. Es gibt keine »Krankheitsgene«, und obwohl viele Mutationen sehr schädlich sind, würde sich ein Gen, das nichts tut als seinen Träger krank zu machen, niemals halten. Das soll nicht heißen, dass alles von der zystischen

Fibrose bis zur geistigen Retardierung einen Zweck erfüllt oder wir nicht versuchen sollten, sichtbare Defekte zu beheben. Eine Krankheit wie die zystische Fibrose, die nur dann klinisch in Erscheinung tritt, wenn zwei Kopien der Mutation weitergegeben werden, bietet besonderen Raum für genetische Korrekturen. Einige der selektiven Kräfte, die unser Genom geprägt haben, verschwanden schon vor Jahrtausenden, und auch hier besteht die Möglichkeit der Manipulation. Bluthochdruck tritt vermutlich vor allem bei Personen auf, die in ihrer Evolutionsgeschichte stark von Wassermangel bedroht waren, sodass eine geringe Salzausscheidung für sie lebenswichtig war. Heute ist Wassermangel eher unwahrscheinlich. Die Sichelzellenanämie tritt bei Personen mit zwei Kopien eines Genes auf, das, wenn es in nur einer Kopie vorliegt, Malariaresistenz verleiht. Heute verlässt man sich bei der Malariaprävention besser auf andere Mittel als auf die genetische Resistenz, die mit der schädlichen Anämie einhergeht. Unsere lange Wechselbeziehung mit den Krankheitserregern aber sollte uns nicht nur die Evolutionsmedizin näher bringen, sondern uns auch davor bewahren, genetische Besonderheiten als bedeutungslos oder, schlimmer noch, als medizinisch zu behebende Übel zu betrachten. Welche neuen Krankheiten werden wohl noch auf uns zukommen, die uns zur Auseinandersetzung mit unserem genetischen Rohmaterial zwingen?

Gerald Hüther

Wie aus Stress Gefühle werden

Gerald Hüther ist Professor für Neurobiologie an der Universität Göttingen und Autor zahlreicher Bücher über das Gehirn. In diesem (hier leicht gekürzten) Essay spürt er dem überraschenden Zusammenhang zwischen Angst, Stress und der unglaublichen Lernfähigkeit unseres Gehirns nach. Wir brauchen Angst und Stress, wir brauchen Belastungen, um offen für Neues zu bleiben.

Dort, wo ich wohne, gibt es einen kleinen Hügel. Die Leute in der Gegend nennen ihn den Pferdeberg, aber Pferde weiden dort oben schon lange nicht mehr. Es führt ein einsamer grasbewachsener Weg hinauf. Nur selten verirrt sich ein Mensch hierher. Von der Anhöhe schaut man weit ins Land. Es ist durchzogen von einem Netz von Straßen und Wegen, auf denen Menschen wie Ameisen in ihren Autos, mit ihren Fahrrädern oder zu Fuß unterwegs sind. Von den umliegenden Dörfern eilen sie in die Stadt und dann wieder zurück in die Dörfer. Auf Straßen und Spazierwegen bewegen sie sich durch die Felder und Wälder.

Bleiben Sie ein bisschen mit mir hier oben. Manchmal gelingt es mir nämlich, an dieser Stelle die Zeit anzuhalten, und je besser dies gelingt, desto rascher vergeht die Zeit für die dort unten. Nur wer still steht, sieht, wie die anderen sich fortbewegen, sieht, wohin sie immer wieder gehen und welche Spuren sie dabei hinterlassen. Dort, mitten im Wald, hat eben ein Ausflugslokal eröffnet. Schauen Sie, wie der kleine Weg von der Stadt her immer breiter wird, wie alle Windungen begradigt werden. Jetzt ist er bereits eine Straße geworden, und da kommen auch schon die ersten Autos angefahren. Oder dort, neben der Stadt, wird eine Fabrik gebaut. Der holprige Feldweg wird platt gewalzt, schon ist er asphaltiert und vierspurig ausgebaut. Der Weg, für den man früher eine Stunde zu Fuß brauchte, ist jetzt in zehn Minuten zurückzulegen. Unten am Fluss stellt die Fähre ihren Dienst ein. Sie haben ein Stück flussauf eine Brücke gebaut. Das alte Fährhaus verwaist, die Zufahrt bleibt unbenutzt. Schon bricht der Asphalt auf. Die ersten Büsche beginnen zu wachsen, bald wird die Straße kaum noch zu finden sein.

Aber ich habe Sie nicht hierhergeführt, um Ihnen zu zeigen, wie ein Netzwerk von Straßen und Wegen in Abhängigkeit von der Nutzung ständig verändert und fortwährend an neue Erfordernisse und Gegebenheiten angepasst wird. Was wir von hier oben beobachten können, ist ein Bild für etwas, das später einmal als der entscheidende Durchbruch der Neurobiologie auf dem Gebiet des Verständnisses von Hirnfunktion in diesem Jahrhundert bezeichnet werden wird. Es ist ein Prozess, für den wir noch gar keinen eigenen Namen haben. Die Engländer und Amerikaner nennen ihn »experience-dependent plasticity of neuronal networks« und meinen damit die Festigung oder aber Verkümmerung der Verbindungen zwischen den Nervenzellen in unserem Gehirn in Abhängigkeit von ihrer Benutzung.

Stellen Sie sich vor, was das heißt: Die Art und Weise der in unserem Gehirn angelegten Verschaltungen zwischen den Nervenzellen, die unser Denken, Fühlen und Handeln bestimmen, ist abhängig davon, wie wir diese Verschaltungen nutzen, was wir also mit unserem Gehirn machen, was wir immer wieder denken, was wir immer wieder empfinden, ob wir zum Beispiel Abend für Abend vor dem Fernseher sitzend verbringen oder ob wir stattdessen Geige spielen, ob wir viel lesen oder ständig mit unserem Computer im Internet herumsurfen. Für jede dieser Beschäftigungen benutzen wir sehr unterschiedliche Verbindungen zwischen den Nervenzellen in unserem Gehirn. Sie heißen auf Englisch »neuronal pathways«. Nervenwege? Wege des Denkens und Empfindens?

In unserem Gehirn gibt es eine Unmenge verschlungener Pfade. Viele davon werden im Lauf unseres Lebens und in Abhängigkeit davon, wie oft wir sie in unseren Gedanken beschreiten, zu leicht begehbaren Wegen, zu glatten Straßen oder gar zu breiten Autobahnen. Wem es wichtig geworden ist, sein Ziel möglichst schnell durch die Nutzung des existierenden Straßen- und Autobahnnetzes zu erreichen, der übersieht allzu leicht die verträumten Pfade, die sonnigen Feldwege und die beschaulichen Nebenstraßen, die ebenfalls dorthin führen. Sie wachsen so allmählich zu und sind irgendwann kaum noch begehbar.

Ein großes lernfähiges Gehirn ist etwas Feines, aber es hat ein Problem, das wir bereits von unserem Hügel aus erkannt haben. Ist aus einem ehemaligen Feldweg erst einmal eine schöne breite Straße oder gar eine Autobahn geworden, auf der man schnell von hier nach dort kommt, fahren auch viele hier entlang, selbst dann, wenn sie gar nicht dorthin wollen, wohin sie führt.

Bis zu den Sauriern gab es nur festgefügte Verschaltungen im Gehirn, deren Abzweigungen, deren Dicke und deren Gabelungen durch ein arteigenes genetisches Programm diktiert wurden. Nun haben wir ein Gehirn vor uns, in dem in Abhängigkeit von der Art und der Häufigkeit der Benutzung seiner anfangs noch kaum festgelegten Verschaltungen allmählich einzelne Wege zu Straßen und Autobahnen ausgebaut werden. Die Dicke, die Abzweigungen und Gabelungen dieser Nervenbahnen wurden dabei im Lauf des Lebens jedoch ebenso fest gefügt, als wären sie von einem Programm diktiert. Wenn nun eine neue, bisher nicht da gewesene

Bedrohung auftrat, saß der Träger eines solchen Gehirns in der gleichen Patsche wie die Dinosaurier im Karbon: Ratlosigkeit, Angst, vergebliche Versuche mit den eingefahrenen Strategien weiterzukommen. Dann Resignation und wieder Angst, Stress, stressbedingte Unfruchtbarkeit und stressbedingte Krankheiten, bis – ja, bis wieder eine kleine Programmänderung auftrat, die die Lösung des Dilemmas ermöglichte: Die Stresshormone, die bis dahin auf alle Körperzellen gewirkt hatten und deren Signal von allen Körperzellen verstanden worden war, die auf irgendeine Weise dazu beitragen konnten, die vorhandenen Reserven des Körpers zur Bewältigung einer Notfallsituation zu mobilisieren, mussten auch auf das Gehirn wirken können. Was gebraucht und gefunden wurde, war eine Programmänderung, die es möglich machte, dass auch die Nervenzellen des Gehirns durch die bei einer fortwährenden Bedrohung ausgeschütteten Stresshormone ihre Eigenschaften veränderten, bisherige Verschaltungen auflösten und sich für neue Verschaltungen öffneten. Unter dem Einfluss der Stresshormone mussten unbrauchbar gewordene Autobahnen zu Straßen und Wegen zurückgebildet werden können. Genau das ist passiert. Irgendwann auf dem Weg von den Sauriern zu den Säugetieren hat diese entscheidende Programmänderung stattgefunden, und seit dieser Zeit ist das Gehirn, sind die dort herausgebildeten Verschaltungen remodellierbar geworden.

Jetzt fängt es an spannend zu werden. Die Stressreaktion ist offenbar nicht nur der große Lenker, der immer wieder dafür gesorgt hat, dass im Lauf der stammesgeschichtlichen Entwicklung genetische Programme stabilisiert wurden, die das Gehirn immer größer und lernfähiger werden ließen. Die Stressreaktion ist auch der große Modellierer, der sogar noch im Lauf unseres Lebens immer wieder dafür sorgt, dass zunächst zwar richtige, sich später aber als Sackgassen erweisende Verschaltungen aufgelöst und neue Wege eingeschlagen werden können. Und in beiden Fällen ist der Auslöser dieser Reaktion die *Angst*.

Wer kennt nicht dieses sonderbare Gefühl, das sich immer dann einstellt, wenn wir nicht mehr weiterwissen. Wir spüren es, wenn wir eine schwere Prüfung zu bestehen haben, wenn uns der Chef mit Entlassung droht, wenn ein lieb gewonnener Mensch uns verlässt oder mit unerfüllbaren Wünschen und Erwartungen an uns herantritt. Es ist ein Gefühl, das aus dem Bauch zu kommen scheint und sich bis in die Haarwurzeln ausbreitet. Wenn es ausgelöst wird, fängt unser Herz an zu rasen und der Pulsschlag pocht in unseren Ohren. Wir bekommen feuchte Hände, müssen aufs Klo, fühlen uns schlecht, ohnmächtig, alleingelassen und hilflos. Das ist die Angst, die wir als dieses sonderbare Sammelsurium von angstbegleitenden Reaktionen erleben. Wir fühlen, dass etwas in uns plötzlich in Gang gesetzt wird und unseren ganzen Körper überflutet, ohne dass wir uns dagegen wehren können. Zunächst nehmen wir etwas wahr, was wir eigentlich nicht erwartet hatten. Als Nächstes stellen wir fest, dass das, was da unerwarteterweise passiert ist, bedrohliche Ausmaße anzunehmen scheint. Jetzt beginnen die Alarmglocken in unserem Gehirn zu läuten. Wir fangen an, verzweifelt nach einer Lösung zu suchen, eine irgendwo zwischen unseren Milliarden von Nervenzellen angelegte Verschaltung für eine Verhaltensstrategie zu aktivieren, die uns geeignet scheint, die Bedrohung irgendwie abzuwenden, das Problem zu lösen, die Situation zu bereinigen. Falls wir so etwas finden, werden die Alarmglocken schon etwas leiser. Wir machen das, was uns in dieser Situation als richtig erscheint. Wenn sich herausstellt, dass das genau das Richtige war, hören die Alarmglocken auf zu dröhnen. Uns fällt ein Stein vom Herzen. Schwein gehabt!

Das, was wir da erlebt haben, war eine kontrollierbare Stressreaktion. Sie beginnt immer damit, dass eine Information ganz oben in unserem Gehirn, wo alle Fäden zusammenlaufen, in der Hirnrinde, ankommt, die in dieser Situation, zu diesem Zeitpunkt oder in dieser Weise nicht erwartet wurde. Die eingehende Information stört die dort in der üblichen Routine ablaufenden Prozesse ganz genauso wie ein Fremder, der plötzlich in die laufende Unterrichtsstunde hereinstürmt, der Lehrerin eine Ohrfeige gibt und wortlos wieder verschwindet. Im Nu ist die ganze Klasse in Aufregung, die Lehrerin geht zum Direktor und wie ein Lauffeuer breitet sich die Information in der gesamten Schule aus. Im Gehirn führt die oben entstandene Aufregung dazu, dass auch tiefer gelegene Nervenzellen von der sich ausbreitenden Erregung mit erfasst werden. Sie erreicht so auch eine Gruppe von Nervenzellen mit sehr langen, vielfach verzweigten Fortsätzen, die ihrerseits wieder hinauf in alle höher gelegenen Hirnregionen reichen und die dort ablaufenden Prozesse beeinflussen. Wenn diese Zellen mit ihrem Gestrüpp von Fortsätzen zu feuern anfangen, wird das gesamte Gehirn sozusagen wach gerüttelt – höchste Alarmstufe. In Sekundenbruchteilen werden alle gespeicherten Informationen abgesucht, gleichzeitig wird über Nervenfortsätze, die in alle Regionen des Körpers ziehen, ebenfalls Alarm geschlagen. Jedes Organ versteht dieses Signal sofort. Die Nebennieren entleeren ihre Vorräte an Adrenalin, dem bekanntesten Stresshormon, in das vorbeifließende Blut. Das Herz beginnt wie wild zu schlagen, die Blutgefäße werden eng gestellt, die Muskulatur zum Sprung vorbereitet, Energiereserven der Leber mobilisiert, die Pupillen weit aufgemacht und – so man welche hat – richten sich sogar die Haare auf, wie bei einem Hund, dem sich bei Erregung das Fell sträubt.

Manchmal ist die aufgetretene bedrohliche Situation so oder so ähnlich noch nie da gewesen. Dann funktioniert nicht einmal das noch, was sonst als letzter Ausweg immer funktioniert hat, nämlich entweder den Kopf in den Sand zu stecken und so zu tun, als merke man nichts, oder aber wegzulaufen, bis man alles hinter sich gelassen hat. Dann, wenn alle Wege blockiert oder verbaut sind, gehen zusätzlich zu den Alarmglocken noch die Sirenen an. Jetzt ist es vorbei mit aller Kontrollierbarkeit, und der Angstschweiß tropft uns von der Stirn. In unserem Gehirn ist der Teufel los, alles geht durcheinander. Verschaltungen, die sonst nie von dem berührt werden, was wir im gewöhnlichen Leben machen und denken, werden auf einmal auch noch in Erregung versetzt. Sie sondern Substanzen ab, die mit dem vorbeiströmenden Blut in eine Drüse an der Unterseite des Gehirns transportiert werden. Diese Substanzen bewirken, dass von den Zellen dieser Hirnanhangdrüse ein Hormon ausgeschüttet wird. Das gelangt mit dem vorbeifließenden Blut zu den Nebennieren, und die schütten nun große Mengen eines weiteren Stresshormons aus, das Kortisol heißt und viel tiefer greifende und weiter reichende Wirkungen hat als das Adrenalin. Aus der anfänglichen Angst wird Verzweiflung, Ohnmacht und Hilflosigkeit. Die im Körper ablaufende Stressreaktion ist nicht mehr anzuhalten, sie ist unkontrollierbar geworden. Vergeblich suchen wir noch immer nach einer Lösung oder warten darauf, dass ein Wunder geschieht und alles wieder so wird, wie es vorher war. Da solche Wunder selten geschehen, bleibt uns schließlich nichts anderes übrig, als uns in unser Schicksal zu fügen. Wir sind von Selbstzweifel geplagt und merken, wie die andauernde Belastung unsere Energiereserven aufzehrt, fühlen uns müde, kraft- und mutlos. Erschöpft fallen wir abends ins Bett, um am nächsten Morgen mit dem gleichen unguten Gefühl aufzuwachen, mit diesem sonderbaren Gefühl gleichzeitiger Unruhe und Lähmung, und wir ahnen, dass etwas passieren muss, damit diese unkontrollierbare Stressreaktion irgendwann aufhört, dass wir verloren sind, wenn wir keinen Ausweg finden.

Wir kennen nun die beiden Arten von Stressreaktionen, die eine, die nur kurze Zeit dauert, die wir noch anhalten, kontrollieren können, weil wir eine Lösung finden, und die andere, die Tage oder gar Wochen anhält, weil uns nichts einfällt, um eine als Gefahr und Bedrohung eingeschätzte Veränderung in unserer Lebenswelt abzuwenden, oder weil alles, was uns dazu einfällt, nicht machbar ist, nicht funktioniert. Das Anfangsgefühl ist in beiden Fällen Angst. Nicht nur ein bisschen, sondern ganz und gar verschieden sind jedoch die sowohl im Gehirn als auch im

Körper im Verlauf dieser Reaktionen ausgelösten Veränderungen, ihre Dauer und deshalb auch die Auswirkungen beider Arten von Stressreaktionen auf das Gehirn und den Körper. Wenn sich eine Belastung als kontrollierbar erweist, kehrt sich plötzlich alles um, aus einer Bedrohung wird eine Herausforderung, aus Angst wird Zuversicht und Mut, aus Ohnmacht wird Wille, und am Ende, wenn wir es geschafft haben, spüren wir, wie unser Vertrauen in das, was wir wissen und können, gewachsen ist. Wir sind stolz und zufrieden, froh und ein bisschen glücklich. Ganz anders wandeln sich unsere Gefühle, wenn wir erkennen müssen, dass wir keine Möglichkeit finden, eine drohende Gefahr rechtzeitig abzuwenden. Dann schlägt die Angst um in Wut und Verzweiflung, die anfängliche Ratlosigkeit wächst zu anhaltender Ohnmacht, die leichte Verunsicherung wird zu quälendem Zweifel. Unser Selbstvertrauen schwindet, uns verlässt der Mut, wir fühlen uns elend und verzweifelt, unzufrieden und unglücklich.

Die untergründige Angst, und mit ihr die im Gehirn ausgelöste Stressreaktion, ist nicht mehr aufzuhalten, sie wird unkontrollierbar. Hilflosigkeit und Verzweiflung machen sich breit, und der Körper wird immer wieder von den Wellen an Stresshormonen überschwemmt, die bei derartigen unkontrollierbaren Belastungen zwangsläufig ausgeschüttet werden, tagelang, manchmal wochenlang.

Diese fortwährende Überflutung des Körpers mit Stresshormonen bleibt nicht folgenlos, und je länger sie anhält, umso schwerwiegender sind ihre Auswirkungen auf die verschiedensten Organe und deren Funktionen. Die Unterdrückung der Bildung von Sexualhormonen ist wohl noch der harmloseste Effekt, denn die Begeisterung für Sex ist angesichts der sich ausbreitenden Angst und Verzweiflung meist ohnehin schon auf den Nullpunkt gesunken.

Schlimmere Konsequenzen hat die durch eine derartig andauernde Erhöhung der Stresshormonspiegel ausgelöste Unterdrückung der körpereigenen Abwehrmechanismen. Ein Erreger nach dem anderen kann sich nun ungehindert im Körper ausbreiten, und es dauert sehr lang, bis der Körper sich wieder einigermaßen von diesen Krankheiten erholt hat. Natürlich ist auch der Schlaf gestört. Er wird von unruhigen Träumen zerfahren und spendet kaum noch Kraft und Erfrischung für den kommenden Tag. So gerät allmählich alles aus dem Gleis, es ist nur noch eine Frage der Zeit, wann das schwächste Glied in der Kette, die unseren Körper zusammenhält, zerbricht.

Wir ahnen, dass es so nicht weitergeht, dass eine Lösung gefunden, dass unser Leben verändert werden muss. Nur wie? Immer wieder suchen wir unser Gehirn nach einer brauchbaren Verschaltung ab, und jedes Mal merken wir, wie unsere Gedanken automatisch in die alten bequemen Bahnen der inzwischen unbrauchbar gewordenen Straßen unseres Denkens und Empfindens rutschen. So fest sitzt das alles. So tiefe Spuren haben wir, ahnungslos und vom Erfolg geblendet, in unser Gehirn eingegraben. Mit eigener Kraft kommen wir hier nur schwer wieder heraus.

Völlig ohne unser Zutun geschieht jedoch, solange dieser Zustand einer unkontrollierbaren Belastung anhält, etwas in unserem Gehirn. Ganz allmählich und ohne dass wir etwas davon merken, weichen die Stresshormonwellen, die ja ständig auch unser Gehirn, seine Nervenzellen und ihre Verschaltungen überfluten, die dort entstandenen Straßen auf. Wie die Meeresbrandung bei Sturmflut Straßen und Dämme unterspült, zerlöchert und unbrauchbar macht, trägt auch die ständige Anflutung von Stresshormonen dazu bei, die bereits ausgebildeten Strukturen, die bereits entwickelten Spezialisierungen, die bereits entstandenen, gebahnten Verschaltungen allmählich aufzulösen.

Wieder einmal ist unser Gehirn und unser Körper so viel schlauer, als wir uns das vorzustellen bereit sind. Wenn es in einer bestimmten Richtung nicht mehr weiterzugehen scheint, wird ganz einfach all das aufgelöst und weggespült, was uns so hartnäckig daran hindert, eine andere Richtung einzuschlagen, neue Wege des Denkens und Fühlens auszuprobieren. Das ist es also, was unsere Großeltern meinten, wenn sie sagten: »Wenn einer lange genug mit dem Kopf gegen die Wand gerannt ist, wird es drinnen schon weich werden.«

Aber auch dieser eingebaute Mechanismus, der die immer neue Anpassung der in unserem Gehirn angelegten Verschaltungen an die jeweiligen Erfordernisse unserer Lebenswelt ermöglicht, kann überschießen. Ebenso wie es durch übermäßige Bahnungsprozesse im Verlauf wiederholter kontrollierbarer Belastungen zur neurotischen Fixierung des Denkens, Fühlens und Handelns eines Menschen kommen kann, kann die Destabilisierung neuronaler Verschaltungen bei lang anhaltenden unkontrollierbaren Belastungen tiefer reichen und mehr auflösen, als eigentlich erforderlich wäre. Die mit Verzweiflung und Ratlosigkeit einhergehende unkontrollierbare Stressreaktion ist die Voraussetzung dafür, dass wir einen neuen, geeigneteren Weg zur Bewältigung der Angst finden. Dauert sie zu lange an, so werden die immer wieder anflutenden Stresshormonwellen zu einer wachsenden Gefahr für unsere geistige, emotionale und körperliche Integrität. Eine kleine Sicherung ist in unserem genetischen Programm auch für diesen Fall noch eingebaut. Die hohen Kortisolspiegel wirken nämlich wie eine Bremse auf diejenigen Zellen im Gehirn und im Körper, die durch Stressbelastungen übermäßig aktiviert werden. Jeder weiß, dass ein Auto mit Vollgas und angezogener Handbremse nicht lange fährt. Er sollte deshalb in der Lage sein, auch die aus seinem Körper kommenden Störgeräusche, die Anzeichen eines überhitzten Motors und abgefahrener Bremsbeläge wahrzunehmen, anzuhalten und sich auf den nächstbesten Hügel zu setzen, um darüber nachzudenken, wo die Ursachen dieser Störung liegen.

Erst dann, wenn die breiten Straßen und Autobahnen in seinem Hirn weggeräumt und eingeschmolzen sind, hat der Mensch die Freiheit wiedergewonnen, mit seinen Gedanken nun auch einen der vielen anderen, selten benutzten und fast vergessenen kleinen Wege zu begehen. Erst jetzt kann er sich wirklich auf die Suche machen, auf die Suche nach einem ganz anderen, neuen Weg. Jetzt hat er die Chance, eine alte Verschaltung wiederzuentdecken, deren Benutzung dazu führt, dass die unlösbar geglaubten Probleme sich entweder in Luft auflösen, weil er erkennt, dass sie gar keine wirklichen Probleme waren, oder dass er sie letztlich doch, wenngleich ganz anders, als er sich das ursprünglich vorgestellt hatte, beiseiteräumen kann. Die Angst ist weg, die unkontrollierbare Stressreaktion ist kontrollierbar geworden.

Und wie sehr sich dieses Bild von all dem unterscheidet, was uns bisher über die negativen Auswirkungen von Angst und Stress einzureden versucht wurde! Wir brauchen immer neue Herausforderungen und die damit einhergehenden kontrollierbaren Stressreaktionen, um uns immer besser an die vielfältigen Erfordernisse unserer Lebenswelt anpassen zu können. Wenn wir dann, vom Erfolg unserer Bemühungen in einzelnen Bereichen geblendet, starr und unachtsam zu werden beginnen, uns selbst überschätzen und uns einbilden, alles sei von uns kontrollierbar und beherrschbar, so brauchen wir ebenso dieses anhaltende Gefühl von Angst, Verzweiflung und Ohnmacht und die damit einhergehende unkontrollierbare Stressreaktion mit ihren destabilisierenden Einflüssen auf die in unserem Gehirn angelegten Verschaltungsmuster. Wie sonst könnte es uns gelingen, aus den bisherigen Bahnen unseres Denkens, Fühlens und Handelns auszubrechen und nach neuen, geeigneteren Wegen zu suchen? Wir haben die Stressreaktion nicht deshalb, damit wir krank werden, sondern damit wir uns ändern können. Krank werden wir erst dann, wenn wir die Chancen, die sie uns bietet, nicht nutzen. Wenn wir die Herausforderungen, die das Leben bietet, vermeiden, ebenso, wie wenn wir immer wieder nur ganz bestimmte Herausforderungen suchen. Wenn wir uns weigern, die Angst zuzulassen und unsere Ohnmacht einzugestehen ebenso, wie wenn wir unfähig sind, nach neuen Wegen zu suchen, um sie überwindbar zu machen. Auch das gilt für jeden Einzelnen ebenso wie für die Gemeinschaften oder Gesellschaften, die sie alle zusammen bilden.

Vor Jahren habe ich das Zitat eines Philosophen aus der Renaissance-Zeit gefunden, das mir seitdem nicht mehr aus dem Sinn gegangen ist: »Naturae enim non imperatur, nisi parendo« (»Denn der Natur wird nicht befohlen, außer indem man ihr gehorcht«, Bacon, Novum Organum). Erst jetzt beginne ich zu begreifen, was dieser Satz bedeutet: Erst wenn es uns gelingt, zu erkennen, durch welche Gesetzmäßigkeiten und Prinzipien die Entwicklung lebender Systeme bestimmt wird, erst dann, wenn wir begreifen, weshalb bestimmte Prozesse in bestimmte Richtungen gelenkt werden, haben wir die Möglichkeit, diese Entwicklungsrichtungen auch gezielt zu beeinflussen und korrigierend in absehbare Fehlentwicklungen einzugreifen. Erst wenn wir verstehen, weshalb und wovor Menschen Angst haben und was mit ihnen dann passiert, können wir nach geeigneten Auswegen suchen. Wir müssen nicht mehr wie unwissende Kinder den von den Eltern eingeschlagenen und von deren Eltern vorgezeichneten Wegen in ausweglose Sackgassen folgen. Wir müssen auch nicht mehr wie Blinde auf die von allen Seiten auf uns herabrieselnden Ratschläge, Warnungen und gut gemeinten Hinweise derjenigen hören, die glauben, ganz besonders gut sehen zu können, weil sie dicke Brillen tragen. Wir können prüfen, ob die Richtung stimmt, in die sie uns zu lenken versuchen. Weil wir wissen, dass die Angst, dass kontrollierbare Herausforderungen und unkontrollierbare Belastung die Wege unseres Denkens und Fühlens bestimmen werden, können wir uns fragen, ob ihr Rat mit dem vereinbar ist, was wir wollen und ob ihr Rat uns deshalb auf einen Weg führen kann, der nicht zwangsläufig wieder als Sackgasse enden muss.

Detlev Ganten, Thilo Spahl, Thomas Deichmann

Die Kuh im Kinderzimmer

Allergien als Erbe der Evolution?

Unser Körper ist ein Meisterwerk der Natur, und er ist ganz und gar das Produkt seiner Entstehungsgeschichte, seiner Evolution. Das schreibt der Mediziner Detlev Ganten, der lange Jahre an der Spitze der Charité-Universitätsmedizin Berlin stand und Präsident des World Health Summit ist. Zusammen mit den Journalisten Thilo Spahl und Thomas Deichmann betrachtet er unser Immunsystem im Licht seiner Geschichte – und entdeckt dabei das Thema Allergien neu.

»Bei meiner Frau fängt es manchmal schon im Januar mit Haselnusspollen und Birken an. Ich bin eher im Hochsommer dran, wahrscheinlich Graspollen. Unser Ältester ist gegen alles Mögliche allergisch: Hunde, Pferde, Hausstaub, irgendwelche Pilze, die in Getreide wachsen. Zum Glück ist es nur bei den Pferden richtig schlimm. Da muss nur ein Reiter in die Nähe kommen, schon fangen die Augen an zu tränen. Nur die Kleine scheint bisher verschont zu werden.« Aussagen wie diese hört man häufig. Es gibt kaum eine Familie, die da nicht aus eigener Erfahrung mitreden könnte. Allergien scheinen zum heutigen Leben zu gehören. In Deutschland sind inzwischen mehr als 35 Prozent der jüngeren Bevölkerung davon betroffen. Sie äußern sich in Symptomen, die der Körper offenbar veranstaltet, ohne einen vernünftigen Grund dafür zu haben. Stoffe, die allem Anschein nach völlig harmlos sind, verleiten unser Immunsystem dazu, dermaßen aktiv zu werden, dass wir selbst zu leiden haben. Es mag gut gemeint sein: Husten, Niesen, tränende Augen und laufende Nasen sind probate Mittel, um Bakterien, Viren oder Gifte aus dem Körper zu transportieren. Doch wo keine Gefahr droht, da ist all dies fehl am Platz. Viele Menschen halten Allergien einfach nur für lästig, übersehen allerdings dabei, dass Folgeerkrankungen drohen und dass ihre Leistungsfähigkeit eingeschränkt ist. So erzielen Kinder mit unbehandeltem Heuschnupfen in der Schule beispielsweise um etwa 30 Prozent schlechtere Ergebnisse während der Pollensaison. Allergien sind zudem in der Ausprägung sehr variabel, für einige, die sehr stark reagieren, sogar lebensbedrohlich. Bei immer mehr Menschen, vor allem Jugendlichen, geht der Heuschnupfen in Asthma über und wird so zu einer erheblichen Gesundheitsbeeinträchtigung.

Das Wort »Allergie« ist ein Überbegriff für viele verschiedene Formen von Unverträglichkeitsreaktionen des Immunsystems. Landläufig wird bei dem Begriff oft an die sogenannten Sofort-Typ-Allergien gedacht. Bei diesen treten Beschwerden innerhalb weniger Minuten nach Kontakt mit dem Allergen auf. Typische Beispiele sind Heuschnupfen, Asthma und Nahrungsmittelallergien. Insbesondere diese Form von Allergien hat in den letzten Jahren erheblich zugenommen, weshalb wir uns fragen müssen, woran das liegen könnte. Es gibt jedoch auch andere Formen von Allergien, etwa das allergische Kontaktekzem. Hier tritt nach Kontakt mit Umweltstoffen wie zum Beispiel Nickel in Metall mit einer Verzögerung von 24 bis 72 Stunden ein juckendes Ekzem im Bereich der Kontaktstelle auf. Diese Allergieform ist ebenfalls häufig, etwa sieben Prozent der Bevölkerung sind davon betroffen. Allerdings gibt es keinerlei Hinweise auf eine Zunahme in den letzten Jahrzehnten.

Verdächtige Stoffe

Warum wehren wir uns gegen Stoffe, die vollkommen ungiftig sind? Warum reicht oft der kleinste Kontakt, um eine massive Reaktion auszulösen? Noch sind viele Vorgänge im äußerst komplexen menschlichen Immunsystem nicht erforscht. Doch vieles spricht dafür, dass die heftigen Attacken gegen harmlose Stoffe auf Aspekte des modernen Lebens zurückzuführen sind.

Unser Immunsystem ist schon seit Jahrmillionen weitgehend ausgereift. Allergien hingegen sind bis vor etwa 200 Jahren kaum berichtet worden. Sie haben erst in den letzten 30 bis 40 Jahren rapide zugenommen – es ging eigentlich erst in den 1960er-Jahren los, dass eine ganze Menge Menschen allergische Reaktionen zeigte. In den 1980ern und 90ern stieg die Zahl besonders schnell an. Sie scheint nun auf hohem Niveau allmählich zu stagnieren. Die Zahl der Asthmafälle beispielsweise ist seit 1980 jährlich um etwa ein Prozent angewachsen. Asthma ist mittlerweile die häufigste chronische Erkrankung bei Kindern und die wichtigste Ursache für krankheitsbedingtes Fehlen in der Schule sowie für Krankenhausaufenthalte.

Allergien sind also jung, unser Immunsystem sehr alt. Man kann in zwei Richtungen nach Verdächtigen suchen. Erstens nach neuen Stoffen, die der Körper nicht kennt und die daher, obgleich harmlos, zu heftigen Abwehrreaktionen des Immunsystems führen. Im Verdacht waren viele Jahre vor allem die Luftverschmutzung, Lebensmittelzusatzstoffe und Ähnliches. Natürlich ist die grundlegende Sorge, neue Stoffe könnten Probleme verursachen, nicht einfach von der Hand zu weisen. Es gibt genügend Beispiele: etwa exotisches Obst wie die Kiwi oder nicht heimische Pflanzen wie die Birkenfeige, die wir uns zur Dekoration in die Wohnung stellen.

Doch es ist selten, dass Allergiker nur gegen exotische, neue Stoffe reagieren. Dem Gros der Allergiker machen wohlvertraute Stoffe zu schaffen, allen voran Pollen, etwa von Gräsern, Birken und Haselnusssträuchern, dazu Hausstaub, Tierhaare, Eier und Milch.

Deshalb müssen wir bei der Suche nach Verdächtigen noch eine weitere Möglichkeit in Betracht ziehen: Unsere Umwelt hat sich verändert, und dabei könnte auch etwas verschwunden sein, was uns in der Vergangenheit vor Allergien bewahrte. Diese Sicht scheint sich allmählich durchzusetzen. Einiges spricht dafür, dass dieses Etwas einfacher Dreck ist – Dreck und Würmer, mit denen unsere Vorfahren ein wesentlich innigeres Verhältnis pflegten, als wir es heute tun.

Das Gedächtnis des Immunsystems

Unterschiedliche Lebewesen haben im Verlauf der Evolution unterschiedliche Abwehrmethoden gegen unerwünschte Eindringlinge entwickelt. Pflanzen können Infektionsherde eingrenzen und absondern, indem sie die befallenen Zellen rundherum abtöten und vom gesunden Gewebe abtrennen. Alle mehrzelligen Tiere, vom Schwamm bis zum Menschen, verfügen zudem über Fresszellen. Diese erkennen alle Zellen, die nicht zum eigenen Körper gehören, schlucken sie, zerlegen sie in Einzelteile, die sie wiederverwerten oder einfach entsorgen. Bei Wirbeltieren haben die Fresszellen noch eine zweite Funktion: Sie zerlegen den Störenfried und setzen dadurch dessen charakteristische Oberflächenmerkmale frei, welche Epitope genannt werden. Dann transportieren sie diese in einem Körbchen auf ihrer eigene Zelloberfläche, um sie anderen Zellen des Immunsystems zu zeigen. Die Kollegen erfahren auf diese Weise, welche Eindringlinge zurzeit im Körper unterwegs sind. Wenn Gefahr im Verzug ist, können wir so mithilfe dieses anpassungsfähigen (adaptiven) Immunsystems einen gezielten Gegenangriff starten. Der Clou an diesem System ist, dass es lernfähig ist und dass es sich die Merkmale der unterschiedlichen Feinde einprägt. Bei Erstkontakt produziert es langlebige Gedächtniszellen, die dann fortan im Blut wie Spürhunde patrouillieren. Deshalb können auch Impfungen und Infektionen eine lebenslange Immunität bescheren.

Das adaptive Immunsystem ist zudem in der Lage, mindestens eine Million unterschiedlicher Merkmale von Krankheitserregern zu erkennen und mit sogenannten Antikörpern spezifisch gegen diese vorzugehen. Egal, was von draußen in unseren Körper eindringt, es gibt immer Antikörper, die die ganz speziellen Merkmale der potenziellen Feinde erkennen und sich an sie heften. Diese Fähigkeit, jeden Eindringling zu identifizieren und sich sein Aussehen zu merken, ist leider auch eine Voraussetzung dafür, Allergien zu bekommen.

Antikörper auf Abwegen?

Der Teil unseres Immunsystems, der in der Lage ist, sich all die verschiedenen Merkmale von potenziellen Feinden zu merken, ist grob gesagt, in zwei Abteilungen unterteilt. In der ersten Abteilung haben B-Zellen das Sagen. Sie stellen Antikörper her. Ist ein Feind erkannt, ist es deren Hauptaufgabe, sich an ihn zu heften, um ihn damit für andere Zellen erkennbar zu machen und quasi zum Abschuss freizugeben.

Die Evolution hat jedoch eine Vielzahl verschiedener Antikörpertypen hervorgebracht. Und erstaunlicherweise werden bei den unechten Feinden, den sogenannten Allergenen, andere aktiv als bei den tatsächlich gefährlichen Angreifern. Die Antikörper, die auf Allergene reagieren, heißen Immunglobulin E (IgE). Auf die normalen Krankheitserreger stürzen sich dagegen die Immunglobuline M und G. Unterm Strich sind IgE-Antikörper überaus selten. Sie tauchen nur dann in großer Zahl auf, wenn jemand augenblicklich von einer Allergie geplagt wird.

Nun wäre es absurd, anzunehmen, die Evolution habe uns mit einem Mechanismus ausgestattet, der nur dazu dient, Allergien auszulösen. Wo sollte der Überlebensvorteil liegen? Es muss also einen anderen Grund für die Existenz der IgE-Antikörper geben – oder zumindest früher einmal gegeben haben. So kommen wir der Sache langsam auf die Spur. Mittlerweile ist nämlich bekannt, dass IgE-Antikörper insbesondere gegen tierische Parasiten, vor allem Würmer, aktiv werden. Von denen werden die Menschen in industrialisierten Ländern heute weitgehend verschont, weshalb die Forschung lange über die Funktion von IgE-Antikörpern rätselte. Nachdem dieser Zusammenhang erkannt worden ist, drängte sich folgender Gedanke auf: Dort, wo es kaum Allergien gibt, in den ärmeren Weltregionen, widmet sich das IgE-System der Aufgabe, die Parasitenschar im Zaum zu halten. In unseren weitgehend parasitenfreien Breitengraden hingegen scheint es sich eine andere Aufgabe gesucht zu haben. Die Vermutung liegt also nahe, dass es eine Art postmodernes Schattenboxen gegen eingebildete Feinde führt.

Der Zusammenhang ist zu frappant, als dass diese These einfach so vom Tisch gefegt werden könnte. Aber andererseits ist die Vorstellung, das arbeitslos gewordene Immunsystem hätte (aus Langweile vielleicht?) neue Beschäftigungsmöglichkeiten gesucht, wohl auch zu banal.

Von Würmern und Menschen

Die Welt ist bunt, unser Immunsystem hat es schwer, und es ist nachvollziehbar, dass es Fehler macht. Augenfällig ist jedoch, dass Fehlfunktionen des Immunsystems wie Allergien und Autoimmunkrankheiten einem eindeutigen Wohlstandsgefälle unterliegen. In armen Ländern sind sie selten, in reichen Ländern treten sie häufig auf. Liegt es an den Genen? Offenbar nicht. Das zeigt sich deutlich, wenn man untersucht, wie es Einwanderern ergeht, die aus armen Ländern in Industriestaaten kommen. Sie entwickeln in der neuen Heimat deutlich öfter Allergien als in der alten.

Es müssen also Umweltfaktoren eine Rolle spielen, wobei eine ganze Reihe infrage kommen dürfte. Wenn wir einen unserer Vorfahren in einer Zeitreise 100.000 Jahre überspringen ließen, dann dürfte er, im Berlin, Paris oder New York des 21. Jahrhunderts gelandet, ziemlich verwirrt sein. Alles ist neu, ungewohnt, unbekannt, mitunter angsteinflößend. Ähnlich dürfte es unserem vor langer Zeit entstandenen Immunsystem heute gehen. In den letzten Jahrzehnten wurden verschiedene Hypothesen getestet, was unser Immunsystem am ehesten zu Fehlern verleitet. Es sieht so aus, als spielten Würmer und Dreck eine wichtige Rolle. Denn erstens reagiert, wie wir schon angedeutet haben, das Immunsystem auf den Befall mit Parasiten mit den gleichen Mechanismen, die auch für allergische Symptome verantwortlich sind. Und zweitens sind überall dort, wo die Menschen stark von Parasiten befallen sind, Allergien und Autoimmunerkrankungen selten. Eine Untersuchung bei Indianern im Amazonasgebiet ergab zum Beispiel, dass 88 Prozent der Menschen von Parasiten befallen waren, aber kein Einziger eine Allergie hatte. Bei uns ist es umgekehrt.

Schaut man sich in anderen Teilen der Welt um, so zeigt sich, dass der Befall mit Würmern für uns Menschen keineswegs der Vergangenheit angehört. In ärmeren Ländern sind unzählige Menschen betroffen. Fast anderthalb Milliarden Menschen beherbergen Spulwürmer, 750 Millionen sind mit Peitschenwürmern infiziert, eine knappe Milliarde leidet unter Hakenwürmern, die jährlich 60.000 Menschen töten. Und sogar jeder zweite Mensch weltweit wird mindestens einmal im Leben von Fadenwürmern befallen.

Alte Bekannte

Aus der Tatsache, dass wir (und natürlich auch andere Tiere) so häufig Würmer beherbergen, kann man nur eines schließen: Unser Immunsystem ist nur selten in der Lage, dafür zu sorgen, dass sie den Körper wieder verlassen. Sie sind offenbar so gut an uns Menschen und unsere Abwehrmechanismen angepasst, dass sie effektiv Widerstand leisten können. Unser Immunsystem hat viele Millionen Jahre Erfahrung mit Würmern – aber das gilt auch umgekehrt. Wurm und Mensch kennen einander gut, und beide haben Wege gefunden, miteinander auszukommen – wobei allerdings nach wie vor der Wurm der Parasit bleibt, der uns ausbeutet, und der Mensch das Opfer. Uns Menschen ist aus evolutionärer Perspektive gar nichts anderes übrig geblieben, denn die Würmer haben wirksame Methoden entwickelt, um unsere komplexen Verteidigungsbemühungen zu unterlaufen. Wer einmal Würmer hat, kriegt sie (ohne die Hilfe von Medikamenten) nicht so leicht wieder los.

Wir können also davon ausgehen, dass das menschliche Immunsystem durch das Zusammenleben mit Würmern entscheidend mitgeprägt wurde. Es wurde in einer Weise geformt, dass wir so reagieren, wie es hinsichtlich unseres evolutionären Erfolges am vorteilhaftesten ist. Man könnte sogar so weit gehen, zu behaupten, die Würmer seien zu einer festen, wenn nicht sogar notwendigen Größe für unser Immunsystem geworden. Ist kein Wurm da, fehlt dem Immunsystem etwas.

Im komplexen Wechselspiel von hemmenden und aktivierenden Kräften für die eine oder andere Reaktion waren sie über Millionen von Jahren fast immer mit dabei. Zwar können sich heute glücklicherweise immer mehr Menschen einen Lebensstandard leisten, der ein hohes Maß an Hygiene garantiert und dafür sorgt, dass der Wurm am Spielfeldrand steht. Natürlich können wir auf ihn verzichten, natürlich fehlt er uns nicht wirklich, aber die Spielregeln haben sich offenbar ein wenig verändert. Vieles spricht dafür, dass allergisches Niesen, Jucken und Husten als Folge der fortschreitenden Zivilisation zugenommen haben.

Die Hygiene-Hypothese

Die wachsende Hygiene hat noch weitere Veränderungen mit sich gebracht. Nicht nur Würmer sind verschwunden, sondern auch Schmutz im weitesten Sinne. Und wenn man sich diesen Dreck, ganz beliebigen Dreck, genauer ansieht, dann sieht man: Er lebt. Und schon sind wir wieder beim Immunsystem und bei der Klärung der nächsten Frage: Wenn Wurminfektionen bei uns kaum mehr vorkommen, warum gibt es dann trotzdem hierzulande große Unterschiede bei der Anfälligkeit für Allergien?

Offenbar sind Kinder, die auf einem Bauernhof aufwachsen, deutlich weniger von Allergien betroffen als andere. Dabei reicht es nicht, nur auf dem Dorf aufzuwachsen und saubere Luft zu atmen. Man muss schon direkt auf dem Bauernhof leben. Und was unterscheidet das Leben auf dem Bauernhof vom Leben in der dörflichen oder städtischen Reihenhaussiedlung? Matsch, Mist und viele Tiere. Diese Beobachtung führte letztlich dazu, dass nicht nur die Abwesenheit von Darmparasiten, sondern die insgesamt heute in reichen Ländern sehr viel hygienischeren Verhältnisse für die wachsende Zahl von Allergikern verantwortlich gemacht wird. Diese Hygiene-Hypothese bildet die Grundlage vieler Forschungsprojekte der letzten Jahre.

Noch ist unklar, was genau das Gute im Dreck ist, das vor Allergien schützt. Es könnten bestimmte Infektionserreger sein oder bestimmte Zerfallsprodukte von Bakterien (sogenannte Endotoxine) oder auch bestimmte Bakterien, die in der Erde und nicht aufbereitetem Wasser verbreitet sind. Zu den Kandidaten, die hierbei besonders in Betracht gezogen werden, zählen Listerien. Diese weitverbreiteten stäbchenförmigen Bakterien sind nicht auf bestimmte Wirtstiere beschränkt und können auch Menschen befallen. Die von ihnen verursachte Infektion, die Listeriose, verläuft meist relativ harmlos, kann aber auch zu Komplikationen wie einer Blutvergiftung führen oder bei Schwangeren sogar Fehlbildungen zur Folge haben. Andererseits konnte jedoch in Experimenten mit Mäusen gezeigt werden, dass abgetötete Listerien bei Überempfindlichkeitsreaktionen der Atemwege helfen. Sie könnten also durchaus ein Schutzfaktor gegen Allergien sein.

Um der Sache nachzugehen, haben Forscher gezielt nach Listerien gefahndet und dafür auf bayerischen Bauernhöfen Staubproben genommen. Und zwar sowohl aus Kuh- und Schweineställen als auch von den Matratzen der Kinder. Das Ergebnis war überraschend deutlich: Bakterien der gesundheitsschädlichen Art *Listeria monocytogenes* fanden sich in 28 Prozent der Tierstallproben und sogar in 60 Prozent der Proben aus Matratzenstaub. Die Kinder haben also sehr engen Kontakt zu einem Keim, den wir prinzipiell als Krankheitserreger sehen, der aber bis weit in die zweite Hälfte des 20. Jahrhunderts in geringen Mengen im Trinkwasser, in frischen Lebensmitteln und in der Erde anzutreffen war und in abgeschwächter Form immer noch ist. Diese Bakterien scheinen eindeutig vor Allergien zu schützen. Bestätigung fand diese Interpretation durch eine Studie, in deren Rahmen US-Forscher 1998 einen experimentellen Impfstoff mit abgetöteten Listerienkeimen herstellten. Bei Mäusen, die zuvor hochempfindlich auf Allergene reagiert hatten, konnte ein kompletter Schutz bewirkt werden. Der gleiche Erfolg zeigte sich bei Asthma.

Alte-Freunde-Hypothese

Dennoch darf man keine falschen Schlüsse ziehen. Die Hygiene ist wahrscheinlich die »Erfindung«, die in den vergangenen beiden Jahrhunderten am meisten zur Verbesserung der gesundheitlichen Situation von Milliarden von Menschen beigetragen hat. Auch dürfen wir nicht vergessen: Infektionen mit gefährlichen Erregern, vor allem Kinderkrankheiten, bieten keinen Schutz vor Allergien oder Autoimmunkrankheiten. Sie sind ebenso wenig ein Mittel zur Krankheitsvorbeugung. Im Gegenteil: Einige Studien haben ergeben, dass beispielsweise das Risiko, an Asthma zu erkranken, umso höher ist, je mehr Infektionen kleine Kinder durchgemacht haben. Die eigenen Kinder nicht, wie empfohlen, gegen Kinderkrankheiten impfen zu lassen, ist daher nicht nur fahrlässig und unverantwortlich gegenüber anderen, sondern im Hinblick auf eine etwaige Allergieprävention auch nutzlos.

Das Problem scheint nämlich nicht allgemein der mangelnde Kontakt zu Krankheitserregern zu sein, sondern vielmehr der mangelnde Kontakt zu all jenen harmlosen Bakterien, an die wir von jeher gewöhnt sind. Aus evolutionärer Sicht ergibt dies Sinn. Einige Forscher haben deshalb vorgeschlagen, nicht mehr von der »Hygiene-Hypothese« zu sprechen, sondern zum Beispiel von einer »Alte-Freunde-Hypothese.« Das klingt sympathisch und plausibel, weil mit einer solchen Bezeichnung der Eindruck vermieden wird, ein hohes Maß an Sauberkeit und strenge hygienische Standards machten uns krank.

Zu den »alten Freunden« gehören demnach erstens alle Bakterien, die in der natürlichen Umwelt vorkommen, zweitens unsere natürliche Darmflora und drittens die besagten Wurmparasiten, die wir, wenn sie uns befallen haben und das Immunsystem nicht gegen sie ankommt, wohl oder übel als Freunde anerkennen müssen, um sinnlosen Dauergefechten aus dem Weg zu gehen. Diese alten Freunde leben seit Zehntausenden von Jahren mit uns zusammen, sind aber in letzter Zeit relativ plötzlich aus unserem Leben verschwunden. Es ist daher nicht verwunderlich, wenn unser Immunsystem deshalb manchmal die Welt nicht mehr versteht und verrücktspielt.

Die Kuh im Kinderzimmer?

So mag es durchaus sein, dass das Leben im mikrobiellen Mikrokosmos eines Bauernhofs mit Tierhaltung unter allen heutigen Lebensformen jene ist, die am ehesten der unserer Jäger-und-Sammler-Vorfahren entspricht. Es kann sein, dass dieser Lebensraum für die Prägung unseres Immunsystems und dessen Funktionstüchtigkeit der beste ist. Aber wir können natürlich keine »allgemeine Stallpflicht« zur Gesundheitsprävention einführen oder uns eine Kuh in jedes Kinder- oder Wohnzimmer stellen. Vielmehr ist die medizinische Forschung gefordert. Verbreitet ist zurzeit die sogenannte Hyposensibilisierung – auch Spezifische Immuntherapie (SIT) genannt. Bei allergischem Heuschnupfen und Asthma ist sie in der Lage, nicht nur Symptome zu lindern, sondern die Erkrankung langfristig zu beeinflussen, indem dem adaptiven Immunsystem eine Toleranz gegenüber bestimmten Allergenen (meist Pollen, Hausstaubmilben oder Insektengift) vermittelt wird. Der Körper kann sich an das entsprechende Allergen gewöhnen, und die überschießenden Abwehrreaktionen bleiben aus. Hierfür wird in regelmäßigen Abständen und in ansteigender Dosis das Allergen unter die Haut gespritzt.

Falls es aber tatsächlich gelingt, einzelne Elemente »alter Freunde«, zum Beispiel bestimmte Bakterienbestandteile wie Endotoxine oder bestimmte von Würmern abgegebene Substanzen, zu finden, die eine Schutzwirkung zeigen, dann könnte man möglicherweise ganz neue Impfungen entwickeln. Geforscht wird auch bereits an der Möglichkeit, probiotische Lebensmittel mit als sicher identifizierten »alten Freunden« anzureichern. Noch sind hier keine Durchbrüche zu verzeichnen. Aber insgesamt scheinen die Chancen gut zu stehen, dass wir neue Methoden finden, um Toleranzen gegenüber Allergenen herzustellen und damit Allergien zu heilen beziehungsweise zu verhindern, dass sie uns überhaupt erst befallen. Denn so viel steht fest: Auf lange Sicht scheint dieses Vorgehen mehr zu bringen, als wenn wir nur die allergieauslösenden Stoffe meiden. Denn wer hat schon Lust auf Hausarrest im Frühling, jeden Tag Staub zu wischen, sein Lieblingspferd zu verkaufen oder bei jeder vorbeikommenden Katze das Weite zu suchen? Da holen wir uns doch schon lieber die Kuh ins Haus – in Medikamentform, versteht sich.

Robert Gernhardt

Lob der Krankheit

Der große Frankfurter Dichter Robert Gernhardt (1937–2006) hat mehr Erfahrungen mit Krankheiten sammeln können, als ihm lieb war: Über seinen Herzinfarkt und seine schwere Krebskrankheit hat er unsterbliche Gedichte geschrieben (Herz in Not. Die K-Gedichte ....).

Droht einer mit der Zeit
normal zu versauern,
hilft eine Krankheit ihm,
nicht zu verbauern.

Krankheit macht hellhörig.
Lässt tiefer blicken.
Wer am Verschlanken ist,
kann nicht verdicken.

Ist einer dünnhäutig,
lernt er verstehen,
wie klein der Schritt ist vom
Er- zum Vergehen.

Macht unser Gesundheitssystem krank?

Gerd Gigerenzer, J. A. Muir Gray

Aufbruch in das Jahrhundert des Patienten

Eine bessere Gesundheitsversorgung für weniger Geld? Das geht, aber dafür brauchen wir besser informierte, mutigere Ärzte und besser informierte Patienten. Gerd Gigerenzer und J.A. Muir Gray fordern einen Aufbruch ins Jahrhundert des Patienten. Der Psychologe Gerd Gigerenzer ist Direktor am Max-Planck-Institut für Bildungsforschung und leitet das Harding-Zentrum für Risikokompetenz in Berlin, der Mediziner Sir J. A. Muir Gray war Direktor des National Screening Programme in Großbritannien.

Defensive Medizin

Der Begriff »defensive Medizin« bezeichnet die Praxis, diagnostische Tests oder Behandlungen zu empfehlen, die nicht die beste Option für den Patienten ist, sondern den Arzt vor Patienten schützen, die ihn verklagen könnten. Defensive Medizin ist eine Reaktion auf die steigenden Kosten für Berufshaftpflichtversicherungen und auf die Neigung von Patienten, den Arzt wegen versäumter oder verzögerter Diagnose oder Behandlung zu verklagen. Man sagt: »Niemand wird je wegen Überbehandlung verklagt.« 93% von 824 US-amerikanischen Chirurgen, Gynäkologen und anderen Fachärzten mit hohem Prozessrisiko praktizieren defensive Medizin, das heißt, sie arbeiten mit unnötigen CTs (*Computertomographien,* Anm. d. Hg.), Biopsien und MRTs (*Magnetresonanztomographien,* Anm. d. Hg.) und verschreiben mehr Antibiotika als medizinisch indiziert. Ärzte verlieren durch Gerichtsprozesse Zeit und Geld, auch die Zeit, die sie vor Gericht statt mit Patientenversorgung zubringen, und ihr Ansehen erleidet möglicherweise Schaden.

Das Risiko, verklagt zu werden, ist für US-amerikanische Ärzte am höchsten, und Überbehandlung ist daher üblich. 2006 wurden in den USA 60 Millionen chirurgische Eingriffe durchgeführt, 1 Eingriff pro 5 Amerikaner. Die Bürger keines anderen Landes werden so häufig operiert. Ob Amerikaner deshalb in besserer Verfassung sind, weiß niemand, aber es ist unwahrscheinlich. Wir wissen auch nicht, wie viele dieser Operationen defensive Maßnahmen sind. Wir wissen allerdings, dass jedes Jahr Amerikaner zu Hunderttausenden an Komplikationen bei oder nach chirurgischen Eingriffen sterben – mehr als bei Autounfällen und Aids zusammen.

In der Schweiz, wo Ärzte seltener verklagt werden, haben 41 % der befragten Allgemeinärzte und 43 % der Internisten angegeben, dass sie PSA-Tests (*zur Früherkennung von Prostatakrebs,* Anm. d. Hg.) manchmal oder häufig aus juristischen Gründen empfehlen. Defensive Medizin ist daran erkennbar, dass Ärzte ihren Patienten etwas anderes empfehlen als ihren eigenen Familien. Zum Beispiel beträgt die Rate der Hysterektomien in der Schweizer Gesamtbevölkerung 16%, aber unter Arztfrauen und Ärztinnen nur 10%.

Würden Klagen auf Entschädigung nicht mehr nach dem, was üblich ist, sondern evidenzbasiert entschieden, wäre damit ein Auslöser geschaffen, der bewirken könnte, dass weniger defensive Medizin betrieben wird. Diese notwendige Veränderung verzögert sich, weil Anwälte und Richter ähnlich wie Ärzte wenig oder gar nicht geschult sind, Evidenz zu verstehen. Einer von uns (G. G.) trainierte 2004–2005 amerikanische Bundesrichter in statistischem

Denken im Rahmen des Fortbildungsprogramms der George Mason School of Law. Solche Kurse werden allerdings selten angeboten. Nur eine von 175 in den Vereinigten Staaten akkreditierten juristischen Fakultäten schreibt einen Grundkurs in Statistik oder Forschungsmethoden vor. Folglich lassen sich Richter, Juroren und Anwälte immer wieder irreführen, wenn vor Gericht nicht transparente Statistiken präsentiert werden.

Aufbruch in das Jahrhundert des Patienten

Die Professionalisierung der modernen Medizin begann im 19. Jahrhundert. In den meisten Industriestaaten besserte sich der Gesundheitszustand der Einwohner, weil sie sauberes Wasser, mehr Hygiene und ausreichende, gesündere Ernährung zur Verfügung hatten. In dieser Zeit wurden auch gesundheitsgefährdende Verfahren abgeschafft, die jahrhundertelang gebräuchlich gewesen waren, zum Beispiel exzessive Aderlässe, um die Patienten von »schlechtem« Blut zu befreien. Dies kann man als die erste Revolution des Gesundheitswesens ansehen.

Die zweite Hälfte des 20. Jahrhunderts war eine Zeit ungeheurer wissenschaftlicher Fortschritte, die uns Wunder bescherten wie zum Beispiel die künstliche Hüfte oder Möglichkeiten, Leukämie im Kindesalter zu heilen. Darüber hinaus wurden immense Ressourcen in die Erweiterung der Krankenversorgung, die medizinische Berufsausbildung und die Organisation des Gesundheitswesens investiert. Diese zweite Reform schuf ein mächtiges Versorgungsmanagement. Das 20. Jahrhundert wurde zum Zeitalter des Arztes, der Kliniken und der Industrie. Gut unterrichtete Patienten waren nicht das primäre Ziel der zweiten Revolution, wie sich an der Pillenpanik in Großbritannien und der bestürzenden Fehlinformation über Pro und Kontra von Krebs-Screening ablesen lässt, die der Allgemeinheit in Europa und den Vereinigten

Staaten zugemutet wird. Trotz großer Fortschritte hat uns das 20. Jahrhundert uninformierte Ärzte und Patienten hinterlassen, dazu willkürliche regionale Variabilität in Behandlungen, die Geografie zum Schicksal machen, Verschwendung von Ressourcen und Probleme mit der Sicherheit. Die meisten Länder können sich ein solch verschwenderisches System nicht mehr lange leisten, und die Finanzkrisen der letzten Zeit bieten eine einzigartige Gelegenheit für Veränderung.

Jetzt brauchen wir eine dritte Revolution des Gesundheitswesens. Während die erste klares Wasser brachte, sollte die dritte klare Informationen bringen. Sie sollte das 21. Jahrhundert in ein Jahrhundert des Patienten verwandeln – ein wirklich demokratisches Ideal. Staatsbürger haben das Recht, die grundlegenden Tatsachen zu kennen, und sie haben eine Verantwortung, Entscheidungen über ihre Gesundheit auf der Grundlage der besten verfügbaren Evidenz zu treffen. Wir stellen uns ein gesundes Gesundheitssystem vor als eine Demokratie, in der Wissen auf alle Gesellschaftsschichten verteilt ist. Diese Idee ist nicht neu; sie wurde in der Vergangenheit verschiedentlich zum Ausdruck gebracht. Breit gestreutes Wissen gut zu nutzen war für das Gelingen der ersten bekannten Demokratie in Athen entscheidend. Die Kosten politischer Mitwirkung in Athen wurden durch die hohen Erträge an sozialer Kooperation mehr als ausgeglichen. Dieses demokratische Ideal machte sich auch John Adams, der zweite Präsident der Vereinigten Staaten, zu eigen: »Den untersten Schichten die Möglichkeiten zum Wissen zu erhalten ist wichtiger für die Allgemeinheit als aller Besitz der Reichen im Land.« Wie der Ökonom Friedrich von Hayek sagte, verlangen Freiheit und Demokratie, dass allgemeines Wissen auf die gesamte Bevölkerung verteilt wird. Auf dem Gebiet der Gesundheit wurde im 20. Jahrhundert versäumt, mündige Bürger in modernen Demokratien zu fördern. Schlimmer noch, das gegenwärtige System produziert nicht nur uninformierte Patienten, sondern profitiert noch von ihnen.

Diese dritte Revolution ist nur mit beträchtlichen Anstrengungen auf vielen Ebenen durchzusetzen. Eine kritische Masse informierter Patienten wird nicht alle Probleme des Gesundheitswesens lösen, aber sie wird wohl der wichtigste Auslöser für eine bessere Versorgung sein. Diese Patienten werden Täuschungen wie auch Versuche, unangemessene Hoffnungen und Ängste hervorzurufen, durchschauen können. Das Jahrhundert des Patienten verlangt die Finanzierung von Forschung, die relevant für Patienten statt für Patente ist. Es bedingt, dass ethische Richtlinien für vollständige und transparente Darstellungen in Zeitschriften, Broschüren und den Medien durchgesetzt werden, und es fordert ein Rechtssystem, das Ärzte und Patienten gleichermaßen vor defensiver Medizin schützt.

Der Forderung nach besserer Gesundheitsversorgung wird meist entgegengehalten, dass diese eine von zwei Alternativen impliziert, die von niemandem wirklich gewollt werden: Steuererhöhung oder Rationierung der Versorgung. Das Problem ist jedoch nicht ein Mangel an Geld, und es wird nicht durch mehr Geld gelöst. Es geht um ein besseres Gesundheitssystem. Das Jahrhundert des Patienten ist die dritte Alternative: bessere Ärzte, bessere Patienten und bessere Versorgung für weniger Geld.

Alexandra Kautzky-Willer, Elisabeth Tschachler

Kaum erforscht – gleich behandelt: Gesundheit ist eine Frage des Geschlechts

Frauen sind gesundheitsbewusster als Männer, und das ist gut so. Denn wenn sie tatsächlich krank werden, bekommen sie oft nicht die adäquate Therapie, die Medizin ist nach wie vor männerzentriert. Frauen werden die meisten Medikamente verschrieben, doch getestet werden neue Wirkstoffe hauptsächlich an Männern. Die Internistin Alexandra Kautzky-Willer, Professorin für Gender Medicine an der Medizinischen Universität Wien, zeigt zusammen mit der Medizinjournalistin Elisabeth Tschachler, warum Gesundheit auch eine Frage des Geschlechts ist.

Frauen schlucken mehr Medikamente als Männer, das gilt vor allem für Psychopharmaka und Schmerzmittel. Sie nehmen 2,8-mal so häufig wie Männer Kopfwehtabletten und etwa doppelt so häufig Antidepressiva, Schlafmittel oder Arzneien gegen Gelenkschmerzen. Zwei von drei der Personen, die über längere Zeit Beruhigungsmittel einnehmen, sind Frauen. Schon in den 1980er-Jahren bemängelten feministische Forscherinnen, dass Frauen aus den großen Arzneimittelstudien ausgeschlossen waren, obwohl doch klar sein musste, dass aufgrund physiologischer Unterschiede Medikamente bei Frauen und Männern unterschiedlich wirken können. Vor allem umfangreiche Studien zu Fragestellungen nach der Wirkung von Aspirin auf die Herz-Kreislauf-Gesundheit, aber auch solche nach dem Zusammenhang zwischen Bluthochdruck,

Cholesterin, Rauchen und koronarer Herzkrankheit oder dem Effekt von hohem Kaffeekonsum auf das Herzinfarktrisiko waren zwar mit Zigtausenden Männern, aber gänzlich ohne Frauen durchgeführt worden. Gängige Mittel wie Valium wurden überhaupt nie in klinischen Tests an Frauen erprobt. Sogar in dem ersten Versuch, in dem nachgewiesen werden sollte, dass Östrogene vor Herzproblemen schützen, gab es ausschließlich männliche Probanden.

So absurd das klingen mag, wirklich verwunderlich war das nicht. In der Medizin galt der Mann – und zwar der weiße, junge Mann – als das Maß aller Dinge. 1977 hatte die US-amerikanische Arzneimittelbehörde Food and Drug Administration FDA überhaupt verfügt, Frauen im gebärfähigen Alter aus Arzneimittelstudien der Phase I und II auszuschließen. Es war die verzögerte Reaktion auf den bis dahin größten Arzneimittelskandal der Welt. Ende der 1950er-Jahre waren immer mehr Babys mit Fehlbildungen der Gliedmaßen geboren worden: Ihnen fehlten Arme oder Beine, Hände und Füße waren unmittelbar am Rumpf angewachsen, zuweilen waren auch innere Organe betroffen. Erst nach und nach kam die Wahrheit ans Licht. Das Schlaf- und Beruhigungsmittel Contergan hatte die Ungeborenen von Frauen geschädigt, die dieses in Deutschland sogar rezeptfrei erhältliche Mittel in den ersten drei Monaten der Schwangerschaft genommen hatten. Schon eine einzige Tablette hatte genügt. Zwar hatte der Wirkstoff Thalidomid in Tierversuchen keinerlei Schädigungen verursacht, doch bereits in der klinischen Testphase in den USA waren Kinder mit Behinderungen auf die Welt gekommen, weshalb das Medikament in Amerika auch nicht zugelassen worden war.

Angst vor erbschädigenden Wirkungen

Der Skandal hatte für den Hersteller zwar keine strafrechtlichen Folgen. Doch die Zulassungsbestimmungen für Medikamente wurden verschärft. Und es wurde die – ohnehin bis zu diesem Zeitpunkt relativ geringe – Teilnahme von Frauen im gebärfähigen Alter an Arzneimittelstudien überdacht. Plötzlich waren erbschädigende Wirkungen ein Thema, um das sich vor dem Contergan-Skandal niemand so recht gekümmert hatte. Die Angst vor Regressansprüchen führte fortan zu extremer Vorsicht, denn während einer klinischen Studie, die sich meist über längere Zeit hinzieht, könnten teilnehmende Frauen schwanger werden, ohne dass sie es gleich bemerken. Und der zu testende Wirkstoff könnte sich nachteilig auf den Embryo auswirken. Durch abzuschließende Versicherungen kommen Studien, die Frauen einbeziehen, teurer.

Die Konsequenz all dieser Überlegungen war, dass Männer umso mehr als das Maß aller Arzneimittelwirkungen hergenommen und im medizinischen Alltag die Dosierungen der Medikamente einfach an die geringere Körpergröße der Frauen angepasst wurden. Der Entschluss, Frauen aus Studien zur Arzneimittelsicherheit und -verträglichkeit auszuschließen, ist nachvollziehbar, aber aus zwei Gründen wenig sinnvoll. Einerseits bürdet das den Männern eine Last auf – schließlich nehmen Probanden trotz aller Absicherungen Risiken in Kauf und die Qualität der Spermien kann durch Medikamente beeinflusst werden. Andererseits zeigen sich dadurch erst recht wieder besondere Wirkungen oder Nebenwirkungen für Frauen erst dann, wenn das Mittel bereits knapp vor der Zulassung oder überhaupt schon auf dem Markt ist. »Wenn man Frauen erst in spätere Phasen der Arzneimittelentwicklung aufnimmt, wo sie wesentlich weniger kontrolliert und beobachtet werden, dann ist das ja nur ein Verschieben der Problematik, und nicht ein Lösen«, sagt die Vorsitzende der Bioethikkommission beim Bundeskanzleramt Österreich, Christiane Druml.

Freilich wurden die Argumente der Frauengesundheitsforscherinnen nicht ganz ignoriert. In einem Abschnitt der sogenannten Krankenschwesternstudie, einer der umfangreichsten Langzeitstudien, wurden Ende der 1980er-Jahre 87.000 Krankenschwestern über sechs Jahre lang beobachtet, um zu überprüfen, ob die regelmäßige Einnahme von Aspirin das Risiko, einen Herzinfarkt zu erleiden, senkt. Allerdings wurde diese Studie weit weniger aufwendig durchgeführt als jene, die die gleiche Fragestellung bei Männern untersucht hatte.

1993 verabschiedete das US-Forschungszentrum der National Institutes of Health NIH schließlich den sogenannten Revitalization Act, in dem festgeschrieben wurde, dass Frauen – außer sie sind schwanger oder stillen – in klinische Studien einzubeziehen sind und dass eventuell dadurch entstehende höhere Kosten kein Grund für ihren Ausschluss sind.

Fünf Jahre später wollte Jerry Gurwitz vom Bostoner Women's Hospital wissen, ob sich etwas verändert hatte. Bereits 1992 hatte er festgestellt, dass nur 23 Prozent der insgesamt 150.000 Probandinnen und Probanden aller seit 1960 durchgeführten Studien zur Behandlung des Herzinfarkts Frauen waren, in altersbeschränkten Studien überhaupt nur 18 Prozent. Aber auch 1998 nahmen Frauen nur zu knapp einem Viertel an Studien zur Testung medikamentöser Herzinfarkttherapien teil, nur in jeder dritten Studie wurden die Ergebnisse für Frauen und Männer getrennt präsentiert. Auch weitere drei Jahre später zeigte sich noch kein Effekt der NIH-Verfügung. So errechnete eine Forschungsgruppe aus der Cleveland Clinic in Ohio 2001 anhand der publizierten Ergebnisse von 120 randomisierten klinischen Studien, dass durchschnittlich nicht mehr als 24,6 Prozent der Testpersonen weiblich waren und dass geschlechtsspezifische Daten nur in 14 Prozent der Studien erhoben worden waren.

Noch viel zu tun

Seit zehn Jahren werden Frauen zwar immer häufiger auch als Probandinnen in Studien aufgenommen. Doch »Unterschiede in der Wirkung und im Risiko unerwünschter Wirkungen bei Männern und Frauen werden nur selten miteinander verglichen«, sagt Gerald Gartlehner, Leiter des Departments für Evidenzbasierte Medizin und Klinische Epidemiologie an der Donauuniversität Krems. Er hat gemeinsam mit einem Team der University of North Carolina 59 Studien mit Daten von mehr als 250.000 Patientinnen und Patienten und 35 Medikamentengruppen unter die Lupe genommen, allerdings nur wenig Konkretes gefunden. Doch bei vielen dieser Studien lässt die wissenschaftliche Qualität zu wünschen übrig, so Gartlehner. Freilich ist die geschlechtsspezifische Auswertung von Arzneimittelwirkungen bei Frauen aufgrund der schwankenden Hormonwerte besonders schwierig. So müsste gleichzeitig mit den Aufzeichnungen über Verträglichkeit, Wirkung und Nebenwirkungen auch erhoben werden, in welchem Abschnitt des Zyklus sich die weibliche Testperson befindet. Das macht die Sache nicht nur kompliziert, sondern auch teuer.

»Dieser Mangel an Wissen birgt Risiken und ist ungerecht«, betont Christiane Druml, »da auf diese Weise Frauen der potenzielle Nutzen von neuen Erkenntnissen vorenthalten und eine gendergerechte Therapie unmöglich gemacht wird.« Die Kosten der Durchführung einer Studie, die Frauen und Männer gleichermaßen als Testpersonen einbezieht und die Daten entsprechend aufbereitet, sind für die Juristin keinesfalls ein zu akzeptierender Ausschlussgrund von Frauen. »Das Ziel ist eine nicht nur krankheitsbezogene, sondern eine patientinnen- und patientenbezogene Medizin«, sagt auch Mariarita Cassese vom Mailänder Frauenforschungs- und Gesundheitszentrum. Und: »Studien, die Frauen einbeziehen, sollten nicht nur das Anliegen einzelner Forscher sein, sondern im Mittelpunkt des Interesses von internationalen

Gesundheitsorganisationen stehen.« Erste Schritte sind bereits gesetzt, ein Bewusstsein ist geschaffen.

Aber noch etwas anderes gilt es in diesem Zusammenhang zu berücksichtigen: Frauen sollten auch in entscheidenden wissenschaftlichen Gremien adäquat vertreten sein. Das ist bisher nicht der Fall. Denn auch wenn rund 52 Prozent der Studierenden und 57 Prozent der Absolventinnen und Absolventen Medizinischer Universitäten Frauen sind, so finden sich beispielsweise an der Wiener Medizinischen Universität zwar 98 männliche, aber nur 17 weibliche Ordentliche Professoren, im Universitätsrat beträgt das Verhältnis 4:1. Im Herbst 2011 bestätigte eine von der EU in Auftrag gegebene Studie, dass Frauen an Österreichs Hochschulen zweieinhalbmal so produktiv sein müssen wie Männer, um eine Professur zu erlangen. An deutschen Medizinuniversitäten ist die Lage nicht viel anders. Und auch in den Krankenhäusern gibt es noch immer mehr männliche als weibliche Primar- bzw. Chefärzte. Auch das führt laut Christiane Druml zu Defiziten in klinischen Studien.

Dieses Ungleichgewicht hat keinesfalls etwas mit einer mangelnden Qualifikation von Frauen für Forschung oder für den ärztlichen Beruf zu tun. Im Gegenteil. Ärztinnen verbringen mehr Zeit damit, mit ihren Patientinnen und Patienten zu sprechen und auf psychosoziale Gegebenheiten einzugehen, als Ärzte. Vor allem Patientinnen wissen das zu schätzen. Tatsache ist: Immer mehr Frauen ergreifen den Arztberuf, und nach und nach sollte es durch entsprechende Initiativen für sie auch einfacher werden, Familie – sprich, die Betreuung ihrer Kinder, die zumeist immer noch Frauensache ist – und Beruf zu verbinden. Mentoring-Programme zum Abbau von Karrierehindernissen haben sich als hilfreich erwiesen.

Und so ist im ganzen Medizinbetrieb ein Umdenken im Gange. Immer mehr medizinische Universitäten sind bestrebt, für die geschlechtsspezifisch unterschiedlichen Anforderungen in der

Ausbildung wie auch in der universitären Organisation Rahmenbedingungen zu schaffen. An etlichen medizinischen Universitäten wird bereits Gender-Medizin gelehrt, in Wien beispielsweise ist dafür im Jahr 2010 ein eigener Lehrstuhl eingerichtet worden. Interdisziplinäre Zusammenarbeit der einzelnen Fachrichtungen ermöglicht, wissenschaftliche Erkenntnisse der Geschlechterforschung nachhaltig in der Lehre, aber auch in der medizinischen Praxis zu verankern. Nicht zuletzt eine Umfrage unter den Studierenden der Medizinischen Universität Wien hat ergeben, dass die Aspekte der geschlechtergerechten Medizin immer wichtiger werden – für Patientinnen und Patienten und für das medizinische Personal.

Arzneimitteltests

Ehe ein neues Medikament auf den Markt kommt, hat es einen langen Weg hinter sich, denn bevor es in der medizinischen Versorgung eingesetzt werden darf, müssen nicht nur seine Wirksamkeit, sondern auch seine Verträglichkeit und Sicherheit nachgewiesen worden sein. Von vielen Tausenden Substanzen schaffen es nur wenige überhaupt bis in diese Testphase. Nach der Forschung im Labor wird in der sogenannten vorklinischen Phase der Wirkstoff an Zellkulturen und/oder im Tierversuch erprobt. Hat die Substanz diese Hürden genommen, folgen die vier Phasen der klinischen Prüfung, bei der Daten erhoben, verglichen und ausgewertet werden:

- Phase I: In ersten Tests wird an einer Gruppe von bis zu 80 Gesunden die Verträglichkeit und Sicherheit des Wirkstoffs einige Wochen bis Monate lang geprüft.

- Phase II: An bis zu 200 Personen – zu denen auch eine kleine Gruppe Kranker gehört – wird einige Monate lang untersucht, welche Dosis des Wirkstoffs den gewünschten Effekt erzielt.
- Phase III: Bis zu 10.000 Personen erproben die Langzeitwirkung und -verträglichkeit der Substanz. Diese Daten sind dann ausschlaggebend für die Marktzulassung.
- Phase IV: Auch wenn das Medikament bereits auf dem Markt erhältlich ist, werden Daten über Wirkung und Nebenwirkungen weiterhin registriert. Dabei kann sich herausstellen, dass das Arzneimittel neben den bereits bekannten Wirkungen auch andere positive hat, für die es in weiterer Folge – nach Zulassungserweiterung – ebenso eingesetzt werden kann. Es können aber auch bei Langzeiteinnahme bzw. bei der Verabreichung an viele Menschen bis dahin unentdeckte schwerwiegende Nebenwirkungen auftreten, die es notwendig machen, den Vertrieb einzustellen.

Unterschiedliche Wirkung bei Männern und Frauen

Medikamente können bei Männern und Frauen unterschiedliche Effekte erzielen. Das hat verschiedene Ursachen. Frauen haben einen höheren Körperfettanteil, dafür einen geringeren Körperwasseranteil, ihre Organe sind stärker durchblutet, die Leistung ihrer Nieren ist um rund zehn Prozent geringer als die der Männer. Ganz bestimmte Enzyme – biologische Scheren – in der Leber bauen bei Männern und Frauen gewisse Substanzen unterschiedlich schnell ab, hingegen entleert sich der weibliche Magen langsamer und produziert weniger Magensaft. Außerdem können die Sexualhormone die Medikamentenwirkung beeinflussen. Die Folgen davon sind beispielsweise:

- Bestimmte Medikamente zur Verhinderung von Thrombosen verursachen bei Frauen häufiger Gehirnblutungen.
- Aspirin hat bei Frauen, anders als bei Männern, keine vor Herzinfarkt schützende Wirkung.
- Neue Mittel gegen Übelkeit während einer Krebs-Chemotherapie wirken bei Männern besser.
- Einige Antidepressiva führen bei Männern öfter zu sexuellen Störungen.
- Frauen leiden häufiger unter Medikamentennebenwirkungen als Männer.

Friedrich Nietzsche

Die kleinen Dosen

Soll eine Veränderung möglichst in die Tiefe gehen, so gebe man das Mittel in den kleinsten Dosen, aber unablässig auf weite Zeitstrecken hin! Was ist Grosses auf Einmal zu schaffen!

Gerd Gigerenzer

Was Ärzte wissen müssen

Ärzte verstehen die diagnostischen Tests und die Behandlungen, die sie empfehlen, oft selbst nicht. Sie können ihren Patientinnen und Patienten deshalb auch nicht vermitteln, was positive oder negative Testergebnisse bedeuten. Eine der Folgen: viel unnötige Angst. Gerd Gigerenzer, Direktor am Max-Planck-Institut für Bildungsforschung in Berlin, trainiert Ärztinnen und Ärzte in der Kunst des Entscheidens und der Risikokommunikation.

Ihre Mutter oder Schwester geht zur routinemäßigen Brustkrebs-Früherkennung durch Mammografie. Sie erhält einen positiven Befund und ist in Todesangst, das Schlimmste befürchtend. Doch was bedeutet ein positives Ergebnis tatsächlich? Die überraschende Antwort lautet, dass sie höchstwahrscheinlich nicht Brustkrebs hat. Die Mammografie löst in vielen Fällen falschen Alarm aus. In diesem Kapitel möchte ich eine intuitive Methode erläutern, die Patienten und Ärzten hilft, Testergebnisse zu verstehen. Obwohl sie so einfach ist, dass sogar Viertklässler sie lernen können, sind nur wenige Ärzte und Patienten mit ihr vertraut. Werfen wir zunächst einen Blick hinter die Kulissen, der uns verrät, warum Ärzte alles Mögliche lernen, nur nicht, wie Risiken einzuschätzen sind.

Gerd Gigerenzer

Warum Luxushotels ihre Sterne nicht mögen

Seit dem Mauerfall hat sich Berlin in atemberaubendem Tempo verändert. Die einzige Konstante ist die tägliche Touristenlawine, die zu Fuß, auf Segways oder am Steuerrad von Trabis durch die Straßen rollt. Das Unterhaltungsangebot ist umfangreich; die Stadt beherbergt drei Opernhäuser und eines der besten Philharmonieorchester der Welt. Für jene, die es sich leisten können, gibt es 21 Fünfsternehotels. Ich hätte sagen sollen: gab es. Etwas Unerwartetes geschah. Binnen Tagen lösten sich die Sterne von sechs Hotels in Luft auf. Lag das an Klagen von entrüsteten Kunden im Internet? An Berichten über Kakerlaken, die unter überdimensionierten Betten umherkrabbelten? Oder an Gästen, die tödlichen Stromschlägen in der Badewanne erlagen? Nichts dergleichen. Die Hotels verloren nicht etwa ihre Sterne, sie wollten sie loswerden. Einige gaben einen Stern zurück, andere alle fünf und benannten sich um in »exklusive Stadthotels«. Alle sind sie noch im Geschäft, mit demselben ausgezeichneten Service, denselben Preisen und denselben prachtvollen Standorten. Vom Hilton am Gendarmenmarkt zum Beispiel bietet sich noch immer der spektakuläre Blick auf einen der schönsten Plätze Europas. Nur die Sterne sind fort.

Alle Hotels haben einen guten Grund dafür und alle den gleichen.

Seit vielen Jahren dienen Nobelhotels als Tagungsorte für die ärztliche Fortbildung, an der Ärzte teilnehmen müssen, wenn sie ihre Zulassung behalten wollen. Überall in der Welt organisiert die Pharmaindustrie solche Veranstaltungen. Um die Ärzte anzulocken, werden Traumhotels an attraktiven Standorten ausgewählt und die Kosten – oft auch für Ehe- und Lebenspartner – übernommen. Allein in den Vereinigten Staaten gibt die Industrie mehr als eine Milliarde Dollar jährlich für die Unterstützung der ärztlichen Fortbildung aus. Golfclubs und andere Annehmlichkeiten erwarten die Teilnehmer an ihrem Bestimmungsort. Ich habe

Ärzte und Krankenschwestern getroffen, die ein Loblied auf das Unternehmen sangen, das die Kosten für den Flug nach Hawaii, das Hotel am Strand und alle anderen Vergünstigungen übernommen hatte. Wieder zu Hause, sind sie geneigt, ihren Patienten die Medikamente des betreffenden Unternehmens zu verschreiben, und sei es auch nur, um sich erkenntlich zu zeigen. Doch um Gefälligkeiten sollte es im Gesundheitswesen nicht gehen. Viele Ärzte scheinen dennoch den Köder zu schlucken. Zwar glaubte bei einer Erhebung unter kalifornischen Ärzten praktisch niemand (1 Prozent), Geschenke hätten einen Einfluss darauf, was sie ihren Patienten verschrieben, doch ein Drittel derselben Ärzte war der Meinung, dass Geschenke die Verordnungen ihrer Kollegen durchaus beeinflussten.

Nach Jahren der Geschenke begannen die Behörden zu fürchten, dass die Ärzte sich durch diese Praxis bestechen ließen. In Deutschland reagierte die Industrie rasch, um Korruptionsermittlung zu verhindern, und gründete eine Organisation namens Freiwillige Selbstkontrolle für die Arzneimittelindustrie (FSA). In den von der FSA herausgegebenen Richtlinien hieß es, ärztliche Fortbildung solle nicht mehr in Luxushotels, sondern in anderen, dem Zweck angemessenen Hotels abgehalten werden.

Bei dieser Nachricht geriet man in sechs der Berliner Luxushotels in Panik und warf die Sterne ab. Das Geschäft mit der Fortbildung war einfach zu lukrativ. Entsprechend entfernte das Loews-Hotel Lake Las Vegas das *Resort* (»Ferienort«) aus seinem Namen, um die Pharmaunternehmen nicht abzuschrecken, andere Hotels folgten seinem Beispiel. Ich habe mit dem Geschäftsführer der Freiwilligen Selbstkontrolle gesprochen, und er erklärte mir, dass es nicht um die Zahl der Sterne gehe, sondern um überflüssigen Luxus wie diverse Wellnesseinrichtungen, die für die Fortbildung nicht notwendig seien. Einige Hotelmanager glaubten jedoch fälschlicherweise, die Zahl der Sterne sei entscheidend, und beschlossen daraufhin, auf Nummer sicher zu gehen.

Sie fragen sich vielleicht, warum die ärztliche Fortbildung nicht von medizinischen Organisationen durchgeführt wird? Gute Frage. Tatsächlich bieten einige Organisationen ihre eigenen Kurse an, können jedoch nicht mit den Finanzmitteln der Industrie konkurrieren. Natürlich entscheiden sich die meisten Ärzte lieber für Strände und Golfclubs als für nüchterne Tagungsräume mit einfachen Mahlzeiten und ohne Partner. Die Fortbildung selbst zu bezahlen würde diese Probleme lösen, scheint aber keine willkommene Option zu sein. Einige Ärzteverbände haben den Versuch unternommen, der Fortbildung zu Unabhängigkeit von wirtschaftlichen Interessen zu verhelfen, um ihren Mitgliedern unvoreingenommene Informationen zu ermöglichen. Das ist nur in wenigen Fällen gelungen. Infolgedessen wissen weltweit Millionen Ärzte genau das, was die Industrie sie wissen lassen möchte.

Ärzten dabei helfen, Testergebnisse zu verstehen

»Der Vortragsraum ist im zweiten Stock«, sagte die Dame an der Rezeption zu mir. Ich blickte mich in der eindrucksvollen Empfangshalle eines dieser Berliner Ex-5-Sterne-Hotels um. Die Veranstalter der ärztlichen Fortbildung begrüßten mich und begleiteten mich zum Vortragsraum. Er war voll besetzt mit 160 Ärzten, meist zwischen 40 und 60, die an diesem schönen Frühlingstag vier Fortbildungskurse erwarteten. Ich betrat einen großen Vortragsraum, der mit neuester Technik ausgerüstet war. In den nächsten 75 Minuten wollte ich den Ärzten im Rahmen ihrer Fortbildung beibringen, Risiken und Ungewissheiten besser zu verstehen. Für die Ärzte und das gastgebende Pharmaunternehmen war es die erste Lehrveranstaltung zu diesem Thema überhaupt. Ich war beeindruckt, dass die Industrie einen Kurs über Risikokommunikation finanzierte, während die meisten medizinischen Fakultäten das Thema noch nicht einmal auf ihrem Lehrplan haben.

Nachdem ich das Podium betreten hatte, begann ich mit einem sachfremden Thema – der Geschichte vom Fernsehmoderator, den die Regenwahrscheinlichkeiten verwirrten. Allgemeines Gelächter, das die Ärzte entspannte und auf das Kommende vorbereitete.

Der Grund, warum ich auf dem Podium stand und nicht jemand, der die Produkte des federführenden Unternehmens vorstellte, war eine neue Gesetzgebung. Die Industrie darf Fortbildung nicht mehr dazu benutzen, für die eigenen Produkte zu werben. Als man im Pharmaunternehmen überlegte, welche unabhängigen Redner man engagieren wollte, kam man auf eine kluge Idee: Man fragte Ärzte, worüber sie gerne etwas erfahren würden. Ganz oben auf der Wunschliste stand die Kunst der Risikokommunikation. Und so kam es, dass ich eine Reihe von Kursen leitete. Das erwies sich als eine höchst sinnvolle Betätigung; selten habe ich so lernbegierige Zuhörer gehabt.

An diesem Tag hatte ich 160 Gynäkologen vor mir. Sobald sie sich ein wenig entspannt hatten, kam ich auf die eigentlichen Fragen zu sprechen: Hormonersatztherapie, PAP-Abstrich, HPV, Brustkrebs-Screening und andere Behandlungen und Tests, mit denen sie täglich zu tun bekommen. Ich begann mit einer Frage:

»Eine 50-jährige Frau, keine Symptome, nimmt routinemäßig an einem Mammografie-Screening teil. Das Ergebnis ist positiv, sie ist erschrocken und möchte von Ihnen wissen, ob sie mit Sicherheit Brustkrebs hat oder wie groß die Wahrscheinlichkeit ist. Abgesehen von den Screening-Ergebnissen wissen Sie nichts über diese Frau. Wie viele Frauen mit positivem Testergebnis haben tatsächlich Brustkrebs? Wie lautet die beste Antwort?

- 9 von 10
- 8 von 10
- 1 von 10
- 1 von 100«

Die meisten Ärzte blickten verunsichert zu Boden. Ich beruhigte sie: »Schauen Sie nicht nach unten, schauen Sie nach rechts und links. Die anderen scheinen es auch nicht zu wissen.« Es folgte ein kollektiver Seufzer der Erleichterung. Ich fuhr fort:

»Ich werde Ihnen jetzt die Informationen geben, die Sie brauchen, um die Frage der Krebswahrscheinlichkeit nach einem positiven Test zu beantworten. Zuerst werde ich sie Ihnen auf die in der Medizin übliche Weise präsentieren – als Wahrscheinlichkeiten.

- Die Wahrscheinlichkeit, dass eine Frau Brustkrebs hat, beträgt ein Prozent (Prävalenz).
- Wenn eine Frau Brustkrebs hat, beträgt die Wahrscheinlichkeit eines positiven Testergebnisses 90 Prozent (Sensitivität).
- Wenn eine Frau keinen Brustkrebs hat, beträgt die Wahrscheinlichkeit, dass das Testergebnis trotzdem positiv ausfällt, neun Prozent (Falschalarmrate).

Bei einer Frau ist der Test positiv. Sie möchte wissen, ob daraus folgt, dass sie mit Sicherheit Brustkrebs hat, oder wie groß die Wahrscheinlichkeit ist. Was sagen Sie ihr?«

Die richtige Antwort lautet 1 von 10. Das heißt, von zehn Frauen mit einem positiven Screening-Ergebnis hat nur eine tatsächlich Krebs. Bei den anderen handelt es sich um *falschen Alarm*. Doch die Antworten der 160 Gynäkologen waren über das ganze Spektrum verstreut (Abb. 1, oben). Die Mehrheit glaubte, dass acht oder neun von zehn Frauen mit einem positiven Test an Krebs erkrankt seien (linke Seite). Sie können sich vorstellen, welch unnötige Angst und Panik diese zahlenblinden Ärzte verursachten. Dreißig Ärzte hätten den Frauen dagegen gesagt, dass bei ihnen die Aussicht, Krebs zu haben, minimal sei, nur 1 von 100 (rechte Seite). Nur 21 Prozent der Ärzte hätten die Frauen korrekt informiert, was noch nicht einmal der Zufallserwartung entspricht (die

25 Prozent beträgt, weil es vier Wahlmöglichkeiten gab). Wenn die Patientinnen von diesem Chaos an Meinungen wüssten, wären sie zu Recht besorgt; die Ärzte jedenfalls waren davon sehr betroffen.

Ich ließ ihnen etwas Zeit, das Ergebnis zu verarbeiten. Dann erklärte ich ihnen, dass es eine einfache Methode gibt, ihrem Verständnis auf die Sprünge zu helfen. Man muss nur die Wahrscheinlichkeiten in natürliche Häufigkeiten umwandeln:

- *Zehn von jeweils* 1.000 Frauen haben Brustkrebs.
- Von diesen zehn Frauen mit Brustkrebs werden neun positiv getestet.
- Von 990 Frauen ohne Brustkrebs werden 89 trotzdem positiv getestet.

Jetzt ist leicht zu erkennen, dass 98 (89 + 9) positiv getestet werden, von denen nur neun tatsächlich Krebs haben. Das entspricht etwa 1:10. Mit 100 Frauen und ein wenig Abrunden heißt das:

- Eine von jeweils 100 Frauen hat Brustkrebs.
- Diese Frau mit Brustkrebs wird wahrscheinlich positiv getestet.
- Von den 99 ohne Brustkrebs werden 9 trotzdem positiv getestet.

Insgesamt können wir also erwarten, dass zehn Frauen ein positives Ergebnis haben. Nur eine von ihnen hat Krebs.

Nachdem die Ärzte gelernt hatten, die verwirrenden Wahrscheinlichkeiten in natürliche Häufigkeiten umzuwandeln, vermochten 87 Prozent selbst herauszufinden, dass die beste Schätzung 1 von 10 war (Abb. 1, unten). Es gab auch einige »hoffnungslose Fälle«, die immer noch glaubten, die meisten Frauen mit positiven Testergebnissen hätten Krebs (linke Seite). Doch selbst sie hätten es am Ende verstehen können, wenn wir mehr Zeit gehabt hätten.

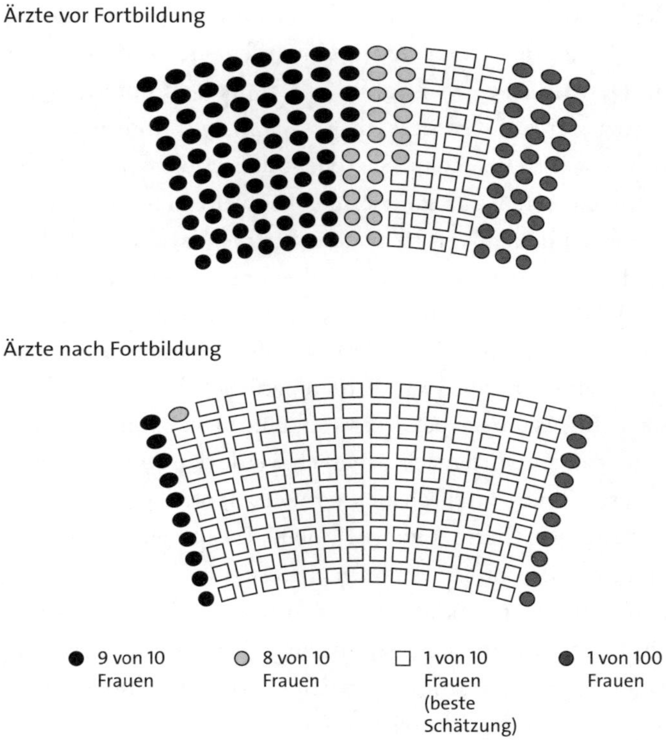

Abb. 1 Die meisten Gynäkologen verstehen nicht, was ein positives Mammogramm bedeutet. Oben: Zu Beginn einer Fortbildungsveranstaltung für Ärzte fragte ich 160 Gynäkologen, was sie einer 50-jährigen Frau mit einem positiven Screening-Mammogramm über die Wahrscheinlichkeit einer Brustkrebserkrankung sagen würden. Fast die Hälfte (47 Prozent) glaubte, von 10 Frauen mit positivem Mammogramm hätten 9 Krebs, 13 Prozent hielten 8 von 10, 21 Prozent 1 von 10 und 19 Prozent 1 von 100 für richtig! Würden die Patienten wissen, wie weit die Meinungen auseinandergehen, wären sie zu Recht beunruhigt.
Unten: Nachdem die Ärzte bei einer 75-minütigen Fortbildungsveranstaltung gelernt hatten, in natürlichen Häufigkeiten zu denken, kamen 87 Prozent von alleine auf die richtige Antwort: 1 von 10. Das heißt, nur eine von je zehn Frauen mit einem positiven Testergebnis beim Screening hat tatsächlich Brustkrebs; bei den anderen ist es falscher Alarm.

Ärzte denken oft, dass alle anderen solche Dinge verstehen, während sie selbst zu den wenigen mit einem fehlenden Mathe-Gen gehören. Deshalb ist es wichtig, sie in Gruppen zu unterrichten, um ihnen zu zeigen, dass sie kein Einzelfall sind und sich nicht mehr zu verstecken brauchen. Sie sehen, dass es oft eine einfache Lösung für ein scheinbar schwieriges Problem gibt. Außerdem lernen sie, auch andere verwirrende Statistiken, wie relative Risiken, zu durchschauen. Manch ein Teilnehmer verließ die Sitzung mit gestärktem Selbstbewusstsein. Nach meinem ersten Fortbildungsvortrag sprach mich ein Vertreter der Industrie an: »Sehr hilfreich«, meinte er, »aber wir werden natürlich weiterhin relative Risiken für Werbezwecke verwenden.« »Ich kann Sie nicht daran hindern«, antwortete ich, »aber ich werde den Ärzten zeigen, wie sie diesen Trick durchschauen können. Trotzdem – ich habe Hochachtung vor Ihrem Unternehmen, dass es einen Kurs in Risikokommunikation für Ärzte finanziert.«

Obwohl die Ärzte erklärten, in den Sitzungen über Risikokommunikation am meisten gelernt zu haben, wurde der Kurs nach zwei Jahren abgesetzt. Die ärztliche Fortbildung ist zu wichtig, um sie der Pharmaindustrie zu überlassen.

Furcht

Insgesamt habe ich rund tausend Ärzte im Rahmen ihrer Fortbildung unterrichtet. Nach meiner Schätzung verstehen etwa 80 Prozent von ihnen sogar auf ihrem eigenen Fachgebiet nicht, was ein positiver Test bedeutet. Sie sind weder in der Lage, ihre Patienten angemessen zu unterrichten, noch können sie selbst die Testergebnisse richtig interpretieren.

Vor einigen Jahren hielt ich den Abendvortrag auf der Jahrestagung einer großen medizinischen Gesellschaft. Anschließend fand ein Dinner mit den Präsidenten und Vertretern verschiedener

Gesundheitsverbände statt. Neben mir saß eine Frau, die ich sehr bewundere. Sie war Präsidentin einer medizinischen Gesellschaft und hatte mit Erfolg hoch qualifizierte Frauen gegen den Widerstand ihrer männlichen Kollegen in führende Positionen gebracht. Eine mutige Frau. Nachdem sie mir Geschichten über männlichen Chauvinismus erzählt hatte, sagte sie:

»Darf ich Sie etwas zu Ihrem Vortrag fragen?«

»Ich bitte darum.«

»Sie erwähnten, dass von zehn Frauen, die in einem Mammografie-Screening positiv getestet werden, nur eine wirklich Krebs hat. Stimmt das?«

»Das können Sie in medizinischen Zeitschriften nachlesen.« Ich war erstaunt, dass sie es nie getan hatte.

»Wissen Sie«, fuhr sie fort, *»Ich habe eine schwedische Ärztin in meiner Gruppe, die das Gleiche gesagt hat wie Sie, aber ich habe ihr nicht geglaubt.«*

»Warum haben Sie es nicht überprüft?«

»Das kann ich nicht erklären«, antwortete sie. *»Ich denke, ich habe einfach an die Technik geglaubt.«* Und dann, leiser fortfahrend: *»Ich selbst hatte vor vielen Jahren ein positives Mammogramm. Ich war entsetzt und verzweifelt. Ich dachte, ich würde sterben. Dann ergab die Biopsie, dass es kein Krebs war, sondern nur ein falscher Alarm. Doch nach diesem Schreck habe ich vor jedem Mammogramm große Angst. Es ist ein Kreislauf von Furcht vor dem Schlimmsten und Erleichterung nach dem Ergebnis, und jedes Jahr das Gleiche.«*

Mangelndes Verstehen von Risiken hat das Gefühlsleben dieser Frau vergiftet. Gesunde Frauen im Alter zwischen 50 und 70, die regelmäßig am Mammografie-Screening teilnehmen, können damit rechnen, dass sie irgendwann von einem falschen Alarm betroffen sind, genauso wie Passagiere, die regelmäßig an Flughäfen untersucht werden. Ungefähr eine von drei Frauen wird irgendwann das Opfer eines falschen positiven Ergebnisses. Jemand muss ihnen sagen, dass ein verdächtiges Ergebnis wahrscheinlich bedeutet, dass mit dem Test – und nicht mit ihrem Körper – etwas nicht in Ordnung ist. Viele Frauen reagieren wie die Präsidentin, und Millionen machen diesen Angstzyklus durch. Tatsächlich leiden manche Frauen noch Monate nach einem falschen Alarm unter Angst, Niedergeschlagenheit, Schlafproblemen und negativen Auswirkungen auf die Sexualität.

Testergebnis	Krankheit	
	Ja	Nein
Positiv	(a) Sensitivität	(b) Falsch-positive-Rate
Negativ	(c) Falsch-negative Rate	(d) Spezifität

Abb. 2 Ein Test kann vier Ergebnisse haben: 1. Das Ergebnis ist positiv, und der Patient hat die Krankheit. 2. Der Test ist positiv, aber der Patient hat die Krankheit nicht. 3. Der Test ist negativ, aber der Patient hat die Krankheit. 4. Der Test ist negativ, und der Patient hat die Krankheit nicht. Die Raten, in denen diese vier Konstellationen vorkommen, heißen (a) Sensitivität (oder Richtig-positiv-Rate), (b) Falsch-positiv-Rate, (c) Falsch-negativ-Rate und (d) Spezifität (Richtig-negativ-Rate). Die beiden Fehler, die bei jedem Test auftreten können, sind schattiert.

Patienten nehmen an, dass ihre Ärzte die medizinische Evidenz kennen. Und einige glückliche Patienten haben recht. Doch Gynäkologen sind nicht die einzigen Fachärzte, die Testergebnisse häufig missverstehen. Ähnliche Unkenntnis wurde in den USA,

Europa und Australien auf anderen Fachgebieten gefunden. Ärzte sind sich oft nicht bewusst – oder geben nicht zu –, dass sie Gesundheitsstatistiken nicht verstehen. In einer australischen Studie an 50 Ärzten gaben nur 13 an, sie könnten erklären, was der »positive Vorhersagewert« sei (die Wahrscheinlichkeit einer Erkrankung bei einem positiven Test). Und als sie aufgefordert wurden, es zu tun, gelang es nur einem.

Jeder kann Testergebnisse verstehen

Wie natürliche Häufigkeiten das Verständnis erleichtern

Wie wir gesehen haben, können wir mittels natürlicher Häufigkeiten besser verstehen, was ein positiver HIV-Test bedeutet und was die beste Wahl beim Monty-Hall-Problem ist. Wie ist das möglich? Werfen wir einen etwas genaueren Blick auf die beiden Methoden der Risikokommunikation über das Brustkrebs-Screening, die ich den Ärzten bei der Fortbildung vermittelte. Die erste, die viele Leute verwirrt, verwendet bedingte Wahrscheinlichkeiten. Erklärungen bedingter Wahrscheinlichkeiten wie etwa Sensitivität und Falsch-positiv-Rate (Falschalarmrate) sind in Abbildung 2 dargestellt. Beispielsweise ist Sensitivität die Wahrscheinlichkeit, ein positives Testergebnis bei Erkrankung der Person zu erhalten: p (positiver Test | Krankheit). Eine solche Wahrscheinlichkeit heißt »bedingt«, weil sie nicht die einfache Wahrscheinlichkeit von A ist, sondern die Wahrscheinlichkeit von A, wenn B eingetreten ist. Um mit bedingten Wahrscheinlichkeiten zu denken, müssen wir komplizierte Berechnungen anstellen (wie das missmutige Gesicht auf der linken Seite der Abb. 3 zeigt). Die Formel heißt Bayes-Regel und wurde nach dem englischen Pastor Thomas Bayes (ca. 1702–1761) benannt, dem diese Entdeckung zugeschrieben wird.

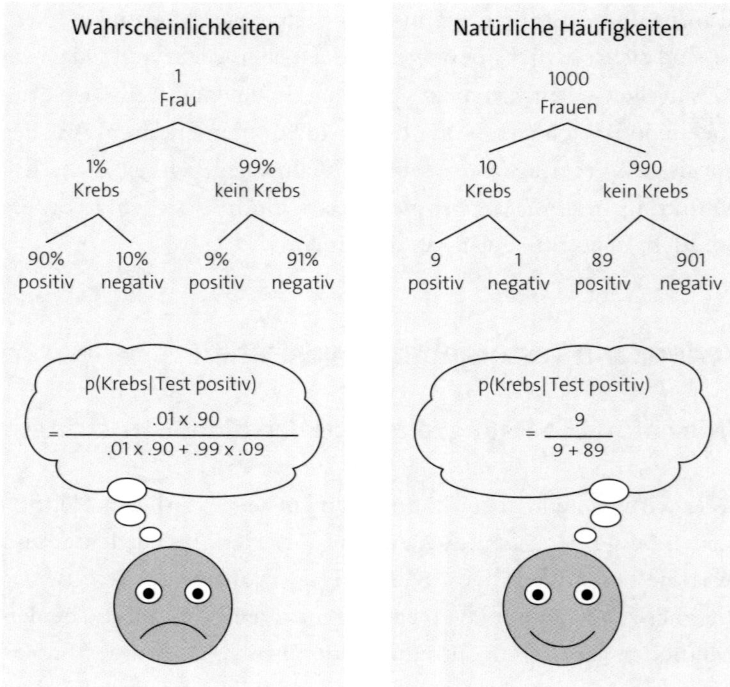

Abb. 3 Wie groß ist die Wahrscheinlichkeit, dass eine Frau Brustkrebs hat, wenn sie ein positives Ergebnis beim Mammografie-Screening hat? Wird die Information in Wahrscheinlichkeiten angegeben, sind die meisten Ärzte und Patienten verwirrt (trauriges Gesicht); wenn sie in natürlichen Häufigkeiten dargestellt wird, erkennen die meisten die richtige Antwort (fröhliches Gesicht). Nur 9 von 98 Frauen, die positiv getestet werden, haben tatsächlich Brustkrebs, was ungefähr 1 von 10 entspricht.

Die vier Zahlen am Fuß des rechten Baums sind die natürlichen Häufigkeiten, die vier Zahlen am Fuß des linken Baums die bedingten Wahrscheinlichkeiten (vgl. Abb. 2).

Wie gesehen, ist es einfacher, die gleiche Information durch natürliche Häufigkeiten zu vermitteln. Um ein Problem in Form von natürlichen Häufigkeiten darzustellen, beginnen Sie mit einer Anzahl Menschen (hier: 1.000 Frauen), die unterteilt werden in solche mit und solche ohne ein Merkmal (hier: Brustkrebs); diese werden erneut nach Erhalt der diagnostischen Information (hier: Testergebnis) jeweils in zwei Gruppen zerlegt. Die vier Zahlen zu Füßen des rechten Baums sind die vier natürlichen Häufigkeiten, die vier Zahlen zu Füßen des linken Baums bedingte Wahrscheinlichkeiten (Abb. 3). Im Gegensatz zu bedingten Wahrscheinlichkeiten (oder relativen Häufigkeiten) addieren sich natürliche Häufigkeiten immer zur Zahl an der Spitze des Baums. Das Geheimnis liegt darin, dass sie die Berechnung für Sie vereinfachen (wie das lächelnde Gesicht auf der rechten Seite der Abbildung 3 zeigt).

Werkzeuge zum Denken

Viele Jahre lang vertraten Psychologen die Ansicht, die Menschen würden aufgrund ihrer begrenzten kognitiven Fähigkeiten sogenannte Bayes-Probleme, wie die Wahrscheinlichkeit einer Krankheit bei einem positiven Testergebnis, nicht verstehen können. Diese angebliche Unfähigkeit dient zur Rechtfertigung einer paternalistischen Politik: Am besten schließt man die Menschen von wichtigen Entscheidungen über Risiken aus – seien sie medizinischer, seien sie politischer Natur. Wir brauchen jedoch nicht mehr Paternalismus, sondern wir müssen den Menschen Werkzeuge zum Denken geben.

Mitte der 90er-Jahre wiesen der Psychologe Ulrich Hoffrage und ich zum ersten Mal nach, dass das Problem nicht einfach in der mangelnden Denkfähigkeit der Menschen begründet liegt, sondern darin, wie die Information mitgeteilt wird. Wenn dieselben Probleme in natürlichen Häufigkeiten dargestellt werden, verstehen die Menschen sie leichter. Seither haben meine Kollegen und ich Ärzten, Richtern und Patienten diese einfache Methode vermittelt. In mehreren Ländern haben nun Schulen Häufigkeitsbäume in ihre Lehrbücher aufgenommen, um den Kindern eine Vorstellung davon zu vermitteln, wie man über Risiken nachdenkt. Manche Kinder lernen im Unterricht das konkrete Hantieren mit natürlichen Häufigkeiten in Gestalt von bunten Würfeln. Heute empfehlen sogar große medizinische Organisationen wie die *Cochrane Collaboration*, die *International Patient Decision Aid Standards Collaboration* und die britische Gesundheitsbehörde *Medicine and Healthcare Products Regulatory Agency* die Verwendung von natürlichen Häufigkeiten.

Es wäre weitaus hilfreicher, würde sich jeder an diese Empfehlung halten, statt andere Leute zu behandeln, als wäre ihnen Risikokompetenz angeboren. Dann müssten nicht mehr so viele Menschen unter grundlosen Ängsten wegen falscher medizinischer Testergebnisse leiden und hätten bessere Voraussetzungen, informierte Entscheidungen zu treffen.

Pränatal-Screening

Stellen Sie sich vor, Sie sind 35 Jahre alt und schwanger. In vielen Ländern empfehlen Ärzte allen Frauen, die 35 und älter sind, am Screening auf Downsyndrom teilzunehmen. Das Downsyndrom – oder Trisomie 21 – ist die häufigste angeborene Chromosomenaberration, die klinisch relevant ist. Kinder mit diesem Syndrom haben 47 statt der üblichen 46 Chromosomen, was zu einer gewissen Beeinträchtigung der geistigen Fähigkeiten und des Körperwachstums führt und die Gesichtsmerkmale charakteristisch verändert. Bei Frauen über 35 wird die Freude über die Schwangerschaft durch die Angst vor diesem oder anderen Geburtsfehlern gedämpft. Tatsächlich aber steigt das Risiko, ein Kind mit Downsyndrom zu gebären, mit dem 35. Lebensjahr der Mutter nicht plötzlich sprunghaft an, sondern nimmt mit deren Alter stetig zu. Deshalb ist diese Altersgrenze klinisch wenig sinnvoll. Vielmehr müssen wir fragen, wie groß die Gefahr bei jeder Altersstufe ist. Bei 30-Jährigen beträgt das Risiko, ein Kind mit Downsyndrom zur Welt zu bringen, rund 1 von 1.000, wobei es von Land zu Land etwas schwankt. Ist die Mutter 35, steigt es auf ungefähr 3 von 1.000, und bei 40-Jährigen auf etwa 10 von 1.000.

Für viele Schwangere ist das Pränatal-Screening eine extrem belastende Situation. Zwei Tests werden angeboten, ein Ersttrimester-Bluttest als Screening sowie – falls das Ergebnis positiv ist – ein zweiter, invasiver Test wie die Fruchtwasseruntersuchung oder die Chorionzottenbiopsie (CVS). Zum Ersttrimestertest gehören eine Ultraschalluntersuchung, durch die bei Föten mit Downsyndrom eine verdickte Nackenfalte festgestellt werden kann, sowie Tests auf Serummarker. Er lässt sich zwischen der 11. und 14. Woche durchführen. Wenn der Test positiv ausfällt, müssen die Betroffenen entscheiden, ob sie sich einem invasiven Test wie einer Fruchtwasseruntersuchung unterziehen, die bei etwa einer von 200 Frauen zu einer Fehlgeburt führt. Für eine Frau Ende dreißig entspricht dieses Risiko in etwa der Gefahr, ein Kind mit Downsyndrom zu bekommen.

Daher ist es außerordentlich wichtig, dass die betroffenen Frauen verstehen, was ein positiver Ersttrimestertest bedeutet. Laut einer britischen Studie glaubten einige Schwangere und Gynäkologen, bei einer solchen Diagnose sei das Downsyndrom absolut oder fast sicher. Abermals ist die Illusion der Gewissheit mit einer medizinischen Technologie verknüpft. Doch kein Test ist absolut gewiss. Jeder ist fehleranfällig. Erstens liegt die Sensitivität (Testempfindlichkeit) eines Ersttrimester-Screenings bei ungefähr 90 Prozent. Mit anderen Worten: Der Test erkennt 90 Prozent der Kinder mit Downsyndrom und übersieht die restlichen. Zweitens, die Falsch-positiv-Rate beträgt rund 5 Prozent, das heißt, der Test ermittelt 95 Prozent der Kinder ohne Downsyndrom und täuscht sich bei den verbleibenden 5 Prozent. Damit können wir erkennen, was ein positiver Test für eine 40-jährige Frau bedeutet:

- Ungefähr 1% der Kinder haben das Downsyndrom.
- Wenn das Kind das Downsyndrom hat, besteht eine 90-prozentige Wahrscheinlichkeit, dass das Testergebnis positiv ist.
- Wenn das Kind nicht betroffen ist, besteht trotzdem noch eine 5-prozentige Wahrscheinlichkeit, dass das Testergebnis positiv ist.

Eine Schwangere wurde getestet, und das Ergebnis ist positiv. Wie groß ist die Wahrscheinlichkeit, dass das Kind tatsächlich das Downsyndrom hat?
________ %

In einer britischen Studie erhielten 21 Gynäkologen diese Informationen und wurden gefragt, wie die Antwort laute. Nur einer kam auf die richtige Lösung. Die meisten dachten, die Wahrscheinlichkeit sei sehr hoch – 90 bis 100 Prozent – oder sehr niedrig, nahe null. In derselben Studie wurden Hebammen, Schwangeren und ihren Partnern diese Informationen genannt. Keine der Hebammen, nur eine von 22 Frauen und drei der Begleiter konnten bestimmen, wie groß die Wahrscheinlichkeit für ein Kind mit Downsyndrom ist.

Abermals wird das Problem einfacher, wenn wir die verwirrenden Wahrscheinlichkeiten durch natürliche Häufigkeiten ersetzen:

- Rund 10 von 1.000 Kindern haben das Downsyndrom.
- Von diesen 10 Kindern mit Downsyndrom werden 9 ein positives Testergebnis bekommen.
- Von den verbleibenden 990 nicht betroffenen Kindern werden etwa 50 trotzdem ein positives Ergebnis haben.

Wie viele schwangere Frauen mit einem positiven Ergebnis haben tatsächlich ein Kind mit Downsyndrom?

_____ von _____

Bei natürlichen Häufigkeiten lässt sich die Antwort leichter finden. Bei jeweils 1.000 Frauen im Alter von 40 Jahren erwarten wir, dass 59 Kinder (9 + 50) ein positives Testergebnis haben und dass nur neun von ihnen tatsächlich das Downsyndrom aufweisen. Bei den anderen fünfzig Kindern handelt es sich um falschen Alarm (Abbildung 4). Mit anderen Worten: Nur eine von sechs oder sieben Frauen mit einem positiven Ergebnis hat tatsächlich ein Kind mit Downsyndrom. Die Wahrscheinlichkeit entspricht also einer Sechs beim Würfeln. Selbst wenn der Test positiv ist, hat das Kind höchstwahrscheinlich kein Downsyndrom.

Als die 21 britischen Gynäkologen dieselben Informationen in Form von natürlichen Häufigkeiten bekamen, verstanden 13 (vorher war es nur einer), was das Testergebnis bedeutete. Ein bisschen Abrunden könnte denen helfen, die jetzt noch Schwierigkeiten haben. Aus Gründen der Einfachheit nehmen wir 100 Schwangere (statt 1.000). Wir erwarten, dass eine ein Kind mit Downsyndrom hat, das wahrscheinlich positiv getestet wird. Bei den verbleibenden 99 Frauen ist davon auszugehen, dass fünf weitere ein positives Ergebnis bekommen. Also kann man erwarten, dass nur eine von sechs Frauen mit positivem Test ein Kind mit Downsyndrom hat.

Je jünger die Schwangere ist, desto geringer das Risiko. Wenn sie 35 statt 40 Jahre alt ist, beträgt die Wahrscheinlichkeit, dass ihr Kind nach einem positiven Test ein Downsyndrom hat, nur etwa 1 von 20. Das heißt, das Kind ist höchstwahrscheinlich nicht betroffen. Der Baum verdeutlicht weiterhin, dass auch ein negatives Testergebnis nicht gewiss ist; von zehn Fällen des Downsyndroms wird ungefähr einer übersehen.

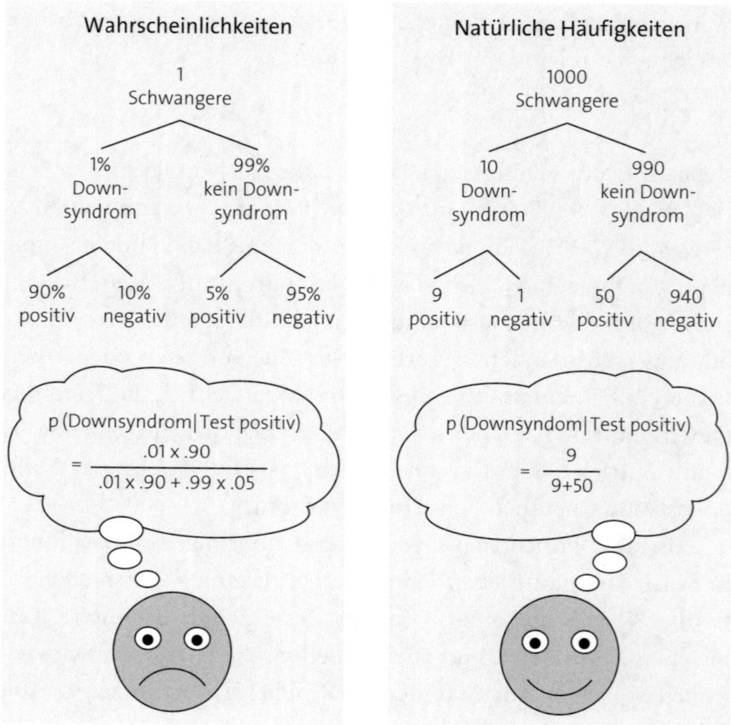

Abb. 4 Wie groß ist die Wahrscheinlichkeit, dass eine 40-jährige Schwangere ein Kind mit Downsyndrom hat, wenn sie im Ersttrimestertest positiv getestet wird? Werden die Informationen in Form von Wahrscheinlichkeiten dargeboten, sind die meisten Ärzte und Patienten verwirrt (trauriges Gesicht); werden sie als natürliche Häufigkeiten präsentiert, erkennen die meisten die richtige Antwort (fröhliches Gesicht). Nur 9 von 59 Frauen mit einem positiven Testergebnis haben tatsächlich ein Kind mit Downsyndrom, was ungefähr 1 von 6 oder 7 entspricht. Bedingte Wahrscheinlichkeiten tragen eher zur Verwirrung bei, während natürliche Häufigkeiten das Verständnis fördern.

Indem natürliche Häufigkeiten die Zahlen transparenter machen, tragen sie zu einer informierten Entscheidung bei. Es gibt gute Gründe, sich dem Test nicht zu unterziehen: wenn eine Frau jung ist, wenn sie das Risiko einer Fehlgeburt nicht eingehen will oder wenn sie ein Kind mit Downsyndrom nicht abtreiben will. Wenn sie sich für das Pränatal-Screening entscheidet, muss sie wissen, was ein Testergebnis bedeutet.

Gentechnologie erfordert risikokompetente Eltern und Ärzte

Zukünftige Fortschritte beim Neugeborenen-Screening auf genetisch bedingte biochemische Störungen können zu einem enormen Zuwachs an richtigen Diagnosen, aber auch zu noch mehr falschen Alarmen führen. Beispielsweise werden beim Screening von Neugeborenen auf Stoffwechselstörungen für jedes ermittelte richtig-positive Ergebnis acht falsch-positive berichtet. Wenige Eltern wissen, dass genetische Screening-Tests nicht sicher sind. Eltern, die es nicht wissen und sich auf das Screening einlassen wie auf einen beunruhigenden Übergangsritus, müssen am Ende möglicherweise feststellen, dass sie der emotionalen Beziehung zu ihrem Kind geschadet haben.

Gestörte Eltern-Kind-Beziehungen

In einer Studie in Boston wurden Eltern von Kindern, bei denen es bei einer von zwanzig biochemischen Störungen zu einem falschen Alarm kam, mit Eltern von Kindern mit normalen Ergebnissen beim Neugeborenen-Screening verglichen. Die Mütter von Falschalarm-Kindern berichteten von mehr Sorgen um die Zukunft ihrer Kinder, beurteilten sich selbst als weniger gesund und gaben häufig an, ihr Kind brauche zusätzliche elterliche Zuwendung. Und das war nicht alles.

Ein falscher Alarm bedeutete, dass nach der anfänglichen Belastung durch die negative Nachricht dem Kind nach einem erneuten Screening eine einwandfreie Gesundheit attestiert wurde. Trotzdem berichteten die Mütter von falsch-positiven Kindern häufiger, ein schwieriges Kind und eine gestörte Beziehung zu ihm zu haben. Auch Väter schilderten solche negativen Gefühle, allerdings von geringerer Intensität. Und die Hälfte aller Kinder, deren Eltern nach dem Screening ein falsch-positives Ergebnis mitgeteilt bekommen hatten, waren noch vier Jahre später in ihrem Verhalten gestört. Wenn Kinder spüren, dass ihre Eltern sie in irgendeiner Weise für beeinträchtigt halten, kann daraus eine sich selbst erfüllende Prophezeiung werden.

Wären Eltern besser über die Fehlerhäufigkeit solcher Tests informiert gewesen, so hätte sich ihre Belastung bis zum Wiederholungstest erheblich verringert. Mit anderen Worten: Risikointelligenz hätte das emotionale Erschrecken dämpfen können, das sich später nachteilig auf die Beziehung dieser Eltern zu ihrem Kind auswirkte. Doch den meisten Ärzten fehlte es an der nötigen Vorbildung, um Tests auf genetische Störungen überhaupt zu verstehen. Daher sind sie nicht in der Lage, die Eltern zutreffend zu informieren. In vielen Ländern steigt das Alter Erstgebärender und damit das Risiko, dass Kinder ein Downsyndrom haben. Während viel in die Pränataldiagnostik investiert wird, geschieht wenig oder gar nichts, um Ärzten und Patienten die Kompetenz zum Verständnis dieser Tests zu vermitteln.

Designerbabys

Ein Kind wird geboren. Mit einem Fersenstich entnimmt man ihm eine Blutprobe, die auf genetische Störungen untersucht wird. In Deutschland und in anderen Ländern ist dies ein Routineverfahren geworden, oft ohne dass die Eltern um Einwilligung gebeten oder darüber informiert werden, dass die DNA ihres Kindes vom Krankenhaus oder vom Staat gespeichert wird. Warum findet das Screening des Kindes nicht schon vor der Geburt statt? Dank der Fortschritte in der Gentechnik wäre es möglich, die Embryonen einfach anhand einer Blutprobe der Mutter auf Hunderte von genetischen Risikofaktoren wie Downsyndrom, Brustkrebs und Sichelzellenanämie zu untersuchen. Eltern, die sich mit nichts weniger als dem perfekten Kind zufriedengeben wollen, würden begeistert Gebrauch davon machen. Schon bieten Firmen einschlägige Dienstleistungen an – von der Präimplantationsdiagnostik bis hin zu verbraucherorientierten Gentests.

Die Gentechnik wird Auswirkungen auf unsere Gefühle und Werte haben. Einige Eltern sehen in der genetischen Optimierung eine großartige Möglichkeit und ein Grundrecht; bei anderen löst der Gedanke an Designerbabys moralisches Entsetzen aus. Eines ist sicher: Genetisches Screening wird zu mehr Abtreibungen führen. Wenn sich Eltern gegen genetisches Screening entscheiden, weil sie solche Informationen nicht wünschen und auch in Kauf nehmen, ein nicht ganz perfektes Kind zu haben, müssen sie unter Umständen mit der Kritik von Freunden, Angehörigen und sogar Fremden auf der Straße rechnen: Ihr hättet es herausfinden können, warum habt ihr es nicht verhindert? Und warum soll man nicht noch früher als bei der Pränataldiagnostik ansetzen und die DNA beider Eltern vor der Schwangerschaft testen lassen? Oder noch besser: Warum nicht schon beim ersten Rendezvous einen Test parat haben?

Die ethischen Turbulenzen, die sich aus dem genetischen Screening ergeben, haben viel Aufmerksamkeit auf sich gezogen. Weniger Beachtung findet der Umstand, dass die meisten Ärzte und Patienten die Ergebnisse dieser so faszinierenden wie kontroversen Technologie nicht verstehen werden. Wenn die meisten Ärzte schon die Wahrscheinlichkeit des Downsyndroms nach einem positiven Test missverstehen, was können wir dann erwarten, wenn sie die Ergebnisse Hunderter von Tests bewerten sollen? Wenn Ärzte sich im Sinne von zu viel Gewissheit irren, wie bei der Mammografie und den Ersttrimestertests, werden sie dazu neigen, beim Kind genetische Krankheiten zu »sehen«, die es gar nicht hat. Und wenn die Eltern nicht lernen, selbstständig zu denken und natürliche Häufigkeiten zu verwenden, werden sie womöglich vollkommen gesunde Kinder abtreiben.

Reimer Gronemeyer

Für eine neue Gastfreundschaft und wider das zerpflegte Alter

Die Zahlen sind beklemmend: Immer mehr Menschen werden in den nächsten Jahren und Jahrzehnten an Demenz erkranken, unser Gesundheitssystem steht vor ungeahnten Herausforderungen. Es ist Zeit, radikal umzudenken, sagt Reimer Gronemeyer. Der Theologe und Soziologe hat lange an der Universität Gießen geforscht und gelehrt und ist Vorstandsvorsitzender der Aktion Demenz e.V. Gronemeyers Impulse für eine neue Kultur der Nachbarschaftlichkeit und der Gastfreundschaft sind nicht nur für kranke Menschen im Alter und deren Familien wegweisend.

»Umschwenken setzt Umdenken voraus.«
Ivan Illich

Zwölf Folgerungen

1. Das Thema »Demenz« ist in der deutschen Öffentlichkeit angekommen. Es wird zunehmend diskutiert, es wird in den Medien wahrgenommen, und es hat seinen Platz im Alltagswissen der Menschen gefunden. Die Frage »Was kann ich gegen die Demenz tun?« beschäftigt nicht nur Betroffene und

ihre Angehörigen, sondern viele älter werdende Menschen. Demenz wird so gegenwärtig zu einem bedeutenden Thema und zugleich zu einer zentralen kulturellen Herausforderung: Wird es gelingen, mit der Demenz in einer alternden Gesellschaft human, verantwortungsvoll und fürsorglich umzugehen?

2. Es liegt nahe, die Demenz als eine Art »inneren Feind« zu verstehen, der die Angehörigen und Pflegenden bedroht, der die einschlägigen Institutionen und die Gesundheitsbudgets überlastet. Die Demenz wird dann als ein Eindringling begriffen, den es zu bekämpfen gilt – medizinisch, pflegerisch, sozial. Die Demenz wird – kurz gesagt – als der Feind des alternden Menschen gesehen, gegen den man etwas tun muss. Die Betroffenen werden dann vor allem als zu versorgende Objekte aufgefasst und geraten zugleich in die Gefahr, als Kostenfaktoren in den Blick zu kommen. Optimierung der Versorgung und Deckelung der Kosten werden dann fast notwendig zum primären gesundheitspolitischen Ziel. Im gleichen Zuge werden die Menschen mit Demenz zu passiven Adressaten degradiert, zur statistischen Größe objektiviert oder zu einer Teilpopulation gemacht, die unter dem unpräzisen Label »Demenz« zusammengefasst wird und Maßnahmen erfordert.
3. Im Gegensatz dazu gilt es, den Versuch zu wagen, die Menschen mit Demenz anders wahrzunehmen: Sie gehören als Bürgerinnen und Bürger zu uns, und es ist unsere Aufgabe, sie so gut wie möglich zu umsorgen, sie zu respektieren und sie, wenn möglich, zu Wort kommen zu lassen.
4. Die Demenz ist eine der vielen Arten, in denen das Altwerden seinen Ausdruck finden kann. Nicht die *Bekämpfung* der Demenz steht deshalb an oberster Stelle der Agenda, sondern die Bereitschaft, die Demenz als etwas zu begreifen, das zum Altwerden gehören kann. Sie wäre dann übrigens auch zu

verstehen als einer der möglichen Wege, in denen sich ein Mensch dem Lebensende nähert.

5. Die Kampf- und Kriegsmetaphern, die im Zusammenhang mit Demenz häufig gebraucht werden, versperren den Blick darauf, dass die Demenz ein Aspekt und damit ein Teil dieser Gesellschaft ist und dass es deshalb darum geht, die Menschen mit Demenz *gastfreundlich* aufzunehmen. Daraus folgt: Die Orte, an denen sich Menschen mit Demenz vorfinden, sollten vor allem Orte der Gastfreundlichkeit sein. In mancher Hinsicht werden Menschen mit Demenz heute behandelt, als wären sie Aussätzige, in Institutionen abgesondert, in überlasteten Familien isoliert. Wie könnte das aussehen, wenn wir sie an die Tische, an denen wir sitzen, zurückholen würden, um sie zu bewirten – im realen und im symbolischen Sinn?
6. Eine solche Betrachtungsweise erlaubt ein tieferes, reiferes Verständnis der Demenz.
   Es kann dann deutlich werden, dass die Demenz in bedrückender und erklärender Weise Züge unserer allgemeinen gesellschaftlichen Entwicklung zum Ausdruck bringt: Die Gesellschaft, in der wir leben, ist eine vergessliche, eine erinnerungslose. Sie hat – bildlich gesprochen – nur noch ein Kurzzeitgedächtnis. Die Menschen mit Demenz bringen eigentlich auf heimlich-unheimliche Weise die Korrespondenz zwischen individueller und allgemeiner Entwicklung zum Ausdruck, die in der gemeinsamen Vergesslichkeit besteht. Diese Parallele setzt sich darin fort, dass die gesellschaftliche Entwicklung einen Menschen hervorgebracht hat, der sich vor allem als »Single« – als radikales Individuum – versteht. Dazu kommt es in der Demenz dann endgültig, insoweit die Menschen mit Demenz in fortgeschrittenem Stadium soziale Beziehungen kappen. Sie leben bisweilen mehr in der Welt der Gestorbenen, die ihnen präsent sind, als in der Welt der Lebenden, die sie zum Beispiel nicht mehr als ihre Kinder er-

kennen. Und sind wir Lebenden nicht auch in Gefahr, in der Welt des Konsumismus, in der Welt der toten Dinge, ebenfalls mehr in der Welt der Gestorbenen zu leben, umgeben von Zombies und Untoten?

7. Viel wird im Zusammenhang mit Demenz von Prävention geredet. Bevor es dazu kommen kann, dass die Demenz und irgendwann vielleicht auch die Demenzkranken feindselig angeschaut werden, ist es wichtig, vor allem einer Weise der Prävention Gewicht zu verleihen: der Gastfreundlichkeit gegenüber den Menschen mit Demenz. Dazu brauchen wir nicht mehr und nicht weniger als einen Umbau der Gesellschaft. Wir brauchen Nachbarschaftlichkeit, Freundlichkeit, Wärme. Das wären die Wegmarken dieser neu zu erfindenden Gesellschaft, die ihre vorrangige Aufgabe nicht in der Diagnose der Demenz, sondern in der Umsorgung der Menschen mit Demenz sehen würde.
8. Da die sozialen Nöte der Menschen mit Demenz niemals allein und ausschließlich mit Geld zu bewältigen sein werden, brauchen wir eine nachbarschaftlich neu belebte Kommune. Kurzfristig und auf längere Sicht sollten also Freiwillige eine bedeutende Rolle spielen, die an die Seite der überlasteten Profis und Angehörigen treten und deren Bürde erleichtern. Dabei ist der »Freiwillige« nur ein Hilfsbegriff, der eigentlich auf die Notwendigkeit einer neuen »Freundschaftlichkeit« verweist.
9. Damit steigt die Bedeutung der Menschen mit Demenz für die Gesellschaft. Sie ermöglichen den Nichtbetroffenen, sich als gastfreundlich, helfend und sich kümmernd zu erleben. Sie weisen durch ihre schiere Existenz auf die Defizite einer zunehmend kalten, professionalisierten und vergeldlichten Lebenswelt hin. Sie werden – schon ob ihrer wachsenden Zahl – zum Auslöser einer Gesellschaftsreform, oder sie werden zur gefährdeten, weil belastenden Minderheit, die von einer de-

gradierten Pflege bedroht ist, die lebensverkürzende Maßnahmen dann irgendwann vielleicht nicht mehr ausschließt.

10. Die Zahl der Menschen, die mit einer Demenz leben, wächst und wird in unserer alternden Gesellschaft in einigen Jahren bei zwei Millionen liegen. Für die Betroffenen, für Angehörige, für das Gesundheitswesen, für ambulant oder stationär Pflegende wird daraus eine der großen sozialen, kulturellen und ökonomischen Aufgaben unserer Zeit erwachsen. Die Hoffnungen auf erfolgreiche medizinische Interventionen haben sich als weitgehend aussichtslos erwiesen. Es ist – nach Auskunft von spezialisierten Medizinern, Hirnforschern und Molekularbiologen – wenig wahrscheinlich, dass in absehbarer Zeit erfolgreiche Therapien entwickelt werden. Stattdessen wird durch Früherkennung die Zahl der Diagnostizierten systematisch ausgeweitet, obwohl die Therapiemöglichkeiten gegen null tendieren. Die Diagnostizierten müssen sich fortan als hoffnungslos Kranke verstehen. Für die Angehörigen beginnt damit eine Abwärtsspirale, die bisweilen Lebensmöglichkeiten für Betroffene und ihre Angehörigen verschütten dürfte.
11. Mit Sorge muss man sehen, dass die Menschen mit Demenz auch verstärkt als Markt in den Blick rücken, der für die Wissenschaft, die Pharmakologie, die Medizin und die Gesundheitsindustrie interessant ist und zu manchen unsinnigen Entwicklungen führt (Heilungs-, Therapie- und Versorgungsangebote mit manchmal zweifelhaftem Wert). Dazu muss es erlaubt sein, auch solche Fragen zu stellen: Wie viel Demenz verdankt sich dem Medikamentenmissbrauch? Welche Nebenwirkungen verstärken Demenz? Wer verdient wie viel an der Demenz? Paradoxerweise wissen wir medizinisch immer mehr, wissen vor allem immer genauer, dass nichts zu machen ist. Trotzdem fließen gewaltige Summen in diese Forschung, während wir über die soziale Lebenswelt von Menschen und

ihren Angehörigen fast nichts wissen. Wie viel Demenz ist zu begreifen als eine Art gerontologisches Burn-out? Sind Menschen mit Demenz erschöpfte Verbraucher? Tun sie radikalisiert das, was die Gesellschaft unablässig verlangt: zu vergessen, was gestern war? Und warum sind solche Fragen aus der öffentlichen und wissenschaftlichen Debatte eigentlich ausgeschlossen?

12. Seit den 1980er-Jahren wird der Begriff »Demenz« zum Deckel, der auf sehr unterschiedliche Phänomene gesetzt wird, die ihre medizinische Klassifizierung erfahren haben. Der Begriff Demenz selbst – »ohne Verstand« – ist schon Ausdruck einer Fehlentwicklung. Er erlaubt die Medikalisierung eines Phänomens, das eigentlich zumindest *auch* ein soziales ist. Solange wir das Thema Demenz nur als eine Aufgabe der Bewältigung verstehen (»Wie werden wir fertig mit der Demenz?«) und nicht nach den sozialen und gesellschaftlichen Zusammenhängen fragen, in denen sich Demenz ereignet, wird die Versuchung groß sein, Horrorszenarien zu malen, statt nach neuen kommunalen und nachbarschaftlichen Lebensformen zu suchen, die (demenz)freundlich sind.

Ein Ausweg aus dem Demenzdilemma muss künftig eher in der Konstruktion einer gastfreundlichen Lebenswelt als in der Perfektionierung spezialisierter Versorgung gesucht werden.

Barbara Prainsack

Personalisierte Medizin: die neue Rolle der Patienten

Personalisierte Medizin ist ein Schlagwort, mit dem sich viele Hoffnungen verbinden. Aber was ist wirklich dran an den Versprechungen einer maßgeschneiderten individuellen Diagnostik und Therapie? Und was passiert mit all den Daten, all dem genetischen Wissen, das dabei gesammelt wird – und das jeder Einzelne inzwischen auch auf eigene Faust über sich sammeln kann? Barbara Prainsack, Professorin am Department of Social Science, Health and Medicine am Londoner King's College, eröffnet in ihrem Beitrag zur Jahrestagung des Deutschen Ethikrates 2012 überraschende Perspektiven.

Im Spätherbst des Jahres 2007 machte eine Firma in den USA Schlagzeilen, die es Personen in aller Welt ermöglichte, einen Genomtest online zu bestellen. Jeder, der über eine Kreditkarte und einen Internetzugang verfügt, hat seither die Möglichkeit, ein »Spuck-Set« (*spit kit*) zu bestellen, das er mit Speichel füllen und an die Firma zurücksenden muss, um wenige Wochen später die Resultate ebenfalls online abrufen zu können. Nun kann der Kunde sein genetisches Risiko, irgendwann im Leben an einer von über hundert Krankheiten zu leiden, ablesen und erfahren, ob er wahrscheinlich Überträger einer Erbkrankheit ist, wie wahrscheinlich es auf der Basis seiner genetischen Information ist, dass er gut oder schlecht auf verschiedene Medikamente reagiert, und ob er wahrscheinlich blaue oder braune Augen oder gewelltes oder glattes Haar hat. Das Wort »wahrscheinlich« kommt hier nicht zufällig so häufig vor; die Firmen – wie zum Beispiel *23andMe* in Kalifornien oder *deCODEme* in Island – analysieren nämlich nur die genetische Information des Kunden, was die Aussagekraft der Risikokalkulationen erheblich einschränkt. Die meisten der getesteten Krankheiten sind nämlich multifaktoriell, was bedeutet, dass sie auf das Zusammenspiel einer Vielzahl an unterschiedlichen Faktoren zurückgehen und genetische Faktoren damit eine nur beschränkte Rolle spielen. Eine Person, welcher der Online-Genomtest ein erhöhtes Herzinfarktrisiko attestiert, kann trotzdem insgesamt – das heißt, wenn man alle anderen, zum Beispiel Lebensstilfaktoren, mit berücksichtigte – ein geringeres Krankheitsrisiko als die Durchschnittsbevölkerung haben. Eine wesentliche Besonderheit dieser Tests stellt auch die Tatsache dar, dass Menschen hier zum ersten Mal die Möglichkeit haben, auf medizinisch relevante genetische Tests direkt, das heißt ohne Involvierung klinischer Experten, zuzugreifen. Es ist insbesondere der letztgenannte Faktor, welcher für den Großteil der heftigen Reaktionen auf diese Tests verantwortlich war und ist. Skeptiker fürchteten, dass Menschen ohne Hilfe medizinischer Experten die Testresultate falsch verstehen könnten, was wiederum zu unbegründeter Sorge oder ebenso unbegründeter Erleichterung führen könne (so wurde etwa befürchtet, dass starke Raucher beschließen könnten, dass Rauchen für sie nicht gefährlich sei, weil sie laut Genomtest ein geringeres Lungenkrebsrisiko als die Durchschnittsbevölkerung haben). Diese Befürchtungen haben sich bisher nicht bewahrheitet; wie wissenschaftliche Untersuchungen zeigen, scheinen die Testergebnisse weder erhöhte Angst noch positive Veränderungen des Lebensstils auszulösen; und die Anzahl der Online-Genomtest-Kunden wächst weiter. Die Firma *23andMe* im Speziellen ist jedoch auch in anderer Hinsicht interessant: Sie belässt es nämlich nicht dabei, die Genome ihrer Kunden zu analysieren, sondern ruft diese per E-Mail auch regelmäßig dazu auf, Online-Fragebögen zu Lebensstil, Medikamentenkonsum, in der Familie vorkommenden Krankheiten und anderen relevanten Themen auszufüllen. Diese Daten werden dann zusammen mit der genetischen Information der Testperson aggregiert und analysiert, um genetische »Marker« für bestimmte Krankheiten oder Merkmale zu finden. Im Sommer 2011 publizierte die Firma in der Fachzeitschrift *PLoS ONE* einen Artikel, in dem über die erfolgreiche Replikation von 180 Phänotypen aufgrund dieser direkt von den Kunden generierten Information berichtet wurde. Dies bedeutet, dass die Firma Korrelationen zwischen Krankheiten beziehungsweise Symptomen einerseits und Genvarianten andererseits, über die das *National Human Genome Research Institute* in den USA auf der Basis genomweiter Assoziationsstudien berichtet hatte, erfolgreich replizierte. Nur griff *23andMe* im Unterschied zu vorangegangenen Studien nicht auf die Krankheits- bzw. Merkmalscharakterisierungen von Klinikern zurück, sondern auf Beschreibungen der betroffenen Personen selbst. In ihrem Artikel argumentierte *23andMe*, dass diese Form der Datengenerierung direkt durch Patienten (oder, wie hier der Fall, durch die Kunden der Firma) in vielen Fällen bessere, weil genauere, Daten liefere als jene, die von Klinikern aufgezeichnet werden. Wie Ethan Basch, ein Onkologe am *Memorial Sloan-Kettering Cancer Center* in New York, argumentierte, sind patientengenerierte Daten auch im Bereich der Pharmakovigilanz dringend vonnöten: Mithilfe klinisch gesammelter Daten sei es nämlich häufig sehr schwierig, funktionelle Veränderungen festzustellen und Nebenwirkungen früh zu erkennen.

Die Sammlung und Nutzung patientengenerierter Datensätze gehören auch zu den vielseitigen Aktivitäten der Plattform *PatientsLikeMe* (www.patientslikeme.com), die 2004 von James Heywood in den USA gegründet worden war. *PatientsLikeMe* wird manchmal als Facebook für Patienten bezeichnet, weil es Mitgliedern ermöglicht, Daten und Informationen auszutauschen, Gruppen zu bilden und andere Menschen zu finden, die an derselben Krankheit leiden oder über relevante Informationen verfügen (der Vergleich mit Facebook hinkt jedoch insofern, als *PatientsLikeMe* sich ausschließlich an Patienten und ihre Angehörigen richtet). *PatientsLikeMe* hilft Patienten dabei, klinische Versuche zu finden, die für sie geeignet sind, und informiert über Durchbrüche in der Forschung. Über einen solchen »Durchbruch« berichtete 2008 die Zeitschrift *PNAS*: Ein italienisches Forscherteam hatte anhand einer Studie mit 44 Patienten vermutet, dass die Einnahme von Lithium, einer Substanz, die unter anderem als Phasenprophylaktikum und zur Steigerung der Wirksamkeit von Antidepressiva verschrieben wird, die Progression der Amyotrophen Lateralsklerose (ALS) – eine degenerative Erkrankung des motorischen Nervensystems, die in der Regel in wenigen Jahren zum Tod führt – verlangsamen könnte. Ermutigt durch diese Nachricht begannen einige Hundert Mitglieder der Plattform *PatientsLikeMe*, die unter ALS litten, mit der Einnahme von Lithium. Mithilfe speziell entwickelter Software zeichneten sie relevante Parameter wie Dosis und Krankheitsverlauf genau auf. Die Resultate dieser selbst organisierten Studie wurden 2011 in der renommierten Zeitschrift *Nature Biotechnology* publiziert: Sie konnten die Vermutung, dass Lithium zur Verlangsamung des Krankheitsverlaufes von ALS beiträgt, leider nicht erhärten. Sowohl in einschlägigen internationalen Medien als auch Fachkreisen erregte die Tatsache, dass es sich hier um eine selbstorganisierte medizinische Studie handelte, große Aufmerksamkeit. Sollen solche »kollektiven Selbststudien« denn in Zukunft auch der vorherigen Genehmigung durch eine Ethikkommission bedürfen, wie es bei klinischen Studien der Fall ist? Wie kann man Patienten davor schützen, dass sie sich durch solche Selbstversuche selbst in Gefahr bringen?

Was die Brisanz dieser Fragen noch erhöht, ist die Tatsache, dass kollektive Selbststudien nicht auf Patienten beschränkt sind.

Die in den USA gegründete Initiative *Quantified Self* ist eine Dachorganisation für eine Vielzahl an Projekten und Gruppen in aller Welt, die es sich zum Ziel gesetzt haben, unterschiedliche Aspekte ihres Lebens zu quantifizieren und auszuwerten. Vom Mitführen eines elektronischen Schrittmessers, der seinem Träger darüber Auskunft gibt, wie viele Kilometer er in einer bestimmten Zeit zurückgelegt hat, über Trainingsapplikationen für Smartphones, die von der Pulsfrequenz über die zurückgelegte Route und die Geschwindigkeit alles aufzeichnen, reicht der Bogen bis hin zu Selbstversuchen, die Schlafmuster und Gedächtnisleistung quantifizieren. Die am Smartphone oder mithilfe anderer Instrumente gesammelten Daten können dann von der Versuchsperson selbst ausgewertet werden, um Muster und Regelmäßigkeiten zu erkennen (zum Beispiel die Frage, wann und wie lange ich am besten schlafe, um meine Leistungsfähigkeit und/oder mein Wohlbefinden langfristig zu optimieren). Manchmal werden die individuell gesammelten Datensätze auch mit Datensätzen anderer Gleichgesinnter aggregiert und großflächig nach Mustern untersucht. Auch die Website *Cure Together* (www.curetogether.com), die von der Direktorin von *Quantified Self* gegründet und 2012 von der Firma *23andMe* erworben wurde, dient genau diesem Ziel. Ähnlich wie bei *PatientsLikeMe* kann man sich hier kostenfrei registrieren lassen und Daten über Symptome und Therapieerfahrungen hochladen. Anders als bei *PatientsLikeMe* bleibt man bei *Cure Together* jedoch anonym; hier geht es nicht in erster Linie um Hilfe zur Selbsthilfe, sondern um eine möglichst genaue Beschreibung von Symptomen und Therapieerfahrungen möglichst vieler Teilnehmer, die dann ebenfalls aggregiert und auf erkennbare Muster hin durchsucht werden. Auf der Basis von Eingaben von über 4.500 Teilnehmern ergab sich zum Beispiel, dass das erfolgreichste Mittel gegen Migräne in dieser Gruppe kein Medikament, sondern die Vermeidung von visuellen und auditiven Reizen, das heißt das Ruhen in einem abgedunkelten und ruhigen

Raum, darstellte (Stand: 24. Juni 2012). Als Nutzer dieser Seite hat man zudem die Möglichkeit, zu sehen, welche Therapien bei Personen, die ähnliche demografische Parameter und Symptome haben wie man selbst, am besten wirken.

Nicht jeder betrachtet solche Initiativen als Teil einer willkommenen Entwicklung: Was passiert, wenn Menschen gar nicht mehr zum Arzt gehen, sondern sich gleich auf solchen Websites einloggen, ihre Symptome eingeben und dann den Rat der Masse befolgen? Das vielleicht eindrucksvollste Beispiel in dieser Hinsicht stellt der Fall des jungen Italieners Lorenzo Albanello dar, dem im Alter von Anfang 20 eine Blutgefäßfehlbildung im Gehirn diagnostiziert wurde. Albanellos Arzt schlug drei mögliche Interventionsformen vor, die jeweils unterschiedliche Risiken mit sich bringen. Anstatt sich damit zufriedenzugeben, eine zweite fachärztliche Meinung einzuholen und sich mit Freunden und Familienmitgliedern zu beratschlagen, weitete Albanello den Kreis seiner Ratgeber aus. Er stellte seine gesamte Krankengeschichte und sämtliche Unterlagen, wie etwa die dreidimensionalen Aufnahmen der betroffenen Hirnregion, ins Internet und richtete an alle Experten weltweit die Frage: Was raten Sie mir?

Nun darf in der Bewertung von Fällen wie dem des Lorenzo Albanello nicht vergessen werden, dass der aktive Patient beziehungsweise Familienangehörige, der selbst zum Experten für seine Krankheit (bzw. die Krankheit seines Angehörigen) wird, keine Erfindung des 21. Jahrhunderts und schon gar keine Nebenwirkung des Internets ist. Das Internet – und hier vor allem soziale Plattformen und Medien, die nicht nur in einer Richtung Informationen liefern, sondern einen interaktiven Datenaustausch und eine zwei- und mehrseitige Kommunikation ermöglichen – hat das Dasein und die Ausprägung solcher aktiven Patienten jedoch drastisch vereinfacht. Es kostet heute vergleichsweise wenig Zeit und selten Geld, einen potenziell unbeschränkten Personenkreis in einen Dialog zu einem relevanten Thema zu verwickeln.

Während es für einzelne Personen früher schwierig war, die Aufmerksamkeit eines relevanten Personenkreises zu gewinnen, sorgt heute eine Vielzahl an Plattformen dafür, dass die »richtigen« Leute einander finden können. Der Schmerzpatient, der sich über die besten Diagnose- und Therapiemöglichkeiten kundig machen will, ist davon nicht mehr als ein paar Mausklicks entfernt; wenn er dazu bereit ist, kann er auch gleich Informationen über die eigenen Symptome und Therapieerfahrungen hochladen und damit anderen bei ähnlichen Entscheidungen und potenziell sogar der Forschung behilflich sein. Vor dem Hintergrund des Imperativs der personalisierten Medizin, symptombasierte Krankheitsklassifizierungen durch Datensätze zu ersetzen, die Individuen und Krankheitsstadien auf molekularer Ebene beschreiben und durch Informationen zum Beispiel über Lebensstil ergänzen, stellt die Integration patientengenerierter Daten eine Notwendigkeit auf dem Weg zur personalisierten Medizin dar.

Nutzen oder Überforderung?

Was bedeutet diese Entwicklung für den Patienten? Die Realisierung der personalisierten Medizin wird häufig als Weg aus der gegenwärtigen Finanzierungskrise der Gesundheitsversorgung weltweit dargestellt, indem sie vor dem Hintergrund einer immer älter werdenden Bevölkerung und kostenintensiverer Behandlungsmethoden Möglichkeiten zur Kostenreduktion bietet. Wenn wir damit aufhören, allen Menschen mit derselben Diagnose die gleiche Therapie zukommen zu lassen, so lautet das Argument, und wenn wir stattdessen Diagnose und Therapie auf die individuelle Situation des Patienten abstimmen, so sparen wir nicht nur in der Therapie, sondern auch in der Behandlung iatrogener Probleme, das heißt jener Probleme, die durch die Behandlung erst auftauchen. Obwohl diese Argumentation in weiten Teilen plausibel ist, ist das Argument der Kostenreduktion mit Vorsicht zu betrachten; die Einführung der personalisierten Medizin in den klinischen Alltag wird zweifellos neben den Implementationskosten auch laufende Zusatzkosten verursachen (zum Beispiel für neue und aufwendige Diagnosemethoden). Zudem werden im Kontext der datenintensiven Medizin, in der großflächig sowohl auf klinisch und administrativ kurierte als auch auf patientengenerierte Daten zugegriffen wird, erhebliche Ressourcen für den Schutz dieser Daten aufgewendet werden müssen. In der Tat ist die Frage danach, unter welchen Bedingungen Datensätze, die außerhalb der Klinik generiert und später für klinische Entscheidungsfindung nutzbar gemacht werden, eines der großen ungelösten Probleme im Kontext der personalisierten Medizin. Wie können wir sicherstellen, dass diese Daten vor unautorisierten Zugriffen Dritter sicher sind, und wie können wir einer möglichen Diskriminierung vorbeugen? Wo endet die Nützlichkeit von Informationen über Krankheitsdispositionen, für die es keine Behandlungsoptionen gibt?

Andererseits ist zu erwarten, dass die Übertragung bestimmter Aufgaben, die bisher in der Klinik wahrgenommen wurden, auf Patienten beziehungsweise Bürger tatsächlich zu Spareffekten in bestimmten Bereichen führen wird. So könnten Patienten insbesondere im Bereich der Nachsorge und der Pharmakovigilanz technologieunterstützt ihre Therapie beziehungsweise Genesung überwachen, ohne damit die Qualität ihrer Gesundheitsversorgung zu verschlechtern (etwa indem die Überwachungssysteme zentral von Experten betreut werden). Ein positiver Nebeneffekt solcher Lösungen ist die Herausbildung selbstbestimmter und häufig gut über ihre medizinischen Bedürfnisse informierter Menschen.
Genau dieser Vorteil kann jedoch auch zum Problem werden: Dann nämlich, wenn die Möglichkeit größerer Kontrolle der eigenen Gesundheit beziehungsweise Krankheit zur Pflicht wird, diese auch auszuüben. Obwohl die weite Verbreitung von Tablet-Computern und Smartphones die Berührungsängste vieler (vor

allem auch älterer) Leute mit dem Internet reduziert hat, bleiben internetbasierte Hilfsmittel für bestimmte Bevölkerungsgruppen, wie etwa sehr alte und gebrechliche, demente oder obdachlose Menschen, nicht oder nur schwer zugänglich. Zudem wäre es ethisch sehr problematisch, den Zugang zu bestimmten Gesundheitsleistungen an die individuelle Bereitschaft zu knüpfen, systematisch Daten preiszugeben und/oder bestimmte Technologien zu nutzen. Auf dem Weg zur personalisierten Medizin, die notwendigerweise datenintensiv sein und auf der Mitwirkung von Patienten und Bürgern bei der Generierung, Analyse und Interpretation von Daten und Informationen beruhen wird, müssen wir frühzeitig Lösungen entwickeln, welche die Benachteiligung jener Menschen vermeiden, die die Kontrolle ihrer Datensätze und der Datennetzwerke, in die diese integriert werden, nicht wahrnehmen können oder wollen.

Dietrich Grönemeyer

Therapieren und Heilen

»Hightech und Herz schließen sich nicht aus, eine liebevolle Medizin ist keine Utopie«, das betont der Mediziner Dietrich Grönemeyer, der an der Universität Witten/Herdecke lehrt, immer wieder. Und geht gleichzeitig mit seiner eigenen Rolle als Arzt kritisch ins Gericht.

Ein Aspekt, der mir bei der chinesischen Medizin immer gefallen hat: Die Ärzte wurden dafür bezahlt, dass der Patient gesund blieb. Dazu waren im Sinne der Vorsorge regelmäßige wöchentliche und monatliche Arztbesuche notwendig, für die die Ärzte entlohnt wurden. Bei Erkrankungen erhielten sie kein Geld, eine Tradition, die auch in der ayurvedischen Medizin gepflegt wurde. Dieses Prinzip enthält eine so ganz andere Orientierung als unser jetziges Medizinsystem, in dem das Geld in die Krankheitsverwaltung und nicht in die Gesunderhaltung fließt. Und die persönliche Beziehung zwischen Arzt und Patient bekommt ein ganz anderes Gewicht: Hier haben wir den Arzt, der sich ständig um seinen Patienten bzw. Gesundheitskunden kümmert.

Wir Ärzte sind ja nicht immer vorbildlich, wenn es um das echte Gespräch zwischen Arzt und Patient, das Zuhören geht. Doch die ursprüngliche Tätigkeit des Arztes ist die Behandlung, das Therapieren.

Ausgehend vom griechischen Wort »therapeuein« trifft man auf eine Reihe von interessanten Bedeutungen: »Therapeuein« heißt ursprünglich »pflegen, behandeln, bedienen« und findet sich in Formulierungen wie: »Götter verehren, Eltern ehrfurchtsvoll behandeln, Kinder versorgen, Land bebauen«. Platon verwendet den Ausdruck »psychän therapeuein« – »sich um die eigene Seele kümmern«. »Therapeuein« bezieht sich also auf alles, worum man sich kümmert, sei es aus freien Stücken oder aus Pflichtbewusstsein. In der zweiten Hauptbedeutung bedeutet »Therapeia« medizinische Pflege und Behandlung.

Was ist mir daran wichtig? Ich glaube, wir sollten uns die Bedeutung des »Pflegens« wieder viel stärker bewusst machen: Pflege ist ein Teil der Therapie. Menschliche Nähe, die gegeben und gespürt wird, vermittelt Geborgenheit und damit etwas, aus dem man wieder Kraft schöpfen kann.

Nachdenklich macht mich die Bedeutung »bedienen«. Sollten wir die Rolle von uns Ärzten nicht auch unter diesem Blickwinkel neu überdenken? Ärzte sollten gerade nicht »Halbgötter in Weiß« sein, die in einem hierarchischen Verhältnis über ihren Patientinnen und Patienten stehen. Der Begriff »bedienen« impliziert vielmehr eine umgekehrte Situation. In unserer Beziehung zu Patienten sollten wir uns als Ärzte viel stärker um ein gleichberechtigtes, partnerschaftliches Verhältnis bemühen.

Ärzte dürfen nach meinem Verständnis auch keine Technokraten sein, die primär Maschinen bedienen bzw. selbst wie Maschinen funktionieren – in diese Richtung geht leider die politische Diskussion, und deshalb spricht man dann auch von einem »Mediziner« und nicht vom »Arzt«. Das Arztsein ist in meinem Verständnis viel mehr. Es beinhaltet, neben dem Therapieren- und Zuhörenkönnen, im Wesentlichen das ärztliche Gespräch, den Einsatz von hochwertiger Diagnostik und ein individuelles Therapieangebot nach den modernsten medizinischen Erkenntnissen, die menschliche Nähe, das »In-den-Arm-Nehmen« und, was meistens vergessen wird, die Seelsorge bei Leiden, Trauer und Tod. Heilenkönnen ist eine Kunst, und wer heilt, hat recht! Jeder Arzt hat unterschiedliche individuelle Fähigkeiten. Das wird leider oft vergessen.

Die hochtechnologischen Geräte und Instrumente sind fantastische Hilfsmittel in Diagnostik und Therapie und werden mehr denn je benötigt. Aber sie sind kein Selbstzweck. Im Mittelpunkt der Therapie stehen der Mensch, die Fürsorge für die Patienten. Eine liebevolle Medizin und Hightech schließen sich nicht aus: Denn letztlich kann der Therapeut durch seine Zuwendung zum Patienten auch in einer Hightech-Umgebung eine herzliche Situation schaffen. Es kommt auf die geistig-emotionale Haltung, die Empathie für das Leiden des anderen Menschen an: Und das gilt für jeden Arzt.

Karl-Heinz Leven

Der Eid des Hippokrates und die Folgen

Wissen Ärzte, was sie tun? Was ihre Aufgaben sind, ihre Pflichten, ihre Grenzen? Das steht doch alles schon im Eid des Hippokrates, meinen manche vielleicht. Aber so einfach ist es nicht, das zeigt der Blick in die Geschichte. Karl-Heinz Leven, Direktor des Instituts für Geschichte und Ethik der Medizin an der Universität Erlangen, beleuchtet die wechselvolle Geschichte eines Eides – und die zweifelhafte Kraft ethischer Selbstverpflichtungen. Es ist gleich eine dreifache Desillusionierung: Über den historischen Hippokrates ist wenig bekannt, den Eid hat er mit Sicherheit nicht geschrieben, und der Eid schützt in keiner Weise vor grausamen Menschenversuchen – das zeigen die Aussagen der Nazi-Ärzte im Nürnberger Kriegsverbrecherprozess. Hier sind Auszüge aus dem Buch von Karl-Heinz Leven.

Hippokratische Medizin

Hippokrates galt in der Antike als Stammvater der nach ihm benannten naturkundlichen Medizin. Untrennbar vermengen sich in seinem Bild Mythos und historische Person. Sein Ruhm knüpfte sich wesentlich an eine respektvolle, aber eher beiläufige Erwähnung bei Platon (428/27–349/48 v. Chr.). Er lokalisierte Hippokrates als Zeitgenossen des Sokrates (469–399 v. Chr.) auf der Insel Kos und setzte ihn im Rang den berühmten Bildhauern Phidias und Polyklet gleich; dieser koische, als »Asklepiade« bezeichnete Arzt Hippokrates unterrichtete gegen Bezahlung Schüler und berücksichtigte, so eine Anspielung bei Platon, in seiner Heilmethode stets die »Natur des Ganzen« (griech. *tou holou physis*). Schriften des Hippokrates erwähnte Platon hingegen nicht. Seine Einschätzung, dass es sich bei Hippokrates um einen höchst bedeutenden Arzt der später sog. »klassischen« Zeit gehandelt habe, wurde von Aristoteles (384–322 v. Chr.) ohne weitere Ausführungen als selbstverständlich vorausgesetzt. Diese Zeugnisse der hoch geschätzten Philosophen sollten entscheidende Bedeutung für den späteren Ruhm des Hippokrates haben.

Eine auf philologischen Untersuchungen basierende medizinhistorische Forschung hat im 20. Jahrhundert erwiesen, dass zwischen einem historischen Hippokrates, den Platon erwähnt, und dem idealisierten Hippokrates, der seit der Antike als Vater der Medizin gilt, unterschieden werden muss. So gibt es aus der Zeit des historischen Hippokrates keine Zeugnisse, dass dieser Arzt Schriften verfasst habe. Die Zuweisung medizinischer Schriften an Hippokrates ist nur durch Hypothesen zu erklären, durch Quellenzeugnisse nicht zu rekonstruieren. Vermutlich wurden in der Bibliothek bzw. dem Museion im hellenistischen Alexandria zur Zeit der ersten Könige der Ptolemäerdynastie (Ende 3. Jahrhundert v. Chr.) zahlreiche anonyme medizinische Fachtexte gesammelt, die gemeinsam unter den Autornamen jenes Arztes gestellt wurden, über den man zu dieser Zeit aus den Schriften Platons und Aristoteles' nur wusste, dass er der bedeutendste Vertreter seines Berufsstandes gewesen war. …

Tatsächlich ist keine einzige Schrift des *Corpus Hippocraticum* dem historischen Hippokrates zuzuweisen, wie der Philologe Ludwig Edelstein (1902–1965) im Jahr 1935 zeigen konnte. Die »hippokratische Frage« ist mithin nicht zu beantworten oder besser: Sie ist falsch gestellt. Gleichwohl ist die Hochschätzung des

Hippokrates, die in der abendländischen und orientalischen Medizingeschichte über Jahrhunderte wirksam war, selbst ein historisch bedeutsames Phänomen.

Der Ruhm des Hippokrates wirkte in der hellenistischen und römischen Antike und wurde von Galen aus Pergamon (129–ca. 210 n. Chr.) geradezu zum Programm erhoben … . Der hippokratische Arzt war vordringlich an der Prognose orientiert, um bei dem häufigen Misserfolg seiner Behandlung nicht in eine prekäre Lage zu geraten. Eine richtige Prognose, auch wenn sie ungünstig war, verschaffte dem Arzt Ansehen und »Ruhm« (griech. *doxa*). Therapeutisch waren die Möglichkeiten begrenzt. Die Zahl der hippokratischen Ärzte war stets klein; auf dem antiken »Heilermarkt« standen sie neben einer Vielzahl von »volksmedizinischen« Heilweisen und den religiösen Heilkulten.

Die hippokratische Medizin entwickelte eine reiche schriftliche Tradition; ihre halbmythische Gründergestalt Hippokrates war zugleich Idealbild und Autorität kommender Ärztegenerationen bis weit in die Neuzeit. In dieses Umfeld gehört auch der Hippokratische Eid, eine antike ärztliche Selbstverpflichtung mit enormer Wirkungsgeschichte.

Der Eid des Hippokrates

1. *Ich schwöre bei Apollon, dem Arzt, und Asklepios und Hygieia und Panakeia und allen Göttern und auch allen Göttinnen, sie zu Zeugen anrufend, dass ich nach meinem Vermögen und Urteil erfüllen werde diesen Eid und diesen [Lehr-]Vertrag:*
2. *Meinen künftigen Lehrer [den, der mich gelehrt hat] in dieser Kunst gleich zu achten meinen eigenen Eltern und das Leben mit ihm zu teilen und, falls er Not leidet, ihn mitzuversorgen und seine Nachkommen gleich meinen Brüdern in männlicher Linie zu halten und sie diese Kunst zu lehren, wenn sie diese erlernen*

wollen, ohne Entgelt und Vertrag, mit Vorschriften und auch mündlichem Unterricht und dem ganzen übrigen Lernstoff mitzuversorgen meine eigenen Söhne und die Söhne dessen, der mich unterrichten wird, wie auch Schüler, die den Vertrag unterzeichnet und auch den Eid geleistet haben nach ärztlichem Brauch, sonst aber niemand.

3. *Die diätetischen Maßnahmen werde ich treffen zum Nutzen der Leidenden nach meinem Vermögen und Urteil, Schädigung und Unrecht aber von ihnen abwehren.*
4. *Nie werde ich irgendjemandem, auch auf Verlangen nicht, ein tödliches Mittel verabreichen oder auch nur einen Rat dazu erteilen; ebenso werde ich keiner Frau ein keimvernichtendes Vaginalzäpfchen verabreichen.*
5. *Lauter und redlich werde ich bewahren mein Leben und meine Kunst.*
6. *Nie und nimmer werde ich bei [(Blasen-)]Steinkranken den Schnitt machen, sondern sie zu den werkenden Männern wegschieben, die mit diesem Geschäft [Tun] vertraut sind.*
7. *In wie vielen Häusern ich auch einkehre, eintreten werde ich zum Nutzen der Leidenden, mich fernhaltend von allem vorsätzlichen Unrecht sowie jeder sonstigen Unzüchtigkeit, zumal von Werken der Wollust [sexuellen Handlungen], an den Leibern von Frauen und Männern, Freien und Sklaven.*
8. *Was immer ich bei der Behandlung (der Patienten) sehe oder höre oder auch außerhalb der Behandlung im Leben der Menschen, soweit man es nicht ausschwatzen darf, werde ich darüber schweigen, solches als heiliges Geheimnis achtend.*
9. *Wenn ich also diesen meinen Eid erfülle und nicht zunichtemache, so möge mir Erfolg im Leben und in der Kunst beschieden sein, gerühmt bei allen Menschen bis in ewige Zeiten; wenn ich ihn aber übertrete und meineidig werde, das Gegenteil von alledem.*

(Übersetzung Ch. Lichtenthaeler 1984; [Einzelheiten modifiziert])

Der kurze griechische Text des Hippokratischen Eides, der in der mittelalterlichen handschriftlichen Überlieferung meist die Eingangsseite der hippokratischen Schriften bildet, ist das wirkmächtigste Arztgelöbnis der abendländischen Medizingeschichte. Bis heute hält sich hartnäckig die Vorstellung, dass Ärzte den Hippokratischen Eid einst »geschworen« hätten, was auch in populären Zusammenhängen (Buch, Kinofilm) effektvoll inszeniert werden kann.

Die rätselhafte Vieldeutigkeit des Textes, die auch seine »richtige« Übersetzung erschwert, erleichterten seine Rezeption und Anverwandlung in der christlichen Spätantike und im arabisch-islamischen Kulturkreis. Seit der Renaissance und wiederholten Wendungen »zurück zu Hippokrates« ist der Hippokratische Eid immer wieder als das vermeintliche Schlüsseldokument antiker ärztlicher Ethik aufgefasst worden. Daraus leitete sich bis ins 20. Jahrhundert die Anschauung ab, man habe es beim Hippokratischen Eid mit einem zeitlos gültigen Kodex der medizinischen Ethik zu tun. Die rätselhafte Ausdrucksweise des Textes hat es jeder Epoche und jeder ärztlichen Deontologie (Pflichtenlehre) seit der Spätantike erlaubt, ihre eigenen Maßstäbe und Vorstellungen in den Hippokratischen Eid hineinzuspiegeln und ihnen damit die Autorität des »Vaters der abendländischen Medizin« zu verleihen.

Hippokrates vor Gericht

Der amerikanische Ankläger im Nürnberger Ärzteprozess (1946/47 *gegen Ärzte, die in Konzentrationslagern Menschenversuche unternommen hatten, Anm. d. Hg.)* hielt den Angeklagten vor, sie hätten den Hippokratischen Eid gebrochen. Damit sollte ein Maßstab für ihre Verbrechen gegeben sein. Im weiteren Prozessverlauf ergab sich jedoch, dass sowohl die Zeugen der Anklage als auch Sachverständige für medizinische Ethik die Verbindlichkeit des Hippokratischen Eids relativierten. Zudem stellte man fest, dass der Hippokratische Eid über ein Hauptdelikt des Prozesses – Menschenversuche ohne Zustimmung der Probanden – nichts aussagte. Schließlich berief sich auch der Hauptangeklagte Karl Brandt (1904–1948) auf den Eid und behauptete, die NS-»Euthanasie« sei eine zeitgemäße Umsetzung des Hippokratischen Eids gewesen. Für das Gericht war der Hippokratische Eid damit als Maßstab nicht mehr brauchbar und wurde funktional durch den »Nürnberger Kodex« (1947) ersetzt.

Genfer Gelöbnis

Die vorläufig letzte Anverwandlung des Hippokratischen Eids vollzog sich im 1948 geschaffenen »Genfer Gelöbnis« des Weltärztebundes. Seine Ausstrahlungskraft bezieht es aus der Tatsache, dass es bewusst an den Hippokratischen Eid anschließt und der letzte medizinethische Kodex gewesen ist, den sich die Ärzteschaft selbst, ohne Einfluss politischer oder juristischer Kreise gegeben hat. Die deutsche Fassung ist als Teil der ärztlichen Berufsordnung für alle Ärzte verbindlich; dies war 1950 eine Bedingung des Weltärztebundes gewesen, um die Standesvertretung der deutschen Ärzte nach der NS-Zeit als Mitglied aufzunehmen. Deutsche Ärzte geloben daher nicht freiwillig, sondern obligatorisch.

Gelöbnis, Berufsordnung für die deutschen Ärzte

»Bei meiner Aufnahme in den ärztlichen Berufsstand gelobe ich, mein Leben in den Dienst der Menschlichkeit zu stellen.
Ich werde meinen Beruf mit Gewissenhaftigkeit und Würde ausüben.

Die Erhaltung und Wiederherstellung der Gesundheit meiner Patientinnen und Patienten soll oberstes Gebot meines Handelns sein.
Ich werde alle mir anvertrauten Geheimnisse auch über den Tod der Patientin oder des Patienten hinaus wahren.
Ich werde mit allen meinen Kräften die Ehre und die edle Überlieferung des ärztlichen Berufes aufrechterhalten und bei der Ausübung meiner ärztlichen Pflichten keinen Unterschied machen weder aufgrund einer etwaigen Behinderung noch nach Religion, Nationalität, Rasse noch nach Parteizugehörigkeit oder sozialer Stellung.
Ich werde jedem Menschenleben von der Empfängnis an Ehrfurcht entgegenbringen und selbst unter Bedrohung meine ärztliche Kunst nicht in Widerspruch zu den Geboten der Menschlichkeit anwenden.
Ich werde meinen Lehrerinnen und Lehrern sowie Kolleginnen und Kollegen die schuldige Achtung erweisen. Dies alles verspreche ich auf meine Ehre.«

Robert Gernhardt

Guter Rat

O Mensch, halt ein vorm Krankenhaus.
Gehn dem einmal die Kranken aus,
dann greift man auch auf dich zurück,
und du verbleibst dort Stück für Stück.
Das präludiert mit etwas Darm,
dann schneidet man sich langsam warm
an Leber, Venen und Arterien –
so'n Krankenhaus kennt keine Ferien.
Greift nach den Alten, nach den Jungen,
nach deren Mägen, deren Lungen,
nach deren Lymphen, deren Zellen,
nach offnen wie versteckten Stellen,
nach Herz und Brust, nach Hirn und Hoden,
und bringt dich das nicht unter'n Boden,
dann doch auf Null. Was folgt daraus?
Mensch, halt dich fern vom Krankenhaus!

Was heißt überhaupt gesund?

Friedrich Nietzsche

Gesundheit der Seele

Eine Gesundheit an sich giebt es nicht, und alle Versuche, ein Ding derart zu definiren, sind kläglich missrathen. Es kommt auf dein Ziel, deinen Horizont, deine Kräfte, deine Antriebe, deine Irrthümer und namentlich auf die Ideale und Phantasmen deiner Seele an, um zu bestimmen, *was* selbst für deinen Leib Gesundheit zu bedeuten habe. Somit giebt es unzählige Gesundheiten des Leibes; und je mehr man dem Einzelnen und Unvergleichlichen wieder erlaubt, sein Haupt zu erheben, je mehr man das Dogma von der »Gleichheit der Menschen« verlernt, um so mehr muss auch der Begriff einer Normal-Gesundheit, nebst Normal-Diät, Normal-Verlauf der Erkrankung unsern Medicinern abhanden kommen. Und dann erst dürfte es an der Zeit sein, über Gesundheit und Krankheit der Seele nachzudenken und die eigenthümliche Tugend eines Jeden in deren Gesundheit zu setzen: welche freilich bei dem Einen so aussehen könnte wie der Gegensatz der Gesundheit bei einem Anderen. Zuletzt bliebe noch die grosse Frage offen, ob wir der Erkrankung entbehren könnten, selbst zur Entwickelung unserer Tugend, und ob nicht namentlich unser Durst nach Erkenntniss und Selbsterkenntniss der kranken Seele so gut bedürfe als der gesunden: kurz, ob nicht der alleinige Wille zur Gesundheit ein Vorurtheil, eine Feigheit und vielleicht ein Stück feinster Barbarei und Rückständigkeit sei.

Klaus Lieb

Zukunftsmarkt Hirndoping?

Wie gesund ist gesund genug? Brauchen wir Medikamente, um uns wacher, fitter, leistungsfähiger zu machen? Wird Hirndoping eines Tages zum ganz normalen Schul- und Arbeitsalltag dazugehören und vor Prüfungen selbstverständlich sein? Klaus Lieb, Psychiater und Direktor der Klinik für Psychiatrie und Psychotherapie der Universitätsmedizin Mainz, forscht seit Langem zum Thema Psychopharmaka und hat ein viel beachtetes Buch geschrieben: »Hirndoping. Warum wir nicht alles schlucken sollten«. Unter Hirndoping, schreibt Klaus Lieb im ersten Kapitel, versteht er »den Versuch gesunder Menschen, die Leistungsfähigkeit des Gehirns durch verschreibungspflichtige Medikamente zu verbessern. Dabei ist die Einnahme nicht medizinisch indiziert, die Substanzen wurden nicht ärztlich verordnet und der Konsum erfolgt nicht aus Genussgründen. Als Hirndoping bezeichnet man daher auch nicht den Konsum von Koffein oder pflanzlichen Produkten, die auch zur geistigen Leistungssteigerung eingenommen werden, aber frei verkäuflich sind«. Im folgenden Auszug aus seinem Buch zeigt Klaus Lieb, wie schwierig es ist, solche zum Hirndoping geeigneten Medikamente zu entwickeln, und er diskutiert ethische Implikationen.

Glaubt man vielen Wissenschaftlern und Trendforschern, so gehört dem Hirndoping die Zukunft. Hirndoping ist der »Goldrausch der Zukunft«, schreibt Anjan Chatterjee vom Center for

Cognitive Neuroscience der Universität von Pennsylvania in Philadelphia. Er geht davon aus, dass in naher Zukunft immer mehr Substanzen zum Hirndoping zur Verfügung stehen und auch angewandt werden. Denn die Entwicklungen des Marktes lassen sich nicht aufhalten.

Stimmt das?

Versetzen Sie sich einmal gedanklich in die Position des Managers eines Pharma-Konzerns, der Medikamente zur Behandlung von psychischen Erkrankungen entwickelt. Stellen Sie sich vor, der Vorstand des Unternehmens hätte Sie aufgefordert, einen Business-Plan zum Hirndoping 2030 zu erstellen. Der Vorstand ginge nach Lektüre des DAK-Reports davon aus, dass das Unternehmen mit der Förderung von Hirndoping eine glänzende Zukunft haben müsste, da alleine in Deutschland 25 Prozent der Berufstätigen bereit wären, Medikamente für Hirndoping-Zwecke einzunehmen, wenn sie nur sicher und wirkungsvoll wären. Pro Tag könnten damit Millionen Tabletten einer effektiven Substanz an den Mann oder die Frau gebracht werden. Der Vorstand hätte Sie nun gebeten, im Business-Plan dem wahrscheinlich vorhandenen großen Marktpotenzial die notwendigen Investitionen gegenüberzustellen. Wo würden Sie Geld investieren?

Natürlich ist dies ein fiktives Szenario, das so sicher nicht eintreten wird, zumindest solange die gesetzlichen Rahmenbedingungen nicht geändert werden – aber als Gedankenexperiment ist es hilfreich. Was würden Sie also machen?

Erstens müssten Sie sicherlich im Bereich der Medikamentenentwicklung investieren. Denn bisher erfüllt keines der bereits auf dem Markt verfügbaren Medikamente Ihr gewünschtes Anforderungsprofil an eine hohe Wirksamkeit, insbesondere was die Verbesserung von Gedächtnisleistungen und Stimmung anbelangt. Dies wäre aber eine entscheidende Voraussetzung für einen Erfolg, denn ein Medikament würde nur dann von einer breiten Masse Gesunder konsumiert werden.

Zweitens müssten Sie in die Entwicklung sichererer Medikamente investieren, denn bisher erfüllt noch keines der wirksamen Medikamente die Ansprüche an eine sehr gute Verträglichkeit und einen ausreichenden Schutz vor der Entwicklung einer Abhängigkeit. Eine hohe Sicherheit wäre aber entscheidend für einen erfolgreichen Einsatz als Hirndoping-Mittel.

Drittens müssten Sie das Marktpotenzial der neuen Medikamente einschätzen und prüfen, ob sich die – wahrscheinlich enormen – Investitionen in die Neuentwicklung der Medikamente tatsächlich auch lohnen. Sie müssten abschätzen, ob die Nachfrage am Ende tatsächlich so groß sein wird, dass genügend Geld damit erwirtschaftet werden kann. Und Sie müssten Ideen entwickeln, wie man den entsprechenden Markt für die Medikamente schafft.

Wirksamere Medikamente

Die Entwicklung von Substanzen mit dem direkten Ziel der Anwendung zum Hirndoping stellt heute keine sinnvolle Strategie eines Industrieunternehmens dar, da Medikamente für Kranke und nicht für Gesunde vorgesehen sind. Daher wird die Entwicklung wirksamer Medikamente – zumindest unter den heutigen gesetzlichen Vorgaben – immer primär mit dem Ziel erfolgen, bessere Präparate für die Therapie psychischer Erkrankungen wie ADHS, Alzheimer-Erkrankung oder Depressionen zur Verfügung zu haben.

Welche Strategien werden nun angewandt, um neue Medikamente zu entwickeln? Die erste Strategie setzt am Verständnis der biologischen Grundlagen von Erkrankungen an. Man versucht, Substanzen herzustellen, die in diese pathologischen Prozesse der Krankheitsentstehung eingreifen und so zu einer Heilung führen. Aktuell wird mit großen finanziellen Anstrengungen versucht, bessere und sicherere Medikamente gegen die oben genannten psychischen Erkrankungen zu entwickeln. Die zweite Strategie baut auf den Erkenntnissen auf, die man über die biologischen Mechanismen von Lernen und Gedächtnis in den letzten Jahren und Jahrzehnten gewonnen hat. Hier wird versucht, Medikamente zu finden, die diese biologischen Mechanismen beeinflussen und die hoffentlich besser und mit weniger unerwünschten Effekten wirken.

Erste Strategie: Die erste Strategie soll am Beispiel der medikamentösen Therapie der Alzheimer-Erkrankung kurz erläutert werden. Die bisher zur Verfügung stehenden Medikamente greifen relativ unspezifisch an den cholinergen und glutamatergen Nervenzellen an. So hemmen die Acetylcholinesterase-Hemmer den Abbau von Acetylcholin und führen so zu einer erhöhten Konzentration dieses Botenstoffs mit der Folge einer Verbesserung geistiger Leistungen. Memantine dagegen ist ein Glutamatrezeptorantagonist, der die toxischen Wirkungen einer überschießenden Glutamatbildung im Gehirn bremsen soll. Diese Medikamente haben nun keine besonders starken Effekte zur Behandlung der Alzheimer-Demenz und sind für das Hirndoping bei Gesunden praktisch wirkungslos. Durch eine Entwicklung von Medikamenten, die spezifischer direkt an den ursächlichen Prozessen, die für die Entstehung der Alzheimer-Demenz verantwortlich sind, ansetzen, erhofft man sich, bessere Therapieresultate erreichen zu können – mit der Folge, dass die Medikamente möglicherweise auch zum Hirndoping geeignet wären.

Zu den wichtigen Prozessen, die die Alterung des Gehirns und die Entwicklung von Demenzen fördern, gehören die Ablagerungen von Eiweißstoffen wie zum Beispiel Beta-Amyloid oder TAU-Proteinen. Diese Ablagerungen führen zu einer zunehmenden Schädigung von Nervenzellen, mit der Folge, dass diese absterben und somit die Leistungsfähigkeit des Gehirns eingeschränkt wird. Aktuell laufen große Forschungsanstrengungen, mit dem Ziel, Medikamente zu entwickeln, die die Ablagerungen von Eiweißstoffen verhindern oder zumindest behindern können. Gelänge dies, könnte man nicht nur die Alzheimer-Demenz wirkungsvoll bekämpfen, sondern möglicherweise auch das normale Altern des Gehirns verlangsamen und somit ältere Menschen länger geistig fit halten. Die Ablagerungen könnte man verhindern, indem beispielsweise die Enzymsysteme, die Beta-Amyloid bilden, beeinflusst werden. Man könnte auch gegen die Alzheimer-Erkrankung impfen, wodurch die Eiweißablagerungen schneller von sogenannten Fresszellen im Gehirn erkannt und abgeräumt werden. Entsprechende Medikamente sind in Erprobung; mit Zulassungen ist aber – auch wenn die aktuellen klinischen Studien der Phasen II und III positiv verlaufen – frühestens in einigen Jahren zu rechnen.

Auch in der Therapie von ADHS und Depression versucht man, spezifischere und sicherere Medikamente zu entwickeln, die den bisher eingesetzten Stimulanzien und Antidepressiva überlegen sind. Substanzen mit neuartigen Wirkprinzipien befinden sich derzeit in der klinischen Prüfung. Mit einer Marktreife von wirksameren Medikamenten ist allerdings in nächster Zukunft nicht zu rechnen.

Zweite Strategie: Die zweite Strategie der Medikamentenentwicklung setzt an den biologischen Mechanismen an, die Lernen und Gedächtnis zugrunde liegen und die in den letzten dreißig Jahren zunehmend aufgeklärt wurden. Basis vieler dieser Neuentdeckungen war ein physiologischer Vorgang, die sogenannte Langzeitpotenzierung (LTP). Diese wurde bereits im Jahr 1973 durch Bliss und Lomo im Hippocampus, einer Hirnregion, die für Lernen und Gedächtnis sehr wichtig ist, identifiziert. Unser Gehirn besteht aus Milliarden Nervenzellen, die jeweils mit tausend bis zehntausend anderen Nervenzellen in Verbindung stehen. Insgesamt bilden sie eine Gesamtmenge von circa hundert Billionen Verbindungen, auch Synapsen genannt. Der wichtigste Botenstoff, der der Kommunikation der Nervenzellen untereinander dient, ist Glutamat. Wenn nun zwei Nervenzellen gleichzeitig aktiv sind, wird die Verbindung zwischen ihnen potenziert, was bedeutet, dass diese Verbindung gestärkt wird. Diese Potenzierung oder Stärkung kann Wochen, Monate oder gar Jahre anhalten. Man bezeichnet diesen Vorgang als Langzeitpotenzierung. Dass die LTP als direktes biologisches Korrelat für Gedächtnisbildungen angesehen werden kann, wurde im Jahr 2006 von Whitlock und Kollegen im Wissenschaftsjournal *Science* gezeigt. Die Wissenschaftler beobachteten, dass es während einfacher Lernvorgänge zu einer Langzeitpotenzierung im Hippocampus kommt und dass eine Blockade dieser Potenzierung nach dem Lernen das Gelernte wieder auslöscht.

Joe Tsien, ein Neurowissenschaftler an der Princeton-Universität in den USA, beobachtete, dass die Langzeitpotenzierung mit zunehmendem Alter der Nervenzellen immer seltener auftritt. Es werden offenbar mit zunehmendem Alter immer mehr Signale benötigt, um die Nervenzellen davon zu »überzeugen«, ihre Verbindungen zu stärken beziehungsweise zu potenzieren. Gleichzeitig hatte er beobachtet, dass mit zunehmendem Alter auch die Bildung des Eiweißstoffes NR2B abnimmt, der die Untereinheit einer Bindungsstelle (Rezeptor) für Glutamat im Hippocampus darstellt. Joe Tsien vermutete, dass diese zwei Beobachtungen zusammenhängen, und nutzte zum Nachweis seiner These eine moderne Technologie. Er züchtete im Jahr 1999 eine sogenannte transgene Maus, bei der mehrere Kopien desjenigen Gens aktiv sind, das diese NR2B-Untereinheit des Glutamat-Rezeptors herstellt. Diese Mäuse bilden deutlich mehr Glutamat-Rezeptoren als die normalen, nicht genetisch veränderten Mäuse. Die transgenen Tiere zeigten nun im Alter nicht nur keinen Gedächtnisverlust, sondern lernten auch als junge Tiere viel schneller als die anderen Mäuse. Sie waren die ersten genetisch veränderten »Smart Mice« (von englisch *smart* = klug).

Wie die Wissenschaftler Yong-Seok Lee und Alcino J. Silva von der University of California, Los Angeles, kürzlich in einer

Übersichtsarbeit zeigten, gibt es inzwischen mehr als 33 solcher Eiweißstoffe, die bei übermäßiger Bildung zu einer Verbesserung von Lernleistungen bei Mäusen führen können. Es liegt nahe, diese Erkenntnisse für die Entwicklung neuer Medikamente zu nutzen. Nachvollziehbarerweise kann man solche genetischen Veränderungen aber beim Menschen nicht vornehmen, weshalb nur der Weg bleibt, mit Medikamenten ähnliche Veränderungen zu erzielen. Dies ist allerdings alles andere als einfach. Man kann zwar versuchen, durch Medikamente die Bildung der Untereinheit NR2B des Glutamat-Rezeptors anzuregen. Aufgrund der Komplexität dieser Prozesse stehen heute aber noch keine Medikamente zur Verfügung, die in dieser Weise wirken können.

Andere Forschergruppen haben sich direkt mit der Langzeitpotenzierung befasst, die ausgelöst wird, wenn der Botenstoff Glutamat von Nervenzellen ausgeschüttet wird. Einer der entscheidenden Pioniere bei diesen Arbeiten war der spätere Nobelpreisträger Eric Kandel. Kandel entdeckte bereits in den 1980er-Jahren ein Protein, das »cyclic AMP Response Element Binding« oder CREB-Protein, das in Nervenzellen gebildet wird und deren synaptische Verbindungen stärkt. Kandel nahm daher an, dass es für Gedächtnisbildungsprozesse sehr wichtig ist.

Timothy Tully, ein Wissenschaftler am Gold Spring Harbor Laboratory in den USA, baute auf den Erkenntnissen Kandels auf. Er pflanzte das Gen, das zur Bildung von CREB führt und das inzwischen identifiziert worden war, in die Gehirne von Fruchtfliegen ein und beobachtete deren Lernverhalten. Bald konnte er zeigen, dass diese genetisch veränderten Fruchtfliegen sehr gute Lerner waren. Sie konnten die Assoziationen eines bestimmten Geruchs mit einem elektrischen Schock zehnmal schneller lernen als Fliegen, die nicht genetisch verändert waren. In der Folge lieferten sich Eric Kandel und Tim Tully ein Kopf-an-Kopf-Rennen um die besten Ergebnisse, wie Ramez Naam in seinem Buch »More than human« schreibt.

1998 gelang Kandel ein erneuter Durchbruch, indem er zeigen konnte, dass das Medikament Rolipram, das ursprünglich als Antidepressivum entwickelt worden war, die Langzeitpotenzierung bei Mäusen steigern konnte. Diese Substanz hemmt den Abbau von zyklischem AMP, wodurch die Konzentration von CREB im Gehirn ansteigt, was wiederum zu einer verstärkten Langzeitpotenzierung führt. Wenn man Mäusen Rolipram spritzte, konnten sie mindestens doppelt so schnell lernen wie unbehandelte Tiere. Die Erfolge beider Wissenschaftler führten dazu, dass sie fast gleichzeitig ihre eigenen Firmen gründeten. Eric Kandel gründete 1997 zusammen mit dem Nobelpreisträger Walter Gilbert von der Harvard-Universität in Boston die Firma Memory Pharmaceuticals, die später an die Firma Roche verkauft wurde. Tully gründete die Firma Helicon Therapeutics im Jahr 1998. Beide Firmen entwickeln Medikamente, die auf den Eiweißstoff CREB modulierend einwirken. Memory Pharmaceuticals begann bereits im Jahr 2003 mit den ersten Sicherheitsuntersuchungen bei einer CREB-modulierenden Substanz, MEM1003, die beim Menschen angewendet werden sollte. Damals erwartete man eine Marktreife im Jahr 2008, bis heute liegt das Medikament jedoch noch nicht vor.

Eine weitere Strategie, die von beiden Firmen verfolgt wurde, ist die Entwicklung von Substanzen, die, wie das Medikament Rolipram, die Phosphodiesterase bremsen und damit durch eine Hemmung des Abbaus von zyklischem AMP zu erhöhten Spiegeln von AMP und damit zu einer erhöhten CREB-Bildung führen. Zusammen mit anderen Firmen entwickelt Memory Pharmaceuticals sogenannte Phosphodiesterase-IV-Hemmer, die aber ebenfalls noch keine Marktreife erreicht haben.

Eine weitere, im Jahr 1987 gegründete Firma namens Cortex Pharmaceuticals beschäftigt sich mit Substanzen, die auf eine Anstoßung der Langzeitpotenzierung abzielen. Hier konnten von Gary Lynch, einem Mitbegründer der Firma, Substanzen identifiziert werden, die an eine andere Schlüsselstelle von Glutamat im Gehirn binden, den sogenannten AMPA-Rezeptor. Dementsprechend wurden diese Substanzen als Ampakine bezeichnet. Auch hier gibt es erste Ergebnisse. Zumindest bei Tieren lassen sich durch diese Substanzen Gedächtnisprozesse verbessern. Die Substanz CX717 ist derzeit für eine Anwendung beim Menschen in Entwicklung. Wann und ob sie überhaupt zur Behandlung zugelassen wird, ist unklar.

Eine weitere Strategie zur Medikamentenentwicklung baut auf der Beobachtung auf, dass Substanzen wie Glutamat, die den NMDA-Rezeptor direkt stimulieren, nervenzellschädigend wirken können, während dies bei Substanzen, die den Rezeptor nur zum Teil stimulieren, nicht der Fall ist. Eine solche Substanz ist D-Cycloserine. Sie kann bei Mäusen das Lernen und die Gedächtnisbildung verbessern. Beim Menschen kann diese Substanz auch die Auslöschung von ehemals Gelerntem fördern, was selbst wieder ein Lernprozess ist.

In der bereits erwähnten zukunftsweisenden Studie konnte der Psychiater Kerry Ressler in der psychiatrischen Fachzeitschrift *Archives of General Psychiatry* im Jahr 2004 zeigen, dass die Substanz D-Cycloserine bei Angstpatienten zu einem schnelleren Verlernen von Angstreaktionen führte. Die Autoren hatten Angstpatienten mithilfe eines Fahrstuhlsimulators mit ihrer Höhenangst konfrontiert. Eine Hälfte der Patienten wurde vor den Konfrontationsübungen mit D-Cycloserine, die andere Hälfte mit einem Placebo behandelt. Bei den mit D-Cycloserine behandelten Patienten kam es zu einem schnelleren Ausbleiben der Angstreaktion. Dies könnte ein Anhaltspunkt dafür sein, dass auch bei gesunden Menschen das Auslöschen negativer Erinnerungen durch Medikamente möglich ist.

Sie sehen also, dass trotz intensiver Forschungsbemühungen noch keine neuartigen Medikamente zur Anwendung beim Menschen in Aussicht sind, die direkt die biologischen Prozesse verändern, die Lernen und Gedächtnis oder auch anderen Bereichen der geistigen Leistungsfähigkeit zugrunde liegen.

Individualisierte oder maßgeschneiderte Therapie: Ein weiterer Forschungsansatz ist die Entwicklung individualisierter oder maßgeschneiderter Therapien. Es gibt biologische Gründe, die erklären können, warum Hirndoping nicht bei jedem Menschen gleich funktioniert. Ein wesentlicher Grund dafür ist unsere unterschiedliche genetische Ausstattung. So haben Menschen mit einer bestimmten Variante des COMT-Gens im Gehirn weniger Dopamin zur Verfügung und sprechen damit besser auf Amphetamine an, während bei jenen mit einer anderen Genvariante höhere Dopamin-Konzentrationen messbar sind, was mit einem schlechteren Ansprechen auf die Medikamente einhergeht.

Mithilfe moderner Verfahren kann man heute testen, welche Genvariante bei einem Individuum vorliegt, um dann eine maßgeschneiderte Behandlung durchzuführen. Eine Person mit der einen Genvariante beziehungsweise mit der niedrigen Dopamin-Konzentration im Gehirn würde dann ein Medikament erhalten, das die Dopamin-Konzentration stark erhöht, während eine Person mit der anderen Genvariante beziehungsweise einem hohen Dopamin-Anteil ein Medikament erhielte, das Dopamin weniger stark stimulieren würde oder das zum Beispiel die Konzentration des Botenstoffs Noradrenalin erhöht. Dies sind Beispiele für eine individuell gesteuerte Therapie auf der Basis der Erforschung biologischer Mechanismen von Lernen und Gedächtnis. Diese genetischen Verfahren sind heute noch recht teuer. Daher sind individualisierte oder maßgeschneiderte Therapieansätze noch nicht realisiert und werden wahrscheinlich auch in nächster Zukunft noch nicht umgesetzt werden.

Neu heißt nicht immer neu: Trotz der Erfolge in der Forschung sind die entwickelten Therapieansätze häufig nicht so wirksam, wie sich dies Pharma-Firmen und Ärzte wünschen, sodass sich

Firmen häufig andere Strategien überlegen, um Neues auf den Markt zu bringen.

Normalerweise läuft der Patentschutz auf ein neues Medikament nach zwanzig Jahren ab. Dies bedeutet, dass eine Firma diesen Zeitraum nutzen muss, um ein Medikament zu entwickeln, es auf den Markt zu bringen und gewinnbringend zu verkaufen. Da die Medikamentenentwicklung oft viele Jahre in Anspruch nimmt und sehr viel Geld kosten kann, steht den Firmen meist nur eine kurze Zeitspanne von wenigen Jahren zur Verfügung, um die Entwicklungskosten für das Medikament über den Verkaufspreis wieder »reinzuholen«. Denn nach Ablauf des Patentschutzes dürfen andere Firmen die Substanzen als »Generika« herstellen und zu günstigeren Preisen verkaufen. Dies ist eigentlich ungerecht, weil die forschenden Firmen die Entwicklungsarbeit leisten und andere dann später den Gewinn erzielen. In einer wettbewerbsorientierten Wirtschaft hat dies aber gleichzeitig auch seinen Sinn, weil kein Monopol entsteht und die Preise damit gesenkt werden. Durch den Generika-Markt gibt es einerseits günstigere Medikamente, die forschenden Firmen werden jedoch auch erheblich unter Druck gesetzt. Diesen Druck können die Firmen nun beispielsweise dadurch auffangen, dass sie sogenannte »Scheininnovationen« oder »Analogpräparate« entwickeln, die von den Firmen gerne auch als »Schrittinnovationen« bezeichnet werden. Darunter versteht man Medikamente, die gegenüber bereits vorhandenen und zugelassenen Präparaten strukturchemisch nur minimal abgewandelt werden und die durch diese »neue« Zusammensetzung mit einem neuen Patent geschützt werden dürfen. Der Patentschutz lässt sich so künstlich verlängern.

Die Firmen sprechen von »Schrittinnovationen«, weil sie damit betonen wollen, dass durch die minimalen chemischen Veränderungen auch kleine Vorteile, zum Beispiel in der Verträglichkeit, aber nicht in der Wirksamkeit entstehen, dass sie also »Schritte« hin zu besseren Medikamenten unternehmen. Die Kritiker betonen, dass solche Medikamente nur scheinbare Innovationen sind, da sie keinen Zusatznutzen bringen, der die unverändert hohen Verkaufspreise rechtfertigen könnte. Laut dem Arzneiverordnungsreport aus dem Jahr 2009 werden in Deutschland pro Jahr circa 1,7 Milliarden Euro für solche Analogpräparate ausgegeben, die eingespart werden könnten, wenn – so die Kritiker – diese Scheininnovationen nicht mehr zugelassen würden.

Dieses Prinzip erklärt, warum Methylphenidat, das bereits seit über fünfzig Jahren zugelassen ist, zwar auch als Generikum erhältlich ist, aber in verschiedenen, leicht abgewandelten »neuen Formen« unverändert dem Patentschutz unterliegt. Auch der Patentschutz von Modafinil (Vigil®) wird demnächst ablaufen – eine »Schrittinnovation« steht aber schon kurz vor der Zulassung, das Armodafinil. Hierbei handelt es sich um das rechtsdrehende Molekül, während Modafinil aus einer Mischung von links- und rechtsdrehenden Molekülen besteht. Ein voraussichtlich nur geringer Zusatznutzen für die Patienten wird darin bestehen, dass Armodafinil eine längere Halbwertszeit als Modafinil besitzt und damit nach der Einnahme länger im Körper verbleibt. Der Vorteil wäre, dass das Medikament nur einmal am Tag eingenommen werden muss. Mit einer besseren Wirksamkeit ist allerdings nicht zu rechnen.

Sicherere Medikamente

Damit Hirndoping eine Zukunft haben kann, müsste es gelingen, viel sicherere Medikamente zur Verfügung zu haben, die weitgehend bedenkenlos auch bei Gesunden eingesetzt werden könnten. Ich habe oben beschrieben, wie wichtig der Aspekt der Sicherheit ist, da nicht wie beim kranken Menschen die Nebenwirkungen mit dem Heilungspotenzial der Substanz aufgewogen werden, sondern beim Hirndoping die Gefahr einer Gesundheitsschädigung besteht.

Dass ein absolut sicheres Medikament zum Hirndoping überhaupt jemals entwickelt wird, darf bezweifelt werden. Denn: Negative Langzeitwirkungen lassen sich niemals hundertprozentig ausschließen. Es bleibt immer ein Restrisiko übrig. Auch die besten Studien können daran nichts ändern.

Gerade die Neuentwicklung von Medikamenten geht mit einem erhöhten Sicherheitsrisiko einher. Ich hatte im vierten Kapitel beschrieben, dass zum Zeitpunkt der Zulassung eines Medikamentes noch relativ wenige Patienten und noch viel weniger gesunde Menschen mit dieser Substanz behandelt wurden. Seltene und potenziell tödliche Nebenwirkungen können zu diesem Zeitpunkt möglicherweise noch gar nicht aufgefallen sein. Erst wenn eine sehr große Zahl an Menschen die Substanz eingenommen hat, kann eine seltene, gefährliche Nebenwirkung überhaupt bekannt werden. Schon allein aus diesem Grund ist es sinnvoll, gegenüber neu auf den Markt kommenden Medikamenten erst einmal zurückhaltend eingestellt zu sein. Denn neu heißt nicht immer sicherer und besser. Die tödlichen Nebenwirkungen des als nebenwirkungsärmere und bessere Alternative gepriesenen Schmerzmittels Vioxx® beispielsweise wurden erst mehrere Jahre nach der Zulassung des Medikamentes bekannt – auch durch eine nachgewiesene Informationsunterdrückung der herstellenden Firma. Das Medikament wurde erst verboten, nachdem viele Patienten gestorben waren. Auch bei Vioxx® hatte es sich um eine Schrittinnovation gehandelt, die keine unverzichtbaren Vorteile gegenüber herkömmlichen Schmerzmitteln aufwies.

Ein erhöhtes Sicherheitsrisiko besteht auch dann, wenn Medikamente entwickelt werden, die ganz neuartige Wirkmechanismen aufweisen. Denn hier kann man viel schwerer abschätzen, welche weitreichenden Nebenwirkungen dies haben kann. Diese Gefahr ist besonders hoch bei Medikamenten, die zum Beispiel in molekulare Mechanismen von Lernen und Gedächtnis eingreifen. Da beispielsweise die molekularen Schlüsselstellen für Lernen und

Gedächtnis, wie CREB-, AMPA- und NMDA-Rezeptoren, sehr weitreichende Aufgaben im Körper übernehmen, kann eine pharmakologische Modulation unabsehbare Folgen für die Funktionsfähigkeit des Gehirns haben. Demgegenüber ist eine pharmakologische Beeinflussung von Botenstoffsystemen wie dem dopaminergen oder noradrenergen System relativ sicher: Diese Systeme sind seit Jahrzehnten bekannt und relativ gut charakterisiert. Die Konsequenzen einer Veränderung dieser Systeme durch Medikamente sind überschaubar.

Trotz dieser grundsätzlichen Sicherheitsbedenken wurden auch Fortschritte erzielt, indem Medikamente, die zum Hirndoping eingesetzt werden, sicherer wurden. Bei der Weiterentwicklung von Amphetamin- und Methylphenidat-Präparaten hat sich die Industrie vor allem darum bemüht, die Gefahr einer Abhängigkeitsentwicklung zu senken. Dafür wurden sogenannte »Retardpräparate« entwickelt. »Retard« kommt von »retardieren« und bedeutet, dass der Wirkstoff aus den Tabletten nicht schnell, sondern verzögert freigesetzt wird. Das hat mindestens zwei Vorteile: Das Medikament muss nur noch einmal am Tag eingenommen werden, da die Wirkstofffreisetzung kontinuierlich über den Tag erfolgt. Das reduziert indirekt auch die Missbrauchsgefahr für Hirndoping-Zwecke. Wenn zum Beispiel Kinder, die unter ADHS leiden, nur noch einmal am Morgen (unter Aufsicht der Eltern) ihre Medikation einnehmen müssen, nehmen sie die Medikamente nicht mit in die Schule und kommen dort auch nicht in Versuchung, sie an andere weiterzugeben. Studien aus den USA zeigen, dass diese Weitergabe in der Schule häufig vorkommt. Für Deutschland gibt es dazu allerdings noch keine Daten. Weiterhin werden durch die kontinuierliche Freisetzung Medikamentenspitzen im Blut und damit eine pulsartige Dopamin-Ausschüttung und eine euphorisierende Wirkung verhindert. Damit reduziert sich die Gefahr einer Abhängigkeitsentwicklung. Darüber hinaus ist es nicht möglich, Retardpräparate zu schnupfen oder in die

Blutgefäße zu spritzen, da die Substanz in eine unlösliche Wachs- oder Harzsubstanz eingeschlossen ist. Ebenso wird die aktuelle Entwicklung von Methylphenidat als Pflaster die Missbrauchsmöglichkeiten erheblich einschränken.

Dass sich durch die Entwicklung sichererer Medikamente auch gleichzeitig der Markt für Hirndoping weiter öffnet, liegt auf der Hand. Das hat sich auch in der Vergangenheit gezeigt: Das Antidepressivum Fluoxetin (Prozac®, in Deutschland Fluctin®) beispielsweise kam in den 1980er-Jahren als Weiterentwicklung der in der Regel schlechter verträglichen tri- und tetrazyklischen Antidepressiva auf den Markt und wurde im Rahmen einer riesigen Werbeaktion in den USA von Millionen von Gesunden konsumiert – allerdings mit Effekten auf Placeboniveau und mit dem Risiko, dass erhebliche und zum Teil gefährliche Nebenwirkungen auftraten, zumindest bei längerer Einnahme.

Dieses Beispiel zeigt schön, dass Sicherheit immer relativ ist. Absolut gesehen kann kein Medikament als restlos sicher gelten – ein Risiko bleibt immer. Für Hirndoping bedeutet dies: Wer auf Nummer sicher gehen will, sollte kein Medikament zur geistigen Leistungssteigerung schlucken – und schon gar keines, das keine nachweisbaren Effekte hat.

Ethische Aspekte von Hirndoping

Viele Argumente sprechen gegen eine Anwendung der heute zur Verfügung stehenden Substanzen zum Hirndoping. Dazu zählt zum einen der beschränkte Nutzen der meisten Medikamente. Wenn überhaupt, machen sie uns kurzfristig wacher, aufmerksamer und konzentrierter, aber keinesfalls verbessern sie direkt unser Gedächtnis oder machen uns klüger. Zum Zweiten haben alle Substanzen Nebenwirkungen und es besteht die Gefahr der Auslösung psychischer Erkrankungen, wie zum Beispiel Manien,

Psychosen oder Abhängigkeitserkrankungen. Drittens schränkt die Gesetzeslage den Gebrauch ein. Dies trifft vor allem für die noch am ehesten wirkungsvollen Substanzen wie Amphetamine und Methylphenidat zu, da sie dem Betäubungsmittelgesetz unterliegen.

Bei den bisherigen Ausführungen mag der eine oder andere die Thematisierung moralisch-ethischer Fragen vermisst haben. Denn an die Frage, wie wirksam Substanzen zum Hirndoping sind, muss sich die Frage anschließen: Was sollen wir tun?

Eine Gruppe von Wissenschaftlern wie Martha Farah von der University of Pennsylvania, Judy Illes von der Stanford University, Eric Kandel von der Columbia University, Barbara Sahakian von der University of Cambridge und Paul Root Wolpe von der University of Pennsylvania haben verschiedene ethische Fragen in einer sehr lesenswerten Übersichtsarbeit thematisiert. Diese Arbeit erschien bereits im Jahr 2004 in der angesehenen Zeitschrift *Nature Reviews Neuroscience* und trug den Titel: »Neurocognitive Enhancement: What can we do and what should we do?«

Folgende Fragen werden dort gestellt: Untergräbt Hirndoping den Sinngehalt von Leistung? Verändert Hirndoping unsere Persönlichkeit? Schafft Hirndoping Ungerechtigkeiten in der Gesellschaft? Während einige dieser ethischen Aspekte bereits heute relevant sind, dürften die meisten Fragestellungen erst wirklich zum Tragen kommen, wenn Hirndoping von einer weitaus größeren Zahl von Menschen als bisher angewendet würde. Dies wäre zum Beispiel dann der Fall, wenn in Zukunft neue Substanzen entwickelt würden, die auch in der Langzeitanwendung sicher, wirkungsvoll und ohne Nebenwirkungen sind, und sich die aktuelle Gesetzeslage verändern würde, sodass hochpotente, heute verschreibungspflichtige Medikamente auch für Gesunde freigegeben würden. Auch wenn die Situation heute noch anders ist, sollte sich unsere Gesellschaft schon jetzt damit auseinandersetzen. Dies ist deshalb so wichtig, weil ethische Fragen leider meist erst dann thematisiert werden, wenn Technologien bereits weitgefächert eingeführt wurden und »das Kind schon in den Brunnen gefallen ist«. Es ist daher wichtig, dass wir die ethischen Dimensionen von Hirndoping heute schon diskutieren, damit wir in Zukunft darauf vorbereitet sind. Damit könnte eine Angebotsethik entstehen, wie sie der emeritierte Tübinger Professor für theologische Ethik Dietmar Mieth kürzlich forderte und nach der wir uns fragen müssen: Was sollten wir unserer Gesellschaft anbieten? Was soll entwickelt werden? Was sind Werte und Ziele, auf die sich eine Gesellschaft konzentrieren sollte?

Hirndoping und Verantwortung

Im Jahr 2002 hatten zwei US-amerikanische Soldaten in Afghanistan vier kanadische Verbündete erschossen und sich dann in der Gerichtsverhandlung darauf berufen, sie hätten unter dem Einfluss von Amphetaminen gestanden. Ihre Anwälte argumentierten, dass ihre Handlungen durch die Medikamenteneinnahme nicht mehr als ihre eigenen gelten könnten. Hirndoping habe sie »zu anderen Menschen gemacht«, die Taten seien »mit ihnen geschehen« und sie könnten daher auch keine Verantwortung für das Geschehene übernehmen. Was wäre aber die Folge einer solchen Einstellung? Nicht nur bei militärischen Gerichtsverhandlungen, sondern auch bei Verhandlungen über bestandene oder nicht bestandene Prüfungen oder Leistungen am Arbeitsplatz, zum Beispiel von Börsenmaklern nach einem Börsencrash, könnte es zu unüberschaubaren Klagewellen kommen.

Ist es aber wahr, dass durch Hirndoping unsere Fähigkeit, unser Verhalten zu kontrollieren und damit Verantwortung übernehmen zu können, beeinträchtigt wird? Ich hatte beschrieben, dass man durch Amphetamine aggressiver und impulsiver werden kann. Dies bedeutet, dass man Handlungsimpulse, die man ansonsten kontrolliert, unter Medikamenteneinfluss nicht mehr unterdrücken kann. Es ist nicht auszuschließen, dass man unter Hirndoping ganz anders handelt, als wenn man keine Medikamente einnimmt. Amphetamine können zum Beispiel zu persönlichkeitsfremden Handlungen führen, also zu Verhaltensweisen, die nicht zum normalen Handlungsrepertoire einer Person gehören. Die Fähigkeit zum verantwortlichen Handeln kann also tatsächlich durch Hirndoping eingeschränkt werden.

Wie bereits erwähnt, kann die Einnahme von Methylphenidat und Modafinil dazu führen, dass eigene Fähigkeiten überschätzt werden. Wie problematisch dies werden kann, zeigt sich am Beispiel von Chirurgen und Piloten. Schon kleinste Überschätzungen der eigenen Leistungsfähigkeit können gravierende Konsequenzen haben. Durch ein erhöhtes Erregungsniveau, das bei Chirurgen oder Piloten infolge von Stress häufig vorliegt, könnten diese Probleme noch weiter verschärft werden.

Hirndoping könnte aber auch durch ein weiteres Phänomen dazu führen, dass die Übernahme von Verantwortung gestört wird. Stellen Sie sich vor, es gäbe ein Medikament, das es uns ermöglicht, alle negativen Erlebnisse zu vergessen, während wir uns an die schönen und positiven Dinge erinnern könnten. Dies könnte zwar Soldaten, die mit schrecklichen Kriegsereignissen konfrontiert wurden, oder Trauma-Opfern nach einer Vergewaltigung helfen. Auf der anderen Seite würde aber das völlige »Ausblenden« negativer Erfahrungen zu einer »Abstumpfung« führen. Wenn negative Erlebnisse gar nicht mehr als solche wahrgenommen werden, können wir keine Verantwortung mehr für sie übernehmen und uns entgeht die Möglichkeit, aus ihnen für die Zukunft zu lernen. Durch das »Ausblenden« negativer Erfahrungen würde auch unsere Fähigkeit zur Empathie verringert werden. Wer selbst keine traurigen Erlebnisse durchlebt und durchlitten hat, wird sich weniger gut auf das Leid anderer Menschen einlassen können. Das Leid anderer wird ihm fremd vorkommen und keine Reaktion auslösen. Eine Manipulation durch Hirndoping hätte hier weitreichende Konsequenzen. Wären wir noch dieselben Menschen, wenn wir nicht an negativen Erfahrungen lernen und reifen könnten?

Die ethische Reflexion hat neue Fragen aufgeworfen und Probleme beleuchtet, die zu den bereits oben angeführten Argumenten gegen Hirndoping hinzugezählt werden müssen. Besonders problematisch ist aus meiner Sicht, dass Hirndoping möglicherweise unsere Fähigkeit, Verantwortung zu übernehmen, einschränkt, dass Hirndoping zu Unfairness im Wettbewerb führen kann und dass bei einer Freigabe von Hirndoping der gesellschaftliche Druck so groß werden könnte, dass selbst diejenigen, die ihr Gehirn nicht dopen wollen, indirekt dazu gezwungen würden.

Thomas Lemke, Regine Kollek

Die Entstehung einer »genetischen Verantwortung«

Wie weit reicht unsere Verantwortung für die eigene Gesundheit und die Gesundheit unserer Familie? Sind wir am Ende auch noch dafür verantwortlich, welche Gene wir weitergeben und welche nicht? Wie wir mit genetischen Risiken umgehen? Die Biologin und Bioethikerin Regine Kollek setzt sich seit Langem mit diesen Fragen auseinander. Sie leitet an der Universität Hamburg die Arbeitsgruppe »Technologiefolgenabschätzung der modernen Biotechnologie in der Medizin« und war als Mitglied im Deutschen Ethikrat an vielen wichtigen Stellungnahmen beteiligt. Thomas Lemke ist Professor für Soziologie mit dem Schwerpunkt Biotechnologie, Natur und Gesellschaft an der Goethe-Universität Frankfurt.

In den 1970er-Jahren begann die Idee einer individuellen Gesundheitsverantwortung die staatliche Politik ebenso wie privatwirtschaftliche Gesundheitsprogramme zu prägen. Gleichzeitig war dies auch die entscheidende Dekade für die Etablierung molekularbiologischer und -genetischer Techniken in der biomedizinischen Forschung. Anfang der 1980er-Jahre kamen sie auch in der klinischen Praxis zum Einsatz. In den USA und anderen Industriestaaten starteten erste genetische Screeningprogramme und die molekulare Genetik wurde – wie zuvor schon die Chromosomenanalyse – in der Pränataldiagnostik eingesetzt und Teil der Schwangerenvorsorge. Zusätzlich wurden neue Reproduktionstechniken wie die In-vitro-Fertilisation verfügbar. Die 1980er- und 1990er-Jahre erlebten durch die intensive Erforschung des menschlichen Erbmaterials eine enorme Ausweitung der wissenschaftlichen Erkenntnisse über genetische Strukturen und Funktionen. Immer häufiger wurden in der medizinischen Literatur genetische Faktoren nicht nur für seltene Erbkrankheiten, sondern auch für die Entstehung und den Verlauf verbreiteter Krankheiten verantwortlich gemacht. Seit Anfang des 21. Jahrhunderts wird schließlich dem Konzept des genetischen Risikos, der genetischen Diagnostik und dem genetischen Screening auch in der Gesundheitspolitik zunehmende Aufmerksamkeit geschenkt.

Im Rahmen dieser politisch-wissenschaftlichen Konjunktur zeichnen sich Konturen einer »genetischen Verantwortung« ab. Dieser Vorstellung zufolge soll es möglich sein, genetische Risiken wie andere Gesundheitsrisiken durch entsprechende Verhaltensänderungen zu kontrollieren. Genetisches Wissen bildet – so die weithin geteilte Annahme – die »Grundlage für verantwortungsvolle Entscheidungen« in einer Vielzahl von Lebenssituationen. Nina Hallowell stellt diese neue Facette des Verantwortungsdiskurses in der Medizin heraus:

»The construction of health as a moral issue has generally been confined to discussions of voluntary health risks – peoples lifestyle choices or behavior. More recently it has been observed that individuals not only have a responsibility to avoid voluntarily exposing themselves and others to health risks, but also may be seen as bearing some responsibility for their genetic risks. […] Indeed, it can be argued that because genetic risks are portrayed as part of the individuals make up their responsibility to act to protect their health, or the health of future generations, is emphasized, for inherited risk cannot be blamed upon external sources.«

Prinzipiell lassen sich drei Dimensionen genetischer Verantwortung unterscheiden: die Reproduktionsverantwortung (Verhinderung der Weitergabe genetischer Risiken), die Informationsverantwortung (Kommunikation genetischer Risiken) und die Eigenverantwortung (Kontrolle genetischer Risiken). Im Mittelpunkt stand zunächst die Reproduktionsverantwortung – also die Sorge um gesunde Nachkommen und die Verhinderung der Weitergabe »kranker« Gene. Seit den 1970er-Jahren ging es dabei vor allem um das Verhältnis der Eltern zu ihren (werdenden) Kindern und den Einsatz von pränatalen Tests zur Bestimmung genetischer Risiken. Elisabeth Beck-Gernsheim hat schon vor geraumer Zeit darauf hingewiesen, dass mit den neuen technologischen Möglichkeiten der Pränatal- und Gendiagnostik eine »Expansion der Verantwortung« einhergeht. Der Begriff der Verantwortung werde zunehmend »in Richtung einer qualitativen Auswahl gefasst, ansetzend bereits vor der Geburt, vielleicht sogar vor der Zeugung«. Als »verantwortlich« erscheine die Vermeidung der Geburt vermutlich behinderter oder kranker Kinder durch Aufgabe des Kinderwunsches oder eine »Schwangerschaft auf Probe« und Abtreibung nach auffälligem Befund. Beck-Gernsheim befürchtet, dass Genomanalysen zu einem »einflussreichen Faktor der Normierung von Lebensstilen werden. Die Funktion der Verhaltenssteuerung, früher von den traditionellen Instanzen sozialer Kontrolle (z. B. Religion) ausgeübt, wird dann, zumindest partiell, von der Medizintechnologie übernommen«.

In den letzten Jahren sind durch die Entwicklung und den Einsatz prädiktiver genetischer Tests für zahlreiche Krankheiten zwei weitere Facetten genetischer Verantwortung hinzugekommen. Neben die Reproduktionsverantwortung tritt die Informationsverantwortung gegenüber Dritten. Genetische Informationen weisen eine wichtige Besonderheit auf: Sie betreffen nicht nur die Individuen selbst, sondern lassen regelmäßig auch Schlüsse über Gesundheitsrisiken von biologischen Verwandten zu. Es handelt sich also um persönliche Daten, die auch für Familienmitglieder medizinisch relevant sein können. Diese Eigenart genetischer Informationen wirft zwei wichtige moralische und rechtliche Fragen auf. Erstens stellt sich die Frage, ob Individuen verpflichtet sind, medizinisch-genetische Untersuchungsergebnisse an eventuell betroffene Verwandte weiterzugeben. Prinzipiell besitzt jede Bürgerin und jeder Bürger die Kontrolle über die eigenen genetischen Daten, die nicht ohne die ausdrückliche und informierte Zustimmung des betroffenen Individuums an Dritte weitergegeben werden dürfen. Es kann jedoch zu Konflikten kommen zwischen dem Recht auf Schutz des »genetischen Privatbereiches« und möglichen Mitteilungspflichten gegenüber Verwandten, um Krankheiten zu verhindern oder Gesundheitsschäden abzuwenden. Zweitens geht es in der medizinischen Praxis auch um das Spannungsverhältnis zwischen dem Gebot der ärztlichen Schweigepflicht und der Pflicht zur Aufklärung. Sollte der behandelnde Arzt darauf hinwirken, dass Familienangehörigen eines Patienten genetische Informationen, die für sie möglicherweise gesundheitlich relevant sind, zugänglich gemacht werden? Ist er oder sie eventuell aus haftungsrechtlichen Erwägungen sogar dazu gezwungen? Wenn das Vertrauensverhältnis zwischen Arzt und Patient prinzipiell gewährleistet sein soll, unter welchen Bedingungen kann davon abgewichen werden?

Ein weiteres Einsatzfeld genetischer Verantwortung betrifft das eigene Gesundheitsverhalten und die Pflichten gegenüber sich selbst. Nicht nur in Bezug auf Dritte, auf Nachkommen und Familienangehörige, sondern auch im Umgang mit den eigenen diagnostizierten genetischen Risiken wird ein verantwortliches Verhalten, eine Eigenverantwortung eingefordert. Genetische Verantwortung konkretisiert sich in diesem Fall als Nachfrage nach genetischen Untersuchungstechniken und Präventionsmöglichkeiten, um die Gesundheitsrisiken für den eigenen Körper zu minimieren. Erst die Kenntnis der individuellen genetischen Risiken erlaubt in dieser Perspektive eine verantwortliche Lebensführung. In dem Maße, in dem Krankheiten als genetisch verursacht begriffen werden, erfordert ein »mündiges« oder »risikokompetentes« Gesundheitsverhalten über die Kenntnis allgemeiner Risikofaktoren wie Rauchen, Alkohol und mangelnde Bewegung hinaus ein spezifisches Wissen um das eigene genetische Risikoprofil.

Mit der Entwicklung und Einführung prädiktiver Gentests in die Gesundheitsversorgung sehen viele Mediziner und Bioethiker einen »Ethos der Pflicht« heraufziehen. Die erweiterten diagnostischen Möglichkeiten erhöhten die Mitwirkungspflichten von Bürgern an der eigenen Gesunderhaltung. Auf der Grundlage prädiktiver Gesundheitsinformationen werde es »dem Einzelnen möglich, nicht nur gezielte Prävention zu betreiben, sondern auch seine Entscheidungen im Hinblick auf z. B. Berufswahl, Arbeitsplatz etc. eigenverantwortlich zu gestalten«. Prädiktive Gentests ermöglichten mehr Selbstbestimmung selbst in Fällen, in denen keine medizinischen Interventionsstrategien zur Verfügung stehen: »Informierte Menschen können ihr Leben besser planen, ihre potenziellen Grenzen erkennen und ihre Zukunft nach eigenen Vorstellungen und Wünschen gestalten.«

Mit der Redefinition von Gesunden als (genetische) »Risikopersonen« wachsen auch die Anforderungen an die Einzelnen, ein umfassendes Risikomanagement zu betreiben. Als genetisch verantwortungslos müssen all diejenigen gelten, die nicht willens oder fähig sind, die genetische Aufklärung als »Ausgang aus der selbst verschuldeten Unmündigkeit« (Immanuel Kant) zu begreifen. In dieser Perspektive handeln nur diejenigen autonom, die genetische Informationen nachfragen und aus dem genetischen Wissen die »richtigen« Schlüsse ziehen, d. h. Maßnahmen zum Risikomanagement einleiten und sich dem Imperativ der Krankheitsprävention unterwerfen:

»[W]hen genetic information is likely to make a significant difference in my decisions and when the information is obtainable with reasonable effort, I have no right to remain ignorant. From the recognition of my own autonomy, I have a duty to be informed.«

Ausblick

In unserem Beitrag haben wir einige Hintergründe, Dynamiken und Folgen prädiktiver Gentests dargestellt. Wir haben dabei neben den gesellschaftlichen Folgen dieser Technologie auch die sozio-technischen Konstellationen, die sie fördern, die ihnen eingeschriebenen sozio-kulturellen Kontingenzen sowie die soziopolitischen Kontexte, die sie ermöglichen, in die Analyse einbezogen. Offen bleiben muss die Frage, ob oder in welchem Umfang sich die Visionen einer molekularen Medizin in Zukunft erfüllen werden und die medizinische Bedeutung dieser Testverfahren zunimmt bzw. sie eine weitere Verbreitung erfahren.

Dem optimistischen Szenario einer auf das individuelle Genom abgestimmten personalisierten Medizin steht die wachsende Anerkennung genetischer und biologischer Komplexität in der biowissenschaftlichen Forschung entgegen. Immer deutlicher zeigt sich, dass Genotyp und Phänotyp nur in vergleichsweise wenigen Fällen in linearer, unidirektionaler Weise miteinander verbunden sind. Historisch gesehen, waren es aber genau diese Fälle – wie beispielsweise monogene Erbkrankheiten –, die das Paradigma der genetischen Determination und Vorhersagbarkeit für die molekulare Medizin und die genetische Diagnostik begründet haben. Gene sind in der Regel keine determinierenden Faktoren, sondern ihre Aktivität wird in hohem Maße nicht nur durch andere genetische und zelluläre, sondern auch durch Entwicklungs- und Alterungsprozesse sowie durch Umweltfaktoren beeinflusst. Angesichts dieser Befunde bestätigt sich die seit Langem von Kritikern und Kritikerinnen des genetischen Determinismus geäußerte Forderung, dass die reduktionistische Wahrnehmung von Genfunktion und Genregulation durch ein komplexeres Verständnis ersetzt werden muss.

Die zunehmende Einsicht in die Komplexität biologischer Regulationsprozesse hat in den letzten Jahren neuen Teildisziplinen, wie etwa der Systembiologie, der Entwicklungsbiologie oder der Epigenetik, ungeheuren Auftrieb gegeben. Diese Forschungsrichtungen konzentrieren sich auf Prozesse, die ganze Zellen oder Organismen involvieren, sowie auf die Funktionen von Genen und Proteinen und deren Interaktionen. Molekulare Prozesse sind in dieser Perspektive keine determinierenden Vorgänge, sondern werden als Funktion komplexer Interaktionen und Einflüsse von anderen Ebenen der biologischen Organisation verstanden. Innerhalb dieses Komplexitätsparadigmas sind es weder die individuellen Gene noch die Genome, die für den biologischen Prozess verantwortlich sind; vielmehr werden in analytischer Perspektive die genetischen mit anderen biologischen Dimensionen kombiniert. Noch radikaler fasst die Theorie der Entwicklungssysteme (Developmental Systems Theory, DST) das Verhältnis von Genen und »Umwelt«. Ihr zufolge sind biologische Prozesse nicht durch eine genetische Blaupause programmiert. Vielmehr wird die Genaktivität als eine Reaktion auf externe Signale verstanden, die spezifische Zellen zu bestimmten Zeitpunkten erreichen. Biologische Systeme werden dabei als emergente Resultate komplexer und gleichberechtigter Interaktionen und nicht als Manifestation prä-existierender Pläne begriffen. In dieser theoretischen Perspektive erscheinen Gene nicht mehr als determinierende Agenzien, sondern als Akteure in einem komplexen Netzwerk. Ihre Funktionen sind keine inhärenten Eigenschaften, sondern in hohem Maße von intra- und extrazellulären Kontexten abhängig.

Diese Thesen werden durch neueste Forschungsergebnisse bestätigt. Eine wissenschaftliche Großstudie, an der Dutzende von

Laboren auf der ganzen Welt beteiligt waren, untersuchte im Rahmen des ENCODE-Projekts (*The Encyclopedia of DNA Elements Project*) einen kleinen Teil des menschlichen Erbguts besonders gründlich. Das Konsortium kommt aufgrund der Forschungsergebnisse zu dem Schluss, dass das menschliche Genom keine »tidy collection of independent genes« ist, bei der jede DNA-Sequenz mit einer einzigen Funktion, wie beispielsweise einer Prädisposition für Diabetes oder Herzerkrankungen, verbunden ist. Stattdessen scheinen die Gene in einer noch nicht verstandenen Weise in einem komplexen Netzwerk miteinander und mit anderen Komponenten zu interagieren.

Trotz des durch die neuen Erkenntnisse in Systembiologie und Entwicklungsbiologie eingeleiteten Paradigmenwechsels steht nicht zu erwarten, dass sich der Diskurs über die Funktion von Genen und Genomen bald grundlegend ändern wird. Nach wie vor liegt der strategische Fokus der biomedizinischen Forschung auf der genetischen Verursachung von Krankheiten, und die Risikofaktorenmedizin wird durch den Einsatz von prädiktiven Tests oder Testbatterien weiter stabilisiert. Zwar wird die Vorstellung »des Gens für« eine bestimmte Krankheit durch die Definition einer Vielfalt von Polymorphismen bzw. krankheitsrelevanter Genaktivitäten und deren Expressionsmuster ersetzt, die die Wahrscheinlichkeit der Krankheitsentwicklung erhöhen können. Doch die Konzentration auf Gene, Genprodukte und Gentests führt den von Haraway konstatierten »Genfetischismus« fort.

Zwei weitere Gründe sprechen dagegen, dass die derzeit beobachtbaren Entwicklungen im Bereich der prädiktiven und personalisierten Medizin bald eine andere Richtung einschlagen werden. Zum einen haben sich Genanalytik und Gendiagnostik auch jenseits der Medizin in der Forschung, der Forensik sowie im Bereich der Verwandtschaftsnachweise fest etabliert. Von diesen institutionellen Verfestigungen gehen stabilisierende und stimulierende Impulse aus, die auch die Entwicklung von prädiktiven Tests im Bereich der Medizin weiter befördern werden. Zum anderen steht im Bereich der Genomanalytik inzwischen eine komplexe und ausdifferenzierte Testtechnologie bereit, deren Entwickler nichts unversucht lassen werden, um ihren Anwendungen neue Märkte zu erschließen. Dabei zeichnet sich ab, dass von Strategien, die auf die Analyse von einzelnen Genen zielen, zunehmend Abstand genommen und versucht wird, mithilfe von Microarrays oder anderen Hochdurchsatztechnologien differenzierte Muster von Polymorphismen und/oder Genaktivitäten zu erfassen, um der Komplexität der Wechselwirkungen zwischen genetischen und Umweltfaktoren zumindest annähernd Rechnung zu tragen. Das genetische Zeitalter ist zweifellos noch nicht zu Ende; was genau »genetisch« in Zukunft meint, steht freilich auf einem anderen Blatt.

Susan Sontag

Krankheit als Metapher

Die Bilder und Vorstellungen, die wir uns von lebensbedrohlichen Krankheiten wie dem Krebs machen, verraten viel über die Gesellschaft, in der wir leben – und können uns selber das Leben unnötig schwer machen. Wir müssen uns von ihnen befreien. Was ist die gesündeste Art, krank zu sein? Das fragt die amerikanische Schriftstellerin und Publizistin Susan Sontag (1933–2004) in ihrem berühmten Essay »Krankheit als Metapher«, der 1978 zum ersten Mal gedruckt wurde und bis heute nichts von seiner aufklärerischen Kraft verloren hat. Hier folgen Auszüge daraus.

Krankheit ist die Nachtseite des Lebens, eine eher lästige Staatsbürgerschaft. Jeder, der geboren wird, besitzt zwei Staatsbürgerschaften, eine im Reich der Gesunden und eine im Reich der Kranken. Und wenn wir alle es auch vorziehen, nur den guten Ruf zu benutzen, früher oder später ist doch jeder von uns gezwungen, wenigstens für eine Weile, sich als Bürger jenes anderen Ortes auszuweisen.

Nicht, was es wirklich bedeutet, ins Reich der Kranken zu emigrieren und dort zu leben, will ich beschreiben, sondern die Straf- oder Gefühlsfantasien, die man damit verbindet: nicht wirkliche Geografie, sondern nationale Stereotypen. Mein Thema ist nicht die physische Krankheit als solche, sondern die Verwendung der Krankheit als Bild oder Metapher. Zeigen will ich, dass Krankheit keine Metapher ist und dass die ehrlichste Weise, sich mit ihr auseinanderzusetzen – und die gesündeste Weise, krank zu sein –, darin besteht, sich so weit wie möglich von metaphorischem Denken zu lösen, ihm größtmöglichen Widerstand entgegenzusetzen. Freilich ist es kaum möglich, seinen Wohnsitz im Reich der Krankheit zu nehmen, ohne vorgeprägt worden zu sein durch die grauenhaften Metaphern, mit denen seine Landschaft ausstaffiert worden ist. Dem Bemühen um Aufklärung dieser Metaphern und Befreiung von ihnen ist diese Untersuchung gewidmet.

Zwei Krankheiten sind in spektakulärer und ähnlicher Weise mit Metaphern befrachtet worden: Tuberkulose und Krebs.

Die im letzten Jahrhundert von Tb, heute von Krebs ausgelösten Fantasien sind Reaktionen auf eine Krankheit, die als unheilbar und launisch gilt – das heißt auf eine Krankheit, die unverstanden ist in einer Zeit, in der die Grundprämisse der Medizin lautet, dass alle Krankheiten heilbar seien. Eine solche Krankheit ist per definitionem mysteriös. Solange ihre Ursache nicht verstanden wurde und ärztliche Maßnahmen derart wirkungslos blieben, galt Tb als heimtückischer, unerbittlicher Diebstahl des Lebens. Heute ist der Krebs an der Reihe, die Krankheit zu sein, die nicht anklopft, bevor sie eintritt, ist es der Krebs, der die Rolle einer als erbarmungslose, geheime Invasion erfahrenen Krankheit übernimmt – eine Rolle, die er so lange behalten wird, bis seine Ätiologie eines Tages so klar und seine Behandlung so wirksam sein werden, wie es die der Tb geworden sind.

Obwohl die Art, wie Krankheit Mystifikationen schafft, vor einem neuen Erwartungshintergrund zu sehen ist, weckt die Krankheit selbst (damals Tb, heute Krebs) höchst altmodische Arten von Ängsten. Jede Krankheit, die man als Geheimnis behandelt und heftig genug fürchtet, wird als im moralischen, wenn nicht wörtlichen Sinne ansteckend empfunden. So sehen sich überraschend viele Menschen mit Krebs von Verwandten und Freunden gemieden und werden von Mitgliedern ihres Haushalts zum Objekt von Desinfektionspraktiken gemacht, als ob Krebs wie Tb eine ansteckende Krankheit wäre. Der Kontakt mit jemandem, der von einer als mysteriöses Übel betrachteten Krankheit befallen ist, gilt unvermeidlich als Vergehen oder gar als Tabuverletzung. Schon dem bloßen Namen solcher Krankheiten wird magische Macht zugeschrieben. In Stendhals *Armance* (1827) weigert sich die Mutter des Helden, »Tuberkulose« zu sagen, weil sie fürchtet, allein das Aussprechen des Wortes könne den Gang der Krankheit ihres Sohnes beschleunigen. Und Karl A. Menninger beobachtete (in *Das Leben als Balance*), dass »schon dem bloßen Wort ›Krebs‹ nachgesagt wird, manche Patienten zu töten, die der Bösartigkeit ihrer Krankheit, an der sie leiden, sonst nicht (so schnell) erlegen wären«. Diese Beobachtung wird zur Unterstützung von antiintellektuellen Pietätsregungen und eines in der zeitgenössischen Medizin und Psychiatrie allzu triumphierenden Mitleids herangezogen. »Patienten, die uns wegen ihres Leidens, ihres Elends und ihrer Invalidität konsultieren«, fährt er fort, »haben jedes Recht, es einem zu verargen, wenn man ihnen den verdammenden Zeigefinger auf die Wunde legt.« Dr. Menninger empfiehlt, die Ärzte sollten generell auf »Namen« und »Etikette« verzichten (»Unsere Funktion besteht darin, diesen Menschen zu helfen, nicht darin, ihnen noch mehr Kummer zu bereiten«) – was letzten Endes bedeuten würde, dass die Geheimhaltung und der ärztliche Paternalismus nur noch größer würden. Nicht das Benennen als solches ist herabsetzend oder verdammend, sondern der Name »Krebs«. Solange eine besondere Krankheit als ein bösartiger, unbezwingbarer Feind und nicht einfach nur als Krankheit behandelt wird, werden die meisten Menschen mit Krebs in der Tat demoralisiert sein, wenn sie erfahren, was für eine Krankheit sie haben. Die Lösung kann wohl kaum darin bestehen, dass man Krebspatienten nicht länger die

Wahrheit sagt, sondern nur in der Berichtigung der Vorstellung von dieser Krankheit, ihrer Entmythisierung.

Als vor noch gar nicht vielen Jahrzehnten die Eröffnung, jemand habe Tb, gleichbedeutend mit einem Todesurteil war – so wie heute in der populären Vorstellung Krebs gleich Tod ist –, war es üblich, Tuberkulosekranken und nach ihrem Tod auch deren Kindern ihre eigentliche Krankheit zu verheimlichen. Selbst bei Patienten, die über ihre Krankheit informiert waren, scheuten sich Ärzte und Familie, frei darüber zu sprechen. »In Worten erfährt man freilich nichts Bestimmtes«, schrieb Kafka 1924 aus dem Sanatorium, in dem er zwei Monate später starb, an einen Freund, »da bei Besprechung der Kehlkopftuberkulose ... jeder in eine schüchterne, ausweichende, starräugige Redeweise verfällt.« Wenn es darum geht, Krebs zu verschweigen, sind die Konventionen sogar noch wirksamer. In Frankreich und Italien folgen die Ärzte immer noch der Regel, der Familie des Patienten eine Krebsdiagnose mitzuteilen, dem Patienten selbst jedoch nicht. Die Ärzte meinen, dass nur außergewöhnlich reife und intelligente Patienten imstande seien, die Wahrheit zu ertragen. (Ein führender französischer Onkologe sagte mir, weniger als ein Zehntel seiner Patienten wüssten, dass sie Krebs haben.) In Amerika herrscht mittlerweile – teilweise aufgrund der Angst der Ärzte vor Klagen wegen falscher Behandlung – weit mehr Aufrichtigkeit dem Patienten gegenüber, aber das größte Krebskrankenhaus des Landes verschickt Mitteilungen und Rechnungen an entlassene Patienten routinemäßig in Umschlägen, die den Absender nicht verraten, in der Annahme, dass die Krankheit vor der Familie geheim gehalten worden sein könnte. Da die Krebserkrankung ein Skandal sein kann, der das Liebesleben, Aufstiegschancen, ja sogar den Arbeitsplatz gefährdet, neigen Patienten, die wissen, was sie haben, dazu, in Bezug auf ihre Krankheit äußerst zurückhaltend, wenn nicht geradezu verschwiegen zu sein. Und ein Bundesgesetz, der *Freedom of Information Act* von 1966, nennt »Krebsbehandlung« in einer

Klausel, die solche Angelegenheiten von der Pflicht zur Offenlegung ausnimmt, bei denen diese »einen ungerechtfertigten Eingriff in die Privatsphäre« darstellen würde. Dabei wird Krebs als einzige Krankheit erwähnt.

Dies ganze Belügen und Lügen von Krebspatienten ist ein Maßstab dafür, wie viel schwieriger es in den hochentwickelten Industriegesellschaften geworden ist, mit dem Tod zurechtzukommen. Da der Tod heute nun einmal ein beleidigend bedeutungsloses Ereignis ist, wird die Krankheit, die weitgehend als Synonym für Tod betrachtet wird, als etwas erlebt, das versteckt werden muss. Die Politik, Krebspatienten gegenüber doppeldeutig über die Natur ihrer Krankheit zu sprechen, spiegelt die Überzeugung, dass man sterbenden Menschen am besten ihren nahen Tod verschweigt und dass der gute Tod der plötzliche ist – am besten, er tritt ein, während wir bewusstlos sind oder schlafen. Die moderne Verleugnung des Todes erklärt jedoch nicht das Ausmaß des Lügens und des Wunsches, belogen zu werden; sie berührt noch nicht die tiefste Angst. Dass jemand, der einen Herzinfarkt gehabt hat, innerhalb weniger Jahre an einem weiteren sterben wird, ist mindestens so wahrscheinlich, wie dass jemand mit Krebs bald an Krebs sterben wird. Aber es denkt niemand daran, einem Herzpatienten die Wahrheit zu verheimlichen; an einer Herzattacke ist nichts Schändliches. Krebspatienten werden nicht nur deshalb belogen, weil die Krankheit ein Todesurteil ist (oder doch für eines gehalten wird), sondern weil sie als obszön empfunden wird – im ursprünglichen Sinne des Wortes: als unter einem bösen Omen stehend, abscheulich, abstoßend für die Sinne.

Die Herzkrankheit impliziert eine Schwäche, eine Störung, ein Versagen mechanischer Art; sie hat nichts Schändliches, nichts von jenem Tabu, das einst den Tb-Kranken anhaftete und heute immer noch die Krebskranken umgibt. Die Metaphern, die mit Tb und Krebs verbunden werden, sprechen lebendige Prozesse an, die besonders betroffen machen, besonders grässlich sind.

Als die Reise in ein besseres Klima im frühen 19. Jahrhundert zur Behandlung der Tuberkulose erfunden wurde, wurden die widersprüchlichsten Orte vorgeschlagen. Der Süden, die Berge, Wüsten, Inseln – ihre bloße Vielfalt lässt schon auf ihr Gemeinsames schließen: die Ablehnung der Großstadt. Sobald Alfredo in *La Traviata* Violettas Liebe gewonnen hat, holt er sie weg von dem ungesunden, verderbten Paris in die bekömmliche Landluft: Sofortige Gesundheit ist die Folge. Und Violettas Verzicht auf das Glück ist gleichbedeutend mit der Abkehr vom Land und der Rückkehr in die Stadt – wo ihr Schicksal besiegelt ist, ihre Tb wiederkehrt und sie stirbt.

Die Krebsmetapher erweitert das Thema der Ablehnung der Stadt. Ehe sie im wörtlichen Sinne als krebsverursachende (karzinogene) Umwelt verstanden wurde, wurde die Stadt selbst als ein Krebs angesehen – ein Platz abnormen, unnatürlichen Wachstums. In *The Living City* (1958) verglich Frank Lloyd Wright die Stadt früherer Zeiten, diesen gesunden Organismus (»Die Stadt war damals nicht bösartig«), mit der modernen Stadt. »Die in Planquadrate aufgeteilte Großstadt auf der Karte anzuschauen ist wie ein Blick auf den Querschnitt eines Gewebetumors.«

Im Verlauf des 19. Jahrhunderts werden die Krankheitsmetaphern virulenter, unsinniger, demagogischer. Und es besteht in zunehmendem Maße die Neigung, jegliche Situation, die man missbilligt, als Krankheit zu bezeichnen. Die Krankheit, die ebenso sehr als Teil der Natur angesehen werden könnte wie die Gesundheit, wurde zum Synonym all dessen, was »unnatürlich« war. In *Die Elenden* schrieb Hugo: »Der Monastizismus, wie er in Spanien existierte und wie er in Tibet noch existiert, ist für die Zivilisation eine Art Tuberkulose. Er kappt die Beziehungen zum Leben. Ganz einfach gesagt, er entvölkert. Einsperrung, Kastration. Er war eine Geißel in Europa.«

Bichat definierte das Leben im Jahre 1800 als »die Gesamtheit der Funktionen, die dem Tode Widerstand leisten«. Dieser Gegensatz zwischen Leben und Tod sollte dann auf einen Gegensatz zwischen Leben und Krankheit übertragen werden. Die Krankheit (die nun mit dem Tod gleichgesetzt wird) ist das, was dem Leben entgegensteht.

Im Jahre 1916 kritisierte Gramsci in *Sozialismus und Kultur* scharf die »Denkgewohnheit, dass Kultur enzyklopädisches Wissen sei ... Diese Form von Kultur dient dazu, jenen blassen und geistig gebrochenen Intellektualismus zu schaffen ..., der eine ganze Schar von Prahlern und Tagträumern hervorgebracht hat, die einem gesunden gesellschaftlichen Leben abträglicher sind als Tuberkulose oder Syphilis-Mikroben der Schönheit und Gesundheit des Körpers ...«.

Mandelstam zollte Pasternak im Jahre 1919 folgenden Tribut: »Pasternaks Verse lesen, das ist fast wie sich räuspern, seine Atmung stärken, die Lungen füllen; solche Poesie muss gesund sein, eine Kur gegen Tuberkulose. Keine Poesie ist gesünder in der gegenwärtigen Zeit. Es ist, als trinke man *koumiss* nach amerikanischer Dosenmilch.« Und Marinetti bei seiner Kritik am Kommunismus von 1920: »Der Kommunismus ist die Verschärfung der bürokratischen Krebskrankheit, die stets jede Menschlichkeit aufgezehrt hat. Ein deutscher Krebs, ein Produkt der charakteristischen deutschen Umständlichkeit. Jede Art von pedantischer Vorbereitung ist antihuman ...«

Im Hinblick auf denselben Frevel attackieren der präfaschistische italienische Autor den Kommunismus und der spätere Gründer der italienischen kommunistischen Partei eine bestimmte bürgerliche Vorstellung von Kultur (»wirklich schädlich, besonders für das Proletariat«, sagt Gramsci) deshalb, weil sie künstlich, pedantisch, rigide, leblos sei. Sowohl Tb als auch Krebs sind regelmäßig angeführt worden, um repressive Praktiken und Ideale zu verurteilen, wobei man sich die Unterdrückung als von einer Umwelt ausgehend vorstellte, die einem entweder die Kraft raubte (Tb) oder aber die Flexibilität und die Spontaneität (Krebs). Die modernen Krankheitsmetaphern spezifizieren ein Ideal gesellschaftlichen Wohlergehens in Analogie zur physischen Gesundheit, das ebenso häufig antipolitisch ist wie der Ruf nach einer neuen politischen Ordnung.

Ordnung ist das älteste Anliegen der Staatsphilosophie, und wenn es einleuchtend ist, die Polis mit einem Organismus zu vergleichen, dann ist es ebenso einleuchtend, Störungen innerhalb des Staatswesens mit einer Krankheit zu vergleichen. Die klassischen Formulierungen, die die politische Unordnung mit einer Krankheit gleichsetzen, gehen – von Plato bis zu, sagen wir, Hobbes – von der klassischen medizinischen (und politischen) Idee des Gleichgewichts aus. Krankheit kommt von mangelndem Gleichgewicht. Die Behandlung ist darauf abgestellt, das richtige Gleichgewicht wiederherzustellen – politisch gesprochen, die richtige hierarchische Ordnung. Die Prognose ist im Prinzip stets optimistisch. Die Gesellschaft holt sich erklärtermaßen niemals eine tödliche Krankheit.

Wenn bei Machiavelli ein Krankheitsbild benutzt wird, dann beruht es auf der Voraussetzung, dass die Krankheit heilbar sei. »Die Schwindsucht«, schrieb er, »ist am Anfang leicht zu heilen und schwer zu verstehen; ist sie jedoch weder rechtzeitig entdeckt noch nach einem angemessenen Grundsatz behandelt worden, wird sie leicht zu verstehen und schwer zu heilen. Dasselbe geschieht nun bei staatlichen Angelegenheiten; wenn man sie aus einer gewissen Entfernung voraussieht, was nur talentierte Männer schaffen, sind die Übel, die aus ihnen erwachsen könnten, bald behoben; lässt man jedoch aus Mangel an Voraussicht zu, dass sie sich so weit auswachsen, dass sie für jedermann wahrnehmbar sind, gibt es keinerlei Hilfsmittel mehr.« Machiavelli führt Tb als eine Krankheit an, deren Fortschreiten unterbunden werden kann, wenn sie in einem frühen Stadium (wenn ihre Symptome kaum sichtbar sind) entdeckt wird. Bei angemessener Voraussicht ist der

Verlauf einer Krankheit nicht irreversibel; dasselbe gilt für Störungen innerhalb des Staatswesens. Machiavelli bietet eine Krankheitsmetapher an, die nicht weniger die Gesellschaft als die Staatskunst betrifft (die als eine therapeutische Kunst begriffen wird): Wie Vorsicht vonnöten ist, um ernsthafte Krankheiten zu kontrollieren, so ist Voraussicht vonnöten, um gesellschaftliche Krisen zu kontrollieren. Es ist eine Metapher über und ein Aufruf zur Voraussicht.

Innerhalb der großen Tradition der Staatsphilosophie wird die Analogie zwischen Krankheit und politischer Unordnung aufgestellt, um die Regenten zu einer rationaleren Politik zu ermuntern. »Obwohl nichts unsterblich sein kann, was Sterbliche tun«, schrieb Hobbes, »wenn die Menschen über die Vernunft verfügten, auf die sie Anspruch erheben, könnten ihre Staaten wenigstens vor dem Untergang infolge innerer Erkrankungen bewahrt werden ... Wenn sie also der Auflösung anheimfallen, nicht infolge von äußerer Gewalt, sondern von innerer Unordnung, dann liegt der Fehler nicht an den Menschen, insofern sie deren *Materie*, sondern insofern sie deren *Macher* und *Lenker* sind.« Hobbes' Anschauung ist alles andere als fatalistisch. Regenten haben die Verantwortung und die Fähigkeit (mithilfe der Vernunft), der Unordnung Herr zu werden. Für Hobbes ist der Mord (»äußere Gewalt«) der einzige »natürliche« Weg, auf dem eine Gesellschaft oder Institution sterben kann. An einer inneren Unordnung zugrunde zu gehen – diese wird mit einer Krankheit gleichgesetzt – ist Selbstmord, etwas durchaus Vermeidbares; ein Willensakt oder eher ein Versagen des Willens (das heißt der Vernunft).

Die Krankheitsmetapher wurde innerhalb der Staatsphilosophie verwendet, um den Anspruch auf eine vernünftige Reaktion zu bekräftigen. Machiavelli und Hobbes setzten auf einen Teil der ärztlichen Weisheit, die Bedeutung der frühzeitigen Unterbindung ernsthafter Erkrankungen in einem Stadium, wo sie relativ leicht zu kontrollieren sind. Die Krankheitsmetapher konnte jedoch auch benutzt werden, um die Regenten zu einer anderen Art von Voraussicht zu ermutigen.

Im Jahre 1708 schrieb Lord Shaftesbury: »Innerhalb der Menschheit gibt es bestimmte Stimmungen, denen man notwendigerweise ihren Lauf lassen muss. Der menschliche Geist ist ebenso wie der Körper natürlicherweise Erschütterungen ausgesetzt ..., da es im Blut seltsame Fermente gibt, die in vielen Körpern gelegentlich eine außerordentliche Entladung hervorrufen ... Wenn Ärzte alles daransetzen, um diese Körperfermente zu beruhigen, und sich in die Stimmungen einschalten, die bei solchen Ausbrüchen zum Vorschein kommen, haben sie, statt eine Heilung zu bewirken, stattdessen alle Aussichten, eine Pest auszulösen und einen Frühlingsschauder und eine Herbstmattigkeit in ein epidemisches bösartiges Fieber zu verwandeln. Sie sind genauso schlechte Ärzte wie jene im Staatswesen, die in solche geistigen Ausbrüche durchaus hineinreden wollen und unter dem trügerischen Vorwand, diesen Juckreiz des Aberglaubens zu heilen und die Seelen vor der Ansteckung der Begeisterung zu retten, die ganze Natur in Aufruhr versetzen und ein paar unschuldige Karbunkel in eine Entzündung und einen tödlichen Brand verwandeln würden.« Shaftesbury will darauf hinaus, dass es vernünftig sei, ein gewisses Maß an Unvernunft zu tolerieren (»Aberglauben«, »Begeisterung«), und dass strenge Unterdrückungsmaßnahmen wahrscheinlich die Unordnung verschlimmern, statt sie zu beheben, und einen bloßen Schaden in eine Katastrophe verwandeln. Das Staatswesen sollte nicht übermächtig verarztet, nicht für jede Störung sollte nach einem Medikament gesucht werden.

Für Machiavelli Voraussicht, für Hobbes Vernunft, für Shaftesbury Toleranz – das sind alles Vorstellungen davon, wie eine angemessene Staatskunst, die mithilfe einer medizinischen Analogie verstanden wird, eine fatale Unordnung verhindern kann. Die Gesellschaft gilt als grundsätzlich bei guter Gesundheit; Krankheit (Unordnung) ist prinzipiell stets zu bewältigen.

In der modernen Zeit impliziert der Gebrauch von Krankheitsbildern innerhalb der politischen Rhetorik andere, weniger nachsichtige Annahmen. Die moderne Idee der Revolution, die auf der Einschätzung der unablässigen Trostlosigkeit der bestehenden politischen Situation basiert, erschütterte den alten optimistischen Gebrauch von Krankheitsmetaphern. John Adams schreibt im Dezember 1772 in sein Tagebuch: »Ich stehe vor düsteren Aussichten ... Mein Land ist zutiefst elend und hat wenig Grund zur Hoffnung. Der Leib des Volkes scheint erschöpft durch den Kampf, und Käuflichkeit, Servilität und Prostitution nagen und breiten sich aus wie ein Krebs.«

Man begann, politische Ereignisse gemeinhin als beispiellos, als radikal zu definieren, und allmählich wurden sowohl innerstaatliche Unruhen als auch Kriege letztlich als Revolutionen verstanden. Anders, als man erwarten konnte, gelangten die Krankheitsmetaphern im modernen Sinn nicht mit der amerikanischen, sondern mit der Französischen Revolution – und zwar insbesondere im Zuge der konservativen Reaktion auf die Französische Revolution – zur Durchsetzung. In *Reflections on the Revolution in France* (1790) stellte Edmund Burke die älteren Kriege und innerstaatlichen Unruhen dieser einen Unruhe gegenüber, der er einen völlig neuen Charakter zusprach. Vorher »bestanden die Organe ... des Staates fort, wenn sie auch zerrüttet waren«, wie immer die Katastrophe ausgesehen haben mag. Doch, und er wandte sich direkt an die Franzosen, »Euer gegenwärtiges Chaos hat, wie eine Lähmung, den Lebensborn selbst angegriffen«.

Wie die klassischen Theorien von der Polis den Weg der Theorien von den vier Körpersäften gegangen sind, so ist die moderne Auffassung von Politik durch eine moderne Krankheitsauffassung vervollständigt worden. Die Krankheit kommt dem Tode gleich. Burke beschwor die Lähmung (»und das lebende Geschwür eines zerfallenden Gedächtnisses«). Die Emphase sollte bald auf Krankheiten liegen, die grässlich und tödlich sind. Solche Krankheiten lassen sich nicht bewältigen oder behandeln; sie müssen attackiert werden. In *Quatre-vingt-treize* (*Dreiundneunzig* [1874]), Hugos Roman über die Französische Revolution, erteilt der Revolutionär Gauvain, der zur Guillotine verurteilt ist, der Revolution Absolution für all ihr Blutvergießen einschließlich seiner eigenen bevorstehenden Exekution, »weil sie ein Sturm ist. Ein Sturm weiß stets, was er tut ... Die Zivilisation befand sich im Würgegriff der Pest; dieser Sturmwind bringt die Rettung. Vielleicht ist er nicht wählerisch genug. Kann er anders handeln? Er ist mit der anstrengenden Aufgabe betraut, die Krankheit hinwegzufegen. Angesichts der schrecklichen Infektion verstehe ich die Gewalt des Windstoßes«.

Es ist kaum das letzte Mal, dass revolutionäre Gewalt mit der Begründung gerechtfertigt wird, dass die Gesellschaft eine tief wurzelnde, schreckliche Krankheit habe. Die Melodramatik der Krankheitsmetapher nimmt im modernen politischen Diskurs einen strafenden Beiklang an: Von Krankheit nicht als Bestrafung, sondern als Zeichen des Bösen, als etwas, das bestraft werden muss, wird gesprochen.

Die modernen totalitären Bewegungen, die rechten ebenso wie die linken, waren besonders – und in enthüllender Weise – geneigt, Bilder aus dem Bereich der Krankheit zu gebrauchen. Die Nazis erklärten, jemand von gemischter »rassischer« Herkunft sei wie ein Syphiliskranker. Das europäische Judentum wurde zu wiederholten Malen mit der Syphilis gleichgesetzt und mit einem Krebs, der ausgeschnitten werden müsse. Die Krankheitsmetaphern waren auch ein Hauptbestandteil der bolschewistischen Polemik, und Trotzki, der begabteste aller kommunistischen Polemiker, verwendete sie insbesondere nach seiner Verbannung aus der Sowjetunion im Jahre 1929 sehr ausgiebig. Der Stalinismus wurde Cholera, Syphilis und Krebs genannt. Dass beim Bildgebrauch innerhalb der Politik nur tödliche Krankheiten verwendet werden, verleiht der Metapher einen weit pointierteren Charakter.

Wenn heute ein politisches Ereignis oder eine politische Situation mit einer Krankheit verglichen werden, wird dadurch Schuld eingeflößt, Bestrafung empfohlen.

Dies trifft insbesondere auf den Gebrauch von Krebs als Metapher zu. Er läuft darauf hinaus, dass man vor allem anderen sagt, ein Ereignis oder eine Situation sei uneingeschränkt und unwiderruflich böse. Das treibt den Einsatz enorm in die Höhe. Hitler klagte in dem ersten Schriftstück seiner politischen Laufbahn, einem im September 1919 geschriebenen antijüdischen Schmähbrief, die Juden an, ihr Wirken werde zur »Rassentuberkulose der Völker«. Die Tuberkulose hat ihr Prestige als überdeterminierte schuldhafte Krankheit des 19. Jahrhunderts bis heute bewahrt. (Man erinnere sich an Hugos Vergleich des Monastizismus mit der Tb.) Die Nazis modernisierten ihre Rhetorik jedoch rasch, und Bilder aus dem Bereich des Krebses waren in der Tat weit geeigneter für ihre Zwecke. Wie in den Reden über die »Judenfrage« im Verlauf der 30er-Jahre gesagt wurde – um einen Krebs zu behandeln, muss man viel von dem gesunden Gewebe um ihn herum wegschneiden. So, wie die Nazis sich dieses Bildes bedienten, erfordert Krebs »radikale« Behandlung im Unterschied zur »weichen« Behandlung, die als der Tb angemessen galt – hier haben wir den Unterschied zwischen Sanatorium (d. h. Exil) und Chirurgie (d. h. Krematorien). (Die Juden wurden auch mit dem Stadtleben identifiziert und wurden eine Metapher für Stadtleben – die Rhetorik der Nazis hallte von sämtlichen romantischen Klischees über die Städte als kräftezehrende, bloß zerebrale, moralisch verseuchte, ungesunde Umwelt wider.)

Die Beschreibung eines Phänomens als Krebs ist eine Anstiftung zur Gewalt. Die Verwendung des Krebses innerhalb des politischen Diskurses befördert den Fatalismus und rechtfertigt »strenge« Maßnahmen – wie sie zugleich die weitverbreitete Ansicht bestätigt, dass die Krankheit notwendigerweise tödlich ausgeht. Eine Krankheitsauffassung ist niemals unschuldig. Es ließe sich jedoch behaupten, dass Krebsmetaphern als solche schon implizit genozidal sind. Keine spezifische politische Anschauung scheint ein Monopol auf diese Metapher zu haben. Trotzki nannte den Stalinismus den Krebs des Marxismus; in China wurde die Viererbande im letzten Jahr unter anderem zum »Krebs von China«; John Dean erklärte Nixon Watergate folgendermaßen: »Wir haben einen Krebs im Innern – nahe dem Präsidentenamt –, der im Wachsen begriffen ist.« Die Standardmetapher der arabischen Polemik – die von den Israelis während der letzten zwanzig Jahre täglich im Radio gehört wurde – lautet, Israel sei »ein Krebs im Herzen der arabischen Welt« oder »der Krebs des Mittleren Ostens«, und ein Offizier der rechtsgerichteten christlichen libanesischen Streitkräfte, die im August 1976 das palästinensische Flüchtlingslager von Tal Zaatar belagerten, nannte das Lager »einen Krebs im libanesischen Körper«. Der Krebsmetapher scheinen diejenigen, die Töne der Entrüstung anschlagen wollen, nur schwer widerstehen zu können. Neal Ascherson schrieb 1969, die Slansky-Affäre »war – ist – ein riesiger Krebs im Körper von Staat und Nation der Tschechoslowakei«; Simon Leys spricht in *Chinese Shadows* vom »maoistischen Krebs, der das Antlitz Chinas wegnagt«; D. H. Lawrence nannte die Masturbation »den am tiefsten reichenden und gefährlichsten Krebs unserer Zivilisation«; und ich schrieb in der Erregung der Verzweiflung über Amerikas Krieg gegen Vietnam, »die weiße Rasse [sei] der Krebs der menschlichen Geschichte«.

Wie soll man aber im späten 20. Jahrhundert moralisch streng sein? Wie denn, wenn es so vieles gibt, gegen das man streng sein muss; wie denn, wenn man zwar ein Empfinden für das Böse hat, aber keine religiöse oder philosophische Sprache, um intelligent über das Böse zu sprechen? Bei unserem Versuch, das »radikale« oder »absolute« Böse zu beschreiben, suchen wir nach angemessenen Metaphern. Die modernen Krankheitsmetaphern sind jedoch sämtlich billige Münze. Zudem wird den Menschen, die die wirkliche Krankheit haben, auch kaum dadurch geholfen, dass sie ihre Krankheit ständig als Ausbund des Bösen genannt hören. Nur im eingeschränktesten Sinne ist irgendein historisches Ereignis oder Problem wie eine Krankheit. Und die Krebsmetapher ist besonders krass. Sie ist unabänderlich, eine Ermutigung, zu vereinfachen, was komplex ist, und eine Aufforderung zur Selbstgerechtigkeit, wenn nicht zum Fanatismus.

Es ist instruktiv, das Krebsbild mit dem vom Brand zu vergleichen. Da er einige der metaphorischen Eigentümlichkeiten von Krebs besitzt – er kommt von nirgendwo her, breitet sich aus, ist abstoßend –, sollte man meinen, dass Brand mit allem ausgestattet ist, was ein Polemiker sich nur wünschen kann. Tatsächlich wurde er in einer wichtigen moralischen Polemik verwendet – der gegen die französische Anwendung der Folter im Algerien der 50er-Jahre. Der Titel des berühmten Buches, das diese Folter anprangert, lautet *La Gangrène* (Der Brand). Es besteht jedoch ein großer Unterschied zwischen den Krebs- und den Brandmetaphern. Zunächst einmal ist klar, wodurch Brand verursacht wird. Er ist äußerlich (Brand kann sich aus einem Kratzer entwickeln); Krebs wird als mysteriös aufgefasst, eine Krankheit mit vielfältigen Ursachen, inneren ebenso wie äußeren. Zum Zweiten ist Brand keine so umfassende Katastrophe. Er führt oft zur Amputation, weniger oft zum Tode; von Krebs wird angenommen, dass er in den meisten Fällen zum Tode führt. Nicht Brand – und nicht die Pest (trotz beachtlicher Versuche von so verschiedenen Schriftstellern wie Artaud, Reich und Camus, Letztere als Metapher für Bedrückung und Katastrophe durchzusetzen) –, sondern Krebs bleibt die radikalste der Krankheitsmetaphern. Und gerade weil sie so radikal ist, ist sie besonders tendenziös – eine geeignete Metapher für Paranoiker, für diejenigen, die Kampagnen in Kreuzzüge verwandeln müssen, für die Fatalisten (Krebs = Tod) und für diejenigen, die von der Faszination eines ahistorischen revolutionären Optimismus (der Vorstellung, dass nur die radikalsten Veränderungen richtig seien) beherrscht werden. Solange sich so viel militärische Übertreibung an die Beschreibung und Behandlung von Krebs heftet, ist sie eine besonders ungeeignete Metapher für die Friedliebenden.

Es ist natürlich wahrscheinlich, dass die auf Krebs bezogene Sprache sich in den kommenden Jahren entwickeln wird. Sie muss sich entschieden ändern, wenn die Krankheit endlich begriffen und die Rate der Heilerfolge wesentlich höher wird. Sie ändert sich bereits im Zuge der Entwicklung neuer Behandlungsformen. Wie die Chemotherapie die Strahlentherapie bei der Behandlung von Krebspatienten bereits mehr und mehr ersetzt, so wird in irgendeiner Art von Immuntherapie wahrscheinlich eine wirksame Form der Behandlung (sie ist bereits eine erprobte Zusatzbehandlung) gefunden werden. In bestimmten medizinischen Kreisen, wo die Ärzte sich auf den Aufbau massiver immunologischer Reaktionen auf Krebs konzentrieren, haben sich die Begriffe bereits verschoben! In dem Maße, wie die Sprache der Behandlung sich von den militärischen Metaphern aggressiver Kriegführung zu Metaphern entwickelt, die die »natürlichen Abwehrkräfte des Körpers« in den Vordergrund stellen (das, was das »immunodefensive system« genannt wird, kann – um gänzlich mit der militärischen Metapher zu brechen – auch als »immune competence« des Körpers bezeichnet werden), wird der Krebs teilweise entmythisiert werden; und es mag dann möglich sein, etwas mit einem Krebs zu vergleichen, ohne entweder eine fatalistische Diagnose zu implizieren oder den anstachelnden Aufruf, mit allen Mitteln einen todbringenden, heimtückischen Feind zu bekämpfen. Dann wird es, im Gegensatz zu heute, vielleicht moralisch zulässig, Krebs als Metapher zu verwenden.

Zu der Zeit wird jedoch vielleicht niemand mehr Krebs mit irgendetwas Schrecklichem vergleichen wollen – besteht doch das Interesse an der Metapher eben darin, dass sie sich auf eine Krankheit bezieht, die von Mystifikationen so überlagert und von der

Fantasie des unentrinnbaren Verhängnisses so belastet ist; sind doch unsere Anschauungen über Krebs und die Metaphern, die wir ihm angehängt haben, in hohem Maße Vehikel für die großen Unzulänglichkeiten dieser Kultur, für unsere oberflächliche Haltung dem Tod gegenüber, für unsere Ängste gegenüber dem Gefühl, für unsere rücksichtslosen, leichtsinnigen Reaktionen auf unsere wirklichen »Wachstumsprobleme«, für unsere Unfähigkeit, eine fortgeschrittene Industriegesellschaft aufzubauen, die den Konsum in angemessener Weise reguliert, ein Vehikel auch für unsere berechtigte Furcht vor dem zunehmend gewalttätigen Verlauf der Geschichte. Die Krebsmetapher wird überholt sein, wage ich vorauszusagen, lange ehe die Probleme, die sie so beredt reflektiert hat, gelöst sein werden.

Tobias Eichinger

Ausweitung der Kampfzone: Anti-Aging-Medizin zwischen Prävention und Lebensrettung

Forever young – wird diese Devise bald zum Pflichtprogramm für alle, die gesund leben wollen? Müssen wir das Altern bekämpfen, brauchen wir tatsächlich eine Anti-Aging-Medizin? Bei der Auseinandersetzung um diese neue Disziplin beobachtet der Philosoph Tobias Eichinger regelrechte Kampfzonen. Eichinger forscht und lehrt am Institut für Ethik und Geschichte der Medizin an der Universität Freiburg.

Seit Mitte der Neunzigerjahre sorgt eine neue medizinische Spezialdisziplin für Aufsehen, die sich der Bekämpfung des Alterns verschrieben hat. Die sogenannte Anti-Aging-Medizin trägt nicht nur einen prägnanten Namen, sondern verfolgt auch eine bedenkenswerte Zielsetzung. Ihre Maßnahmen richten sich neben der Behandlung und Linderung altersbedingter Krankheiten auf die Beseitigung und Kaschierung äußerlicher Erscheinungen des Älterwerdens, aber auch auf die Beeinflussung des menschlichen Alterungsprozesses selbst. Derartige »Baumaßnahmen am menschlichen Körper«, die die bio-physiologischen Vorgänge des Alterns verlangsamen, anhalten oder gar umkehren sollen, lassen sich kaum mehr als Erfüllung des traditionellen medizinischen Heilauftrags verstehen. Dieser orientiert sich in erster Linie an der Behandlung von Krankheiten, stellt dabei Indikationsbedingungen und das Konzept medizinischer Notwendigkeit ins Zentrum der Begründung ärztlichen Handelns. Von Verjüngung und Unsterblichkeit ist hierbei keine Rede. Doch Anti-Aging-Medizin beansprucht auch jenseits von utopischen Träumen, im Hier und Jetzt medizinischer Praxis eine revolutionäre Alternative zu konventionellen Therapieformen zu bieten. Durch konsequent verstandene Prävention und ganzheitliche Gesundheitsförderung soll degenerativen Alterserkrankungen nachhaltig entgegengewirkt und die Lebensqualität so weit verbessert werden, dass jugendliche Leistungsfähigkeit bis weit in die zweite Lebenshälfte erhalten werden kann.

Damit steht die Anti-Aging-Medizin exemplarisch für einen grundlegenden Wandel des medizinischen Ansatzes. Statt bereits aufgetretene Krankheiten und Verletzungen zu behandeln, verhindert die Medizin der Zukunft ihr Entstehen, und Gesundheit wird nicht mehr reaktiv erreicht, sondern »proaktiv« hergestellt. Das hier virulente Gesundheitsverständnis übertrifft dabei sogar die Ansprüche der viel gescholtenen WHO-Definition und fordert in seinem Anspruch, sämtliche Lebensbereiche zu umfassen, medikalisierendes Enhancement heraus. Gesundheit liegt nicht mehr länger im »Schweigen der Organe« (René Leriche) oder in einer – naturgemäß schwer greifbaren – »Verborgenheit« (Gadamer), sondern wird unter dem Paradigma der wunscherfüllenden Medizin als eine steiger- und verbesserbare Qualität aufgefasst. Für die Inanspruchnahme medizinischer Maßnahmen zu derartiger »Vitaloptimierung« stehen nun immer öfter die Selbstverwirklichung und Lebensplanung des Einzelnen im Vordergrund.

Im Rahmen von Anti-Aging impliziert dies die Aufforderung, das eigene Altern selbst in die Hand zu nehmen und entsprechend zu gestalten bzw. zu bekämpfen. Indem sie dabei radikal auf konsequente Prävention setzt, erweitert die Anti-Aging-Medizin das Spektrum ihrer Adressaten erheblich: Da jeder Mensch altert, gibt es niemanden mehr, der nicht als potenzieller Patient infrage kommt. Anti-Aging-Medizin erscheint somit als Idealtypus einer »Medizin für Gesunde«.

Auch wenn die Rede von präventiver Medizin, langfristiger Effizienz und Ganzheitlichkeit zunächst vernünftig und begrüßenswert erscheint, ist die Anti-Aging-Medizin alles andere als unumstritten. Seit ihren Anfängen verläuft die Entwicklung dieser Medizin-Innovation in dauernden, zum Teil heftigen Auseinandersetzungen mit unterschiedlichen Opponenten und ist geprägt von hartnäckigen Abgrenzungsbemühungen. Die Gründe und Motivlagen, die hierbei im Spiel sind, sind sehr vielfältig. Neben naheliegenden, in erster Linie ökonomisch gefärbten Streitpunkten, wie der Frage nach der Zuständigkeit für bestimmte Krankheitsbilder und Patientengruppen, spielen hier auch begrifflich-diskursive Zusammenhänge eine wichtige Rolle (»Was ist Alter?«, »Was ist gutes Altern?«, »Wann ist Altern pathologisch?«, »Was ist der richtige Umgang mit dem Altern?«).

Was will Anti-Aging-Medizin? – Ziele

Das Spektrum von Produkten und Leistungen, das sich mit »Anti-Aging« unter das Schlagwort der »Altersgegnerschaft« bringen lässt, ist sehr breit und heterogen zusammengesetzt. Von merkwürdigen Etikettierungen der Lebensverlängerung bislang unverdächtiger Nahrungsmittel (Anti-Aging-Pralinen, Anti-Aging-Bier) bis hin zu Zellbiologen, die durch Genmanipulation im Labor die Lebensspanne von Fruchtfliegen vervielfachen, findet sich das Anti-Aging-Label in den unterschiedlichsten Kontexten. Dabei hat nicht alles, was von der alltäglichen Konsumwelt des Normalverbrauchers bis zur spezialisierten Hightech-Forschung mit Anti-Aging in Verbindung steht, mit Medizin zu tun. Gleichwohl bilden das Zentrum und die Hauptstoßrichtung entsprechender Bemühungen Fragen der medizinischen Anwendbarkeit und des therapeutischen Nutzens für Menschen, die am Altern und seinen Auswirkungen leiden. Um die Alterslast zu minimieren, setzt Anti-Aging als neuer Medizinbereich ganz auf die Verlängerung von Lebensphasen. Hierbei lassen sich drei Bereiche voneinander unterscheiden und gegeneinander abgrenzen. Neben dem medizinisch konservativsten Ziel, den krankheitsfreien Anteil der Lebenszeit zu verlängern (Ziel A), steht die schon ambitioniertere Absicht, mittels Anti-Aging die jugendlich-leistungsfähige Lebensphase möglichst weit auszudehnen (Ziel B), und schließlich fallen unter die Bezeichnung »Anti-Aging« auch all jene tief greifenden Anstrengungen, die die gesamte Lebensspanne des Menschen über das bisher erreichbare Normalmaß hinaus erweitern wollen (Ziel C).

Was setzt Anti-Aging-Medizin ein? – Mittel

Um ihre Ziele zu erreichen, kommen in der Praxis der Anti-Aging-Medizin verschiedenste Maßnahmen, Methoden und Mittel zur Anwendung, die sich in vier große Komplexe unterteilen lassen: Neben Interventionen, die die persönliche Lebensführung betreffen (»Lifestyle«), werden Nahrungsergänzungsmittel als Anti-Aging-Präparate (»Vitalstoffe«) sowie endokrinologische Behandlungen (»Hormontherapien«) und Verfahren, die das äußere Erscheinungsbild korrigieren sollen (»Kosmetische Interventionen«), offeriert.

Die geringste medizinische Eingriffstiefe weist dabei der »Lifestyle«-Bereich auf. Dieses Teilgebiet der Anti-Aging-Medizin basiert auf wenig spektakulären und längst zum Allgemeingut gewordenen Ratschlägen zu einer gesundheitsbewussten Lebensführung: körperliche Bewegung, gesunde und ausgewogene Ernährung, Abstinenz gegenüber Giften wie Nikotin und Alkohol, ausreichend Schlaf und Regeneration, kontinuierliches Training geistig-kognitiver Fähigkeiten sowie die regelmäßige Inanspruchnahme von Vorsorgeuntersuchungen – diese Anweisungen bilden

den Grundstock an medizinisch vernünftigen Verhaltensweisen, die jeder Gesundheitswillige sich und seinem Körper ohnehin schuldet. Im Spektrum der Anti-Aging-Medizin sind vor allem die gegen Alterserscheinungen und -beschwerden wirksamen Effekte dieses Common-Sense-Wissens akzentuiert. Allerdings sind Ratschläge zur Lebensstiländerung wenig altersspezifisch, Verhaltensweisen und Lebensgewohnheiten, die ein möglichst langes Leben begünstigen, scheinen identisch zu sein mit Grundsätzen gesunder Lebensführung – ganz altersunabhängig.

Deutlicher auf direkt lebensverlängernde Effekte zielen dagegen »Vitalstoffe« ab, wie sie häufig in Anti-Aging-Programmen zu finden sind. Als medizinisch intendierte Nahrungsergänzungsmittel – sogenannte *nutraceuticals* – enthalten diese Zusatzstoffe typischerweise Vitamine, Mineralstoffe, Spurenelemente, Aminosäuren, ungesättigte Fettsäuren, Antioxidantien u.a. und werden zur Prävention von altersassoziierten Zivilisationskrankheiten, wie Osteoporose oder kardiovaskulären und neurodegenerativen Erkrankungen, eingesetzt. Hier bedient sich die Anti-Aging-Medizin der Konzepte der orthomolekularen Medizin, die auf die Bedeutung von Mikronährstoffen zur Krankheitsvermeidung setzt. Die auch als »funktionelle Lebensmittel« (»Functional Food«) bezeichneten Zusatzstoffe sollen im Rahmen von Anti-Aging-Anwendungen dazu beitragen, Vitalität und Leistungsfähigkeit bis ins hohe Alter zu erhalten.

Im Gegensatz zu alterungsverzögernden Stoffen, die ohne ärztliche Unterstützung oder Aufsicht frei gewählt und dosiert werden können, sind für den Einsatz von Hormontherapien medizinisches Fachwissen und eine ärztliche Verordnung notwendig. Im Rahmen der Anti-Aging-Medizin spielen Therapien, die einem altersbedingten Rückgang der körpereigenen Hormonproduktion entgegenwirken und den jugendlichen Hormonspiegel wiederherstellen sollen, eine besondere Rolle. Insbesondere von Wachstumshormonen, Melatonin, DHEA (Dehydroepiandrosteron) sowie Östrogenen und Testosteron werden hier deutliche Anti-Aging-Effekte erwartet. Allerdings ist die Wirksamkeit solcher Substitutionstherapien bislang nicht nachgewiesen und ihre Anwendung aufgrund der fehlenden Evidenz für eine auch auf Dauer positive Nutzen-Risiko-Bilanz höchst umstritten.

Der vierte Bereich bereits praktizierter Anti-Aging-Maßnahmen umfasst kosmetische Interventionen. Hierbei handelt es sich weniger um eine Besonderheit der Anti-Aging-Medizin als vielmehr um den spezifischen Einsatz eines schon länger umstrittenen medizinischen Feldes. Gleichwohl bilden Eingriffe und Anwendungen, die das körperliche Erscheinungsbild verändern sollen, den wohl größten und wichtigsten Bereich der Anti-Aging-Interventionen, die derzeit angeboten, nachgefragt und durchgeführt werden. Wo die Änderung von gesundheitsgefährdenden Lebensgewohnheiten mühsam ist, der Einsatz von Nahrungsergänzungsmitteln und Hormontherapien nur indirekt und mittel- bis langfristig Wirkung zeigt, versprechen dermatologische und plastisch-chirurgische Maßnahmen schnelle und vor allem deutlich sichtbare Erfolge im Kampf gegen Alterserscheinungen. Im Mittelpunkt solcher »Korrekturen« steht in erster Linie der Kampf gegen augenfällige Erscheinungen der Hautalterung. Kosmetische Anti-Aging-Maßnahmen zielen somit auf die Beseitigung von Falten, schlaffen Hautpartien und Altersflecken sowie die Entfernung von Fettgewebe. Ein Teilgebiet altersbezogener Kosmetik mit sehr hohem Innovationswert stellt die Entwicklung von Verfahren zur Stimulierung des Zahnwachstums dar, die allerdings noch nicht über das experimentelle Stadium hinaus sind.

Tobias Eichinger

Kampfzone Diskurs

Dass die Auseinandersetzungen zwischen Anti-Aging-Medizinern und Geriatern/Gerontologen so heftig verlaufen, lässt sich nicht befriedigend mit dem Umstand erklären, dass beide Lager um die gleiche Zielklientel bemüht wären und somit in direkter Konkurrenz zueinander stünden. Denn genau besehen richten sich die Offerten der Anti-Aging-Medizin nicht an alte und betagte Menschen, sondern Anti-Aging soll im Sinne von Vorbeugung die Entstehung jener Merkmale verhindern bzw. verzögern, die charakteristischerweise Anlass für geriatrische Behandlungen geben. Insofern wäre es durchaus denkbar, Anti-Aging-Medizin als stimmige Ergänzung zur Geriatrie zu verstehen, da wirksame Altersvermeidung auch die Zahl der auf geriatrische Hilfe Angewiesenen reduzieren könnte. Eine konzeptuelle Vereinbarkeit dieser Art scheint jedoch aus einem anderen Grund unmöglich. Der wesentliche Unterschied zwischen herkömmlicher Altersmedizin und Anti-Aging-Medizin, der diese beiden Ansätze unverträglich gegeneinanderstellt, liegt in der jeweiligen Auffassung über Wesen und Wert des Alters.

Die Auseinandersetzung um Anti-Aging ist im Kern ein Kampf um die Bedeutung des Alters. Indem verschiedene Arten des medizinischen Umgangs mit dem Alter und seinen Begleiterscheinungen propagiert und verschiedene Formen der Reaktion auf körperliche und geistige Veränderungen im Zeitverlauf des Lebens angepriesen werden, werden immer auch bestimmte Positionen über Wesen und Wert des Alters behauptet und damit die Deutungshoheit darüber beansprucht, »was Alter und Altern eigentlich ist«. So eröffnen die einschlägigen Lehrbücher und Einführungen in die Anti-Aging-Medizin bezeichnenderweise mit mehr oder weniger ausführlichen Abschnitten zur Theorie des Alterns. Diese naturwissenschaftlich gehaltenen Erläuterungen der grundlegenden Alterungsprozesse sind für alles Weitere von entscheidender Bedeutung – gerade angesichts der Tatsache, dass ein biologisches Verständnis des Alterungsgeschehens erst in Ansätzen vorhanden ist.

So kann es kaum verwundern, dass die Ergebnisse der biologischen Altersforschung für Anti-Aging-Mediziner durchweg darauf hinauslaufen, Altern als einen defizitären Vorgang aufzufassen, der durch Abbauprozesse und Verschleißerscheinungen gekennzeichnet ist. Diese Perspektive legt es Medizinern nahe, den Alterungsprozess mit pathologischen Erscheinungen zu vergleichen, um schließlich Altern selbst als unnatürlich und krank aufzufassen. Auch wenn unterschiedliche definitorische Folgerungen aus dem Defizitmodell des Alterns gezogen werden (nicht allen Anti-Aging-Medizinern gilt Altern selbst als Krankheit), so besteht doch große Einigkeit darüber, dass dieser kontinuierliche Verfallsprozess in seinem Verlauf beeinflussbar ist. Dies mag freilich nicht verwundern, da die Möglichkeit, überhaupt in die Alterung eingreifen zu können, auch die wichtigste Voraussetzung für das Ergreifen von Anti-Aging-Maßnahmen darstellt. Das Alterskonzept der Anti-Aging-Medizin basiert also auf dem Defizitmodell, dessen pessimistischer Prägung sie die optimistische Botschaft von der Veränderbarkeit des Alterns hinzufügt. Dabei beansprucht diese Kombination aus altbekanntem Negativmodell und neuen Manipulationsmöglichkeiten revolutionäre Tragweite, die über den Bereich der Medizin hinausgeht und zu einem epochal neuen Verständnis von Leben und Tod führen soll.

Ivan Illich

Gesundheit als Tugend

»Die etablierte Medizin hat sich zu einer ernsthaften Gefahr für die Gesundheit entwickelt.« So beginnt Ivan Illich sein Buch, das 1975 unter dem Titel »Die Enteignung der Gesundheit« erschien, heute »Die Nemesis der Medizin. Die Kritik der Medikalisierung des Lebens« heißt und längst zu einem Klassiker geworden ist. Ivan Illich, 1926 in Wien geboren, hat Naturwissenschaften, Philosophie und Theologie studiert und als Priester in New York und Puerto Rico gewirkt. Nach Auseinandersetzungen mit dem Vatikan gab er 1969 sein Priesteramt auf und lehrte bis zu seinem Tod 2002 unter anderem an den Universitäten Kassel, Marburg und Bremen.

Gesundheit ist ein Prozess der Anpassung. Sie ist nicht das Ergebnis instinktiven Verhaltens, sondern autonomer, wenngleich kulturell geprägter Reaktionen auf eine sozial geschaffene Realität. Sie bezeichnet die Fähigkeit, sich auf ein wechselndes Milieu einzustellen, heranzuwachsen und zu altern, im Falle einer Verletzung zu gesunden, zu leiden und in Frieden den Tod zu erwarten. Daneben bezieht Gesundheit auch die Zukunft mit ein, und daher gehören zu ihr auch die Angst sowie die innere Kraft, mit ihr zu leben.

Gesundheit ist ein Prozess, der einem jeden Verantwortung abverlangt, diese aber nur zum Teil anderen gegenüber. Verantwortlich zu sein kann zwei Bedeutungen haben. Ein Mensch ist verantwortlich für das, was er getan hat, und er ist einer anderen Person oder Gruppe gegenüber verantwortlich. Nur wenn er sich subjektiv einem anderen gegenüber verantwortlich oder haftbar fühlt, wird sein Versagen nicht Tadel, Kritik, Missbilligung oder Bestrafung, sondern Bedauern, Reue und echte Bußfertigkeit zur Folge haben. Kummer und Schmerz, die er nachträglich empfindet, sind Zeichen der Erholung und Heilung und phänomenologisch völlig verschieden von den in der psychoanalytischen Theorie beschriebenen Schuldgefühlen. Gesundheit ist eine Aufgabe und als solche nicht mit dem psychologischen Gleichgewicht der Tiere vergleichbar. Das Gelingen dieser persönlichen Aufgabe ist weitgehend eine Folge der Selbsterkenntnis, der Selbstdisziplin und der inneren Kräfte, durch die jeder seinen eigenen Tagesablauf, sein Handeln, seine Nahrung und sein Geschlechtsleben reguliert. Wissen, das zu positivem Verhalten führt, sachkundiges Handeln und die Verpflichtung, die Gesundheit anderer zu fördern – all dies wird durch das Beispiel von Gleichaltrigen oder Älteren gelernt. Diese persönlichen Aktivitäten werden durch die Kultur, in der das Individuum heranwächst, geformt und geprägt: die Formen der Arbeit und Muße, der Feier und der Ruhe, der Herstellung und der Zubereitung von Essen und Trinken, der Familienstrukturen und Politik. Lang erprobte Gesundheitsmethoden, die der jeweiligen geografischen Region und technischen Situation entsprechen, beruhen weitgehend auf lange praktizierter Autonomie. Sie beruhen auf der allgemeinen Verantwortung für gesunde Lebensgewohnheiten und für das sozio-biologische Milieu. Das heißt, sie beruhen auf der dynamischen Stabilität einer Kultur.

Das allgemeine Gesundheitsniveau einer Gesellschaft entspricht dem Grad der Verteilung von Mitteln und Verantwortung für die Bewältigung von Krankheit unter der Gesamtbevölkerung. Diese Fähigkeit der Lebensbewältigung kann durch das Eingreifen der Medizin in das Leben der Menschen oder durch die hygienischen

Bedingungen des Milieus verbessert, aber niemals ersetzt werden. Jene Gesellschaft, die die Intervention von Experten auf ein Minimum zu reduzieren vermag, wird stets die besten Gesundheitsbedingungen bieten. Je größer das Potenzial der autonomen Anpassung an das eigene Selbst, an den anderen und an die Umwelt, desto weniger verwaltete, fremdbestimmte Anpassung wird man benötigen oder dulden.

Eine Welt der optimalen, allgemeinen Gesundheit ist offenbar eine Welt der minimalen und nur gelegentlichen medizinischen Intervention. Gesunde Menschen sind Menschen, die in gesunden Wohnungen leben und sich gesund ernähren; in einem Milieu, das Geburt, Wachstum, Heilen und Sterben gleichermaßen begünstigt; sie können sich auf eine Kultur stützen, die das bewusste Akzeptieren der Bevölkerungsbeschränkung, des Alterns, der unvollständigen Genesung und des stets drohenden Todes fördert. Gesunde Menschen brauchen keine bürokratische Einmischung, um Gefährten zu finden, Kinder zu gebären, gemeinsam die menschliche Kondition zu erfüllen und zu sterben.

Die bewusst gelebte Gebrechlichkeit, Individualität und soziale Offenheit des Menschen machen die Erfahrung von Schmerz, Krankheit und Tod zu einem wesentlichen Bestandteil seines Lebens. Die Fähigkeit, diese drei Dinge autonom zu bewältigen, ist die Grundlage seiner Gesundheit. Wird er von der bürokratischen Verwaltung seiner Intimsphäre abhängig, dann gibt er seine Autonomie auf, und seine Gesundheit *muss* verfallen. In Wahrheit ist das Wunder der modernen Medizin Teufelstrug. Es besteht darin, dass nicht nur Individuen, sondern ganze Bevölkerungen dazu gebracht werden, auf einer inhuman niedrigen Stufe der persönlichen Gesundheit zu überleben. Die medizinische Nemesis ist die negative Rückwirkung einer Gesellschaftsordnung, die ursprünglich jedem Menschen gleiche und bessere Chancen der autonomen Lebensbewältigung bieten wollte und schließlich dahin gekommen ist, diese zu zerstören.

Viktor von Weizsäcker

Die Aufgabe des Arztes

»Es gibt, genau besehen, in jedem Krankheitsfalle etwas, ein Stück, eine Seite, die unheilbar ist. Denken wir an die Amputation, an den Verlust eines Körpergliedes, einen Muskelschwund, so ist das unmittelbar einleuchtend. Aber auch jede leichte, scheinbar restlos ausheilende Wunde oder Krankheit hinterlässt eine Narbe, eine Disposition oder wenigstens eine nur in der Seele wahrnehmbare Spur unserer Verletzlichkeit, unserer Unzulänglichkeit, unserer Gefährdung, der sich der Mensch freilich nur zu leicht nicht erinnern will. Der stets tätige Prozess des Älterwerdens allein schon bringt uns von Geburt an dem Tode ständig näher. Und jeder dieser Schritte ist auch ein Angebot zur Besinnung auf das eigentliche Ziel, jedes Memento Mori so ein positiver Wert der Lebensreise zu ihrem Ziele.«

Das sagt Viktor von Weizsäcker (1886–1957), der Arzt und Wissenschaftler, der die psychosomatische Medizin in Deutschland wesentlich vorangetrieben hat. »Von den seelischen Ursachen der Krankheit« war der Titel des Vortrages, den Weizsäcker kurz nach Ende des Zweiten Weltkriegs, 1946, auf einem Ärztekongress in Württemberg gehalten hat. Er denkt darin über die Bedeutung von Gesundheit nach und zeichnet ein sehr eigenes Bild von den Aufgaben des Arztes:

»Es gibt bei jeder Krankheit, der leichtesten und der schwersten, der flüchtigsten und der chronischsten etwas von beiden: eine Seite der Heilbarkeit und eine Seite der Unheilbarkeit. Damit käme etwas in die Auffassung des ärztlichen Berufes hinein, was die Schulmedizin nicht zu beachten pflegt. Damit wende ich mich zum letzten Teile: der ärztlichen Haltung.« Um diese Haltung also geht es im letzten Teil von Weizsäckers Vortrag, dem nun folgenden Text.

Die Aufgabe des Arztes sei, das gilt den meisten als feststehend, Krankheiten zu heilen oder wenigstens die Natur bei ihrem Geschäfte zu unterstützen. Kranke wollen und sollen gesund werden, nicht leiden und nicht sterben. So gewiss die Kranken das erwarten, so bekannt ist aber auch, dass der Arzt nicht alles kann. Man erwartet von ihm Kenntnisse, Kunstfertigkeit, Pflichterfüllung, aber nicht jeden beliebigen Erfolg. In dieser Einschränkung meldet sich eine dunkle Ahnung davon, dass Gesundheit nicht das einzige, nicht das höchste Gut ist. Aber man versäumt meistens die beiden Gesichtspunkte: Gesundmachen und Verwandeltwerden, vorletzte Aufgabe und letzte Bestimmung zu *verbinden*. Man verbindet die beiden nicht, weil man das Heilbare von dem Unheilbaren nicht streng zu trennen gewohnt ist. Wir grübeln viel darüber, ob wir dem Krebskranken den sicheren Tod mitteilen sollen oder nicht; aber wir denken zu wenig daran, dass der Arzt und der Kranke in jedem Falle es im Prinzip sowohl mit Heilbarem wie mit Unheilbarem zu tun haben. Wir anerkennen, dass es bei jeder Krankheit etwas gibt, was wir nicht tun können; aber wir sprechen dann von der Heilkraft der Natur und bedenken nicht, dass auf diese Natur kein Verlass ist; dass die Natur mit Gesundheit und Krankheit, mit Leben und Tod nur spielt; dass gerade diese Natur also uns das Unzulängliche unseres Daseins am allermeisten vorhält. Ich wundere mich eigentlich, dass die Theologen, in der Bewunderung der Fortschritte der naturwissenschaftlichen Medizin, uns diese Ehrfurcht vor der Natur nicht entschiedener verübeln, als Pelagianismus vorhalten. Und wenn ein Arzt sich etwa der sogenannten Naturheilkunde wieder stärker zuwendet, damit scheinbar dem menschlichen Verstande weniger und der Schöpfung mehr zutraut, dann halten ihn manche Menschen für frömmer, obwohl er nur noch mehr sich vom Geiste ab- und der Natur zuwendet. Aber, theologisch gesprochen, wird er dadurch ein noch ärgerer Heide.

Wie soll nun der Arzt die Aufgabe lösen, sowohl Gesundmacher als auch Helfer zu anderer Bestimmung zu sein? Wie gesagt, diese Aufgabe ist in der Schulmedizin nicht gesehen, also auch nicht ausgebildet worden. Freilich: am wenigsten in der modernen, naturwissenschaftlich-technischen Schule. Gehen wir 120 Jahre zurück, dann finden wir schon wieder in der sogenannten romantischen Medizin, bei Kerner, Novalis, ein starkes Bewusstsein dieser Frage. Blumhardt in Möttlingen und Bad Boll, auch Bodelschwingh und Albert Schweitzer sind die Namen, die sich heute jedem einstellen. Die Geschichte der Medizin bis hinauf zur hohen Antike gibt ein ganz anderes Bild: Alles scheint sich um dies Verhältnis irdischer und überirdischer Mächte zu drehen.

Aber versuchen wir nun, in aller Kürze für den heutigen Arzt keine Anweisung, nur einige praktische Vorschläge zu machen. Wir werden gleich sehen, wie wenig das noch ist, wie das meiste noch zu entwickeln bleibt.

Die erste Regel wäre nach dem vorher Gesagten: Wir sollten wenigstens in jedem wichtigeren Falle versuchen, biografische Medizin zu treiben. Das heißt praktisch zunächst: den Kranken nicht schematisch ausfragen, sondern aushören: ihm ein Ohr bieten, das schweigend aufzunehmen versteht – und wir werden sehen, wie rasch und leicht er oft uns die wichtigsten Verhältnisse seines Lebens, seiner Nöte, seines Werdeganges erzählt. Wir werden alsbald die Krankheit als ein wichtiges Teilstück seinem äußeren und inneren Leben eingefügt sehen, eigentlich als Übergang,

Gelenk oder Nahtstelle zweier Lebensabschnitte, als Krise oder als Schlusssumme seiner bewussten Erlebnisse, seiner unbewussten Lebensweise verstehen. Das ist es, was wir eigentlich allein »Anamnese« nennen sollten; nicht den Fragebogen nach Erblichkeit, Beschwerden und Symptomen. Dann erfahren wir auf einmal, dass der Gallenanfall nach einer Zurücksetzung, die Angina nach einer erotischen Krise, die Tuberkulose nach einer Liebesenttäuschung eintrat. Oder dass die Kreislaufstörung der Schlusspunkt einer Arbeitsmüdigkeit, die Nierenentzündung die Liquidation einer vergeblichen Anstrengung, einer verlogen gewordenen Geisteshaltung war. Ich sah kürzlich eine Menge Soldaten mit akuter Nephritis aus einem Lager kommen, in dem ein psychopathischer Offizier die Gefangenen mit unwahrer heroischer Haltung aufhetzte und quälte. Es sah diese Epidemie ganz so aus, als ob die Leute eine geistige Nahrung bekommen hätten, die gar nicht mehr nähren konnte, so, wie man etwa Wasser statt Brot aufnimmt und dieses Schein-Nährmittel dann nicht mehr los wird.

Weit entfernt, dass die biografische Anamnese sich in jedem Falle zu einer psychologischen Darstellung der organischen Krankheit zusammenschließt; immer fehlt etwas dazu; oft fehlt uns die Fantasie, der geistreiche Einfall, der uns überzeugen könnte. Und doch: Die biografische Sehweise ist unersetzlich und oft genug zwingend.

Dann müssen wir den Kranken gut und genau untersuchen, eine Diagnose machen. Das ist selbstverständlich. Zwar sagte F. Th. Vischer: »Das Moralische versteht sich immer von selbst« – das stimmt wohl nicht. Eher gilt für den modernen Arzt: Das Exakte versteht sich von selbst; aber nun kommt das Moralische. Nun müssen wir über diesen Fall nachdenken. Ich schlage etwas scheinbar sehr Äußerliches, aber recht Nützliches vor: Jeder führe ein *Tagebuch*, in welches am Abend des Arbeitstages über die wichtigsten oder wenigstens den wichtigsten Fall des Tages eine »Meditation«, eine Besinnung eingetragen wird. Der wichtigste Fall ist der, welcher unser Gewissen oder unsere Wissbegierde am meisten aufgeregt hat. Jeder, der so verfährt, wird sehen, dass die schriftliche Formulierung allein schon der Frage näher zur vertieften Erkenntnis heranführt. Und wohl am wichtigsten ist nicht die Frage: »Was liegt vor?«, »Wie ist die Krankheit entstanden?«. Am wichtigsten sind Fragen wie diese: »Wie stehe ich zu diesem Menschen?« – »Was erwartet er von mir, und was kann ich ihm bieten und was nicht?« Unter Meditation verstehe ich also eine Unterscheidung des heilbaren vom unheilbaren Elemente. Dazu eine besondere Bemerkung.

Eine fatale Begleiterscheinung des Arztes, der sich nur als Gesundmacher fühlt, ist die, dass er als solcher dazu neigt, den Kranken zu trösten, zu ermutigen, zu bestärken in seiner Erwartung, dass das Mittel hilft, dass es davon besser wird. Er glaubt, dem Kranken manche fromme Lüge schuldig zu sein, und verherrlicht diese fromme Lüge mit dem Worte »Suggestion«. Kein Zweifel, dass dieses Verfahren sozusagen sanktioniert ist, aber eine Art von »Verdummung zu zweien« einschließt. Der Onkel Doktor und der Neffe Kindskopf helfen einander, der Klarheit auszuweichen, und bilden zusammen einen Verdummungsbund, ein Boden, auf dem die Praxis gedeiht. Es entsteht der gesuchte, der beliebte Arzt.

Ich weiß schon, dass ich hier etwas beschreibe, was man, namentlich in der bürgerlichen Gesellschaft, nicht ausrotten kann. Aber wenn wir willens sind, der Wahrheit mehr als der Klugheit zu dienen, dann müssen wir erkennen: Der Arzt hat auch die bestimmte Aufgabe, die Kranken zu enttäuschen – zu ent-täuschen –, ihre Illusion, sorgsam und gütig zwar immer, aber doch wirksam zu zerstören. Seine Praxis also auch zu verkleinern, die Unheilbarkeit des Unzulänglichen im Menschen zu enthüllen. Denn das Unzulängliche, »hier wird's Ereignis«. Im Gespräch mit Eckermann ging Goethe einmal noch weiter; er sagte: »Wir müssen ruiniert werden.«

Das also zu entwickeln wäre eine der Aufgaben der Meditation, die man am Abend in sein Tagebuch schreibt, wiewohl nicht die einzige. Es soll darin noch anderes zu Worte kommen; die Vorschrift ist, keine Vorschrift zu machen; vor allem, man selbst zu sein.

Nach der biografischen Anamnese, nach der Meditation stellt sich als Drittes etwas heraus, was ebenso gedanklicher wie praktischer Art ist. Ich nenne es mit einem Schlagwort: *»Jenseits der Therapie«*. Es gab eine Zeit, da wir in der Medizin viel von Metaphysik, von Transzendenz sprachen. Man wollte damit sagen: Die mechanistische, die biologische, die naturwissenschaftliche Theorie des kranken Lebensvorgangs genügt nicht; wir müssen sie überschreiten, »transzendieren«, an den Geist, das Wunder, das Ewige, das Göttliche dabei denken. Gut, aber wie? Der Kranke holt sich wenig aus der Weltanschauung seines Arztes, macht sich nicht viel aus seinen metaphysischen Ideen. Er oder seine Kasse, in die er bezahlt, bezahlt den Arzt, und das Ganze ist doch immer noch, unter anderem, eine Art von Geschäft, eine Art von Kaufvertrag. »Jenseits der Therapie«, das hat nur Hand und Fuß, wenn es auch jenseits dieser kommerziellen Abhängigkeit steht, und wir tun gut daran, das Wort »metaphysisch« (oder »transzendent«) zunächst einmal in *unentgeltlich* zu übersetzen. Alles, was wir unentgeltlich tun, Denkarbeit oder Handarbeit, hat viel eher Aussicht, jenseits der Therapie zu liegen, beizutragen zu der Wahrheitsfindung, die vom unheilbaren, nicht vom heilbaren Anteil der Krankheit handelt.

Wir sind sonderbare Leute. Wir schelten die Technik; aber wenn die Höhensonne, der Elektrisierapparat nicht funktionieren, keine Tabletten da sind, sind wir unglücklich. Wir haben Angst vor dem Kollektivismus, bejammern die Kassenpraxis, rühmen den alten Hausarzt; aber wenn im Wartezimmer ein paar Leute weniger sitzen, werden wir schon nervös. Statt uns zu freuen, dass wir einmal länger sprechen können, dass wir Zeit haben, einmal zuzuhören. Was wollen wir eigentlich? Wir sind Romantiker und nicht ganz aufrichtig. Wenn die Medizin sich erneuern soll, dann weiß ich nicht, zu welcher Zeit besser als heute und in welchem Lande mehr als in unserem. Das ist eine der wenigen Sachen, auf die ich mich in meinem Leben noch freue.

Kehren wir zu den seelischen Ursachen der Krankheit zurück: Sind also alle Krankheiten seelisch bedingt? Ja, denn »seelisch« heißt »leiblich«, und das heißt: beseelt-körperlich. Der Mensch ist Fleisch aus Körper und Seele und das heißt: unzulänglich.

Es gibt keinen falscheren oder falscher angewandten Satz als: »Mens sana in corpore sano«; auch er mag stoischen Ursprungs sein. Gesunde Seele in gesundem Körper? Gesund ist dieser Körper doch nur dank seiner Beseelung – bewusster und unbewusster. Wenn es richtig ist, dass der Teufel durch dasselbe Loch ausgetrieben werden muss, durch das er hereinkam, dann ist also jede ärztliche Therapie Psychotherapie und jede Krankheit psychogen. Aber das heißt nicht Gesundbeten im vulgären Sinne. Wer das Leben von Blumhardt oder Bodelschwingh etwas kennt, weiß, wie weit sie davon entfernt waren. Sie wussten aber: Nicht das Geistliche kommt zuerst, sondern erst das Seelische und hernach das Geistliche.

In jener intellektuell so schwierigen Leib-Seele-Frage kommt es auf etwas sehr Einfaches an: Es ist nicht gefragt, woher die Krankheit kommt, sondern, was bei ihr herauskommt, ans Licht tritt, welche Unzulänglichkeit, und damit *die* Unzulänglichkeit.

Für mich wenigstens ist im Laufe der Jahre »Psychotherapie« das Vorbild jeder Therapie geworden – aber jede Therapie ist eine Somato-Therapie, das heißt: auch eine den Leib betreffende.

Aber das Erste ist das Beseelte, das Zweite das Geistliche. Bleiben wir bei unserer Medizin, aber machen wir eine Medizin der Medizin daraus – wir, die wir den »schönsten Beruf« gewählt haben.

Robert Gernhardt

Herz in Not

Vorgeschichte: Am Fuß der Treppe

Mann an der Treppe!
Ich kenne dein Zögern.
»Gibt's hier keinen Fahrstuhl?
War nur eine Frage ...«
Dann setzt du den Fuß
auf die erste Stufe
und wünschst dir, es wär schon die letzte.

Vorgeschichte: Stummer Infarkt

Sind Sie der Herr Gernhardt?
Ich bringe die Rechnung
für knapp sechzig Jahre
gut Essen, schön Trinken,
stramm Schaffen, träg Sitzen,
hoch Fliegen, tief Sumpfen – :
Bitte hier, links oben, quittieren.

Erinnerung an ein Unwohlsein in Montaio

Auf derselben Terrasse,
auf der ich die letzte
Zigarette ausgetreten hatte,
erreichte mich der Herzinfarkt.
Mit zehn Jahren Verspätung!
Ein weiterer Beleg
für die Unzuverlässigkeit der italienischen Pestzustellung.

Dankbarer Dichter

Es schreibt übers Herz sich
sinnlich und schlüssig.
Funktion und Lage
des Organs sind jedem,
selbst Kindern bereits,
bekannt, ja geläufig –
zu denken, ich hätte es am Hypothalamus!

Gesund werden, gesund bleiben

Friedrich Nietzsche

Die Kunst der Gesundheit

So wenig als möglich sitzen; keinem Gedanken Glauben schenken, der nicht im Freien geboren ist und bei freier Bewegung, – in dem nicht auch die Muskeln ein Fest feiern. Alle Vorurtheile kommen aus den Eingeweiden. – Das Sitzfleisch – ich sagte es schon einmal – die eigentliche Sünde wider den heiligen Geist.

Eckhard Schiffer

Als Seelenarzt zu Gast bei Huckleberry Finn

Was lässt sich bei Huckleberry Finn über eine gesunde Kindheit und Jugend lernen? Eine ganze Menge, sagt der Arzt und Autor Eckhard Schiffer. Er ist Facharzt für Neurologie und Psychiatrie, Psychosomatische Medizin und Psychotherapie und war lange Jahre Chefarzt am Christlichen Krankenhaus Quakenbrück. Sein Buch »Warum Huckleberry Finn nicht süchtig wurde«, vor über zwanzig Jahren geschrieben, ist zu einem Klassiker geworden. Viele schwere Suchtkrankheiten ließen sich vermeiden, schreibt Eckhard Schiffer, »wenn die Welt unserer Kinder vor Zerstörung bewahrt wird und unsere Kinder ihre schöpferischen Kräfte darin entfalten können«.

»Denn, um es endlich einmal herauszusagen, der Mensch spielt nur, wo er in voller Bedeutung des Wortes Mensch ist, und er ist nur da ganz Mensch, wo er spielt.«

Friedrich Schiller

Als Siebenjähriger fand ich die Geschichten um Tom Sawyer und Huckleberry Finn mitunter reichlich gruselig. Später waren die Geschichten sehr anregend: Sommerferien mit einem Floß auf der Hunte und der Weser als großes Abenteuer in den Tagträumen – so wie der Huck auf dem Mississippi ungezwungen und ungebunden leben können ...

Nun, bis zu einem improvisierten Floß aus einer alten Badewanne, die mit Kanistern seitlich stabilisiert wurde, haben meine Freunde und ich es immerhin gebracht. Damit sind wir im Frühjahr auf den großen Entwässerungsgräben im Moor geschippert. Das war genauso gut und aufregend. Mindestens einer ist dann ja auch zur Freude aller in das aromatische Moorwasser geplumpst. Hinterher hockten wir mit tränenden Augen um ein Feuerchen in einer selbst gebauten, windschiefen Bude und freuten uns über unsere Heldentaten. Das soeben Erlebte, Früheres und Zukünftiges kamen in einer Geschichte zusammen, das Erzählen wurde zur Erinnerung an Möglichkeiten. Natürlich spielte das »große Floß« auch eine Rolle dabei. Bretter, Balken und Kanister wurden »besorgt«, gestapelt. Spannend war das und aufregend, konnte aber dennoch vergessen werden, zwischendurch über Schularbeiten, Streitereien und neuen Abenteuern. Aber es blieb immer noch: als Erinnerung an die Möglichkeit.

Gut dreißig Jahre später entwickelten wir im Mitarbeiterkreis unserer Abteilung ein Therapiekonzept für Patienten mit Spielsüchten, »Null-Bock-Syndromen« und Ess-Brech-Krankheiten.

»Inter-Aktionsgruppe« haben wir diese Unternehmung genannt, als »Erlebnistherapie« wird dasselbe an anderen Stellen, zum Beispiel in der Jugendpsychiatrie, bezeichnet.

Hierzu gehören bei uns Fahrten auf einem selbst gebauten Floß, nächtliche Gruselwanderungen durchs Moor, Laubschlachten und vieles mehr.

Die Stimmung, aus der heraus alles geschieht, ist schwer zu beschreiben und lässt sich nicht »organisieren«. Alles kann nur »im Geist der Neugierde, nicht aus dem Geist des Gehorsams heraus« geschehen. Es ist kein Abenteuerurlaub, kein Robinson-Club und kein organisierter Ferienspaß. Ja, was ist es denn eigentlich? Vielleicht am ehesten eine Einladung, Fantasie zu wagen.

Das Problem unserer Patienten mit den eben genannten Krankheiten ist eine leere, öde innere Welt ohne lebendige Fantasie. Deswegen mussten bislang Suchtmittel herhalten, um diese innere Öde aufzubessern.

Die Fantasie des Huckleberry Finn ist alles andere als öde und schlaff. Sein inneres Erleben ist für ihn immer wieder Grund, auf seine äußere Welt zuzugehen, diese auszuprobieren, so wie es ihm selbst gerade in den Sinn kommt. Er kann mit seiner Welt etwas anfangen. Fabelhaft: Schwimmen, Tauchen, Rudern, Klettern, Schnitzen, Fluchtburgenbauen, Zündeln, Raufen, Rennen, Springen – Huck erfährt seine Welt mit all seinen Sinnen und nach seinen Bedürfnissen. Er geht an die Welt heran, wie es ihm Spaß macht. Auf diese Weise kann er dann auch ohne Suchtmittel überleben, wenn er viele Dinge aushalten muss, die ihm ganz und gar nicht Freude bereiten.

Meine Patientin Wiebke hatte mit sechs Jahren ihre erste Käthe-Kruse-Puppe bekommen. Mit der durfte sie aber nur am Sonntag spielen, weil die ja echte Haare hatte. Als sie das mit den »echten Haaren« ausprobieren wollte und sie der Puppe einen prächtigen Bubikopf verpasste, gab es, wie sie sich selber ausdrückte, »Stress«. Die Puppe war weg und lag erst sieben Jahre später mit einer anderen Puppe zusammen auf dem Gabentisch zum 13. Geburtstag – als sie nach Meinung der Eltern vernünftig genug war, damit zu spielen. Statt der Puppe gab es dann schon im Grundschulalter zweimal Klavierunterricht die Woche, einmal Ballett und dreimal Flötenunterricht. Bald spielte sie so gut Flöte, dass sie an Wettbewerben teilnehmen konnte. Zur Freude der Eltern siegte (!) sie bei diesen Wettbewerben wiederholt. Mit ihrer einzigen Freundin, die gleichfalls mit der Flöte meisterhaft umzugehen wusste, spielte sie zusammen – Flöte. Das Problem begann, als die Freundin ebenfalls an den Wettbewerben teilnahm, worüber es zum Krach und zum Bruch der Freundschaft kam. Wenig später legte Wiebke die Flöte beiseite, um sie bis heute nicht wieder anzurühren, nachdem sie bei Bewerbungen an den Hochschulen Beurteilungen bekommen hatte, die ihren Erwartungen an sich selbst nicht entsprachen. Das sei zu kränkend für sie gewesen. »Alles oder nichts« war ihre Devise. Später erkrankte sie an einer Magersucht.

Als Wiebke mit 25 Jahren zu uns in die Klinik kam, fragte ich sie nach ihren Fantasien und Tagträumen und worauf sie sich denn freuen könne. Sie sah mich zunächst sehr erstaunt an, dann schwieg sie lange und sagte: »In meinem Beruf erfolgreich sein.«

Huckleberry Finn hatte Glück, dass er keine Eltern hatte, die aus Sorge um die Zukunft ihrer Kinder diese zu Sklaven machen, diesen – in unserer Zeit, die Leistung vergötzt – Wettbewerb und Leistung aufnötigen, wo Raum für spontanes Spielen, Ausprobieren, Sinnenlust und Spaß erforderlich wäre. Spiel ist alles das, so Schiller, was »weder äußerlich noch innerlich nötigt«. Und in Donald Winnicotts genialem Buch »Vom Spiel zur Kreativität« ist das Ideal vom »wahren Selbst« da angesiedelt, wo Kinder nicht genötigt werden, Fremdinteressen zu bedienen. Wie gegenwärtig zum Beispiel die durch Medien verbreiteten Normen zum Schlankheitsideal oder die an wirtschaftlichen Interessen orientierten Empfehlungen der PISA-Erfinderin OECD. Zu nennen wären auch unreflektierte familiäre Ängste im Hinblick auf Ansehen, Karriere und wirtschaftliche Sicherheit.

Wettbewerbe für Kinder unter dem Motto »Jugend malt, musiziert, turnt, singt, tanzt, reitet ...« oder was auch immer sind Ausdruck der Verbissenheit, mit der immer mehr kindlicher Freiraum gegen programmierte Nachmittage und Wochenenden eingetauscht wird. Dazu gibt's noch, das versteht sich von selbst, die Schulaufgaben und gegebenenfalls Nachhilfe, damit in unserem Schulsystem der Sprung in die »weiterführende Schule« oder das gewünschte Studienfach gelingt.

Zumindest gilt dies sehr oft für karriere- und kulturbeflissene Familien. Hier wird eine andauernde innere Friedlosigkeit erzeugt, denn die Leistung der eigenen Kinder steht im Vergleich zu der der jeweils anderen. Die Szene wird von Konkurrenz und Wettbewerb beherrscht. Was ist mein Marktwert? Wie steche ich meinen Konkurrenten aus? Vor solch einem Hintergrund entsteht, Winnicott folgend, das »falsche Selbst«. Und das ist wegen der inneren Friedlosigkeit sucht- oder dopinggefährdet.

Kinder werden aber – das können wir den Eltern, die sich um die Lebenstüchtigkeit ihres Kindes sorgen, vorab schon zusichern – mit Entdeckerlust und Interesse an erkenn- und beeinflussbaren Funktionszusammenhängen bereits geboren.

Daher suchen sie auch im Laufe ihrer Entwicklung Spielsituationen, die einen zunehmenden Anforderungscharakter aufweisen: Balancieren, Klettern, Schwimmen, Malen, Kneten, Fahrradfahren; kooperierend Buden bauen, bei der Essenszubereitung helfen, elterliche Werkzeuge und Computer nutzen ... Die Lebensfreude eines Kindes schließt die lustvolle Welt- und Selbsterfahrung vermöge zunehmender motorischer und kognitiver Fähigkeiten mit ein. Hierdurch entsteht ein positiver Zirkel, durch den diese Fähigkeiten noch weiter gefördert werden. All das mag zusammen mit den damit verbundenen Beziehungserfahrungen schon viel von einem »wahren Selbst« ausmachen, das seine Lerntalente ohne Verbiegung optimal entfaltet und dabei gesund bleibt.

Die Chance des spontanen Spielens im Sinne des Fairplays besteht also darin, das Eigene umzusetzen ohne wechselseitige Nötigung. In solch einem Spielen bin ich bereits ich selbst, da brauche ich später nicht das modisch strapazierte Schlagwort der Selbstverwirklichung (die ja oft auf Kosten anderer geschieht). Genötigt werden wir in unserem Leben schon ausreichend. Wird das Spielen noch vorprogrammiert, lernen wir kaum ein ursprünglich Eigenes kennen sowie einen eigenen Sinn zu entwickeln. Und damit lernen wir auch nicht, im Sinne des Fairplays unser spielerisch-dialogisches Gegenüber sich nach seinen Möglichkeiten entfalten zu lassen.

Nötigungen haben viele Gesichter, verkleiden sich oft als modische Trends oder Erziehungsideale. Grundmotiv ist zumeist, dass wir – als Eltern – in unserer Lebens-Not den Impuls haben, den Freiraum für das Spielen immer mehr einzuschränken. Das kann auch sehr still und unbemerkt ablaufen. Alles scheint in Ordnung zu sein.

Vielleicht verspürt mancher bei diesem Kapitel zunehmend ein Unbehagen, und es drängt sich die Frage auf: »Was soll denn dieser Unfug, den Huckleberry Finn zu idealisieren? Das ist doch ein armer Teufel, der ohne ein Elternhaus aufwächst! Heißt es nicht immer, wie wichtig die Geborgenheit in dem Elternhaus für die gesunde Entwicklung der Kinder ist?«

Vermutlich würde ein Huckleberry Finn in unserer Gegenwart ganz anders leben. Vielleicht würde er aufgrund der fehlenden »ökologischen Nischen«, das heißt Freiräume wie Wald, Fluss, Floß, auch die meiste Zeit des Tages vor dem Fernseher oder der Playstation sitzen. Vielleicht könnte er uns aber auch noch einige neue Nischen zeigen.

Was an dem literarischen Huckleberry Finn aufgezeigt werden soll, ist, dass ein solches Erleben der Welt mit allen Sinnen – die Erfahrung der eigenen »Kompetenz« – eine fehlende Geborgenheit zum Teil ersetzen kann. Nicht vollständig natürlich, aber Zutrauen in die Welt kann auch auf diese Weise erworben werden.

Dies meint zugleich, dass ich die Fähigkeiten, die in mir schlummern, ausprobiere, ohne dass ich den Interessen und Weisungen eines anderen folge, das heißt mich selbst finde und »verwirkliche«, indem meine Motivation im Spielen umgesetzt wird.

Damit soll also weiterhin aufgezeigt werden, dass elterliche Geborgenheit in einen Würgegriff umschlagen kann, wenn die Eltern aus eigener Not heraus nicht mehr die Bedürfnisse und Interessen ihres Kindes im Auge haben, sondern vorwiegend ihre eigenen Ängste in Schach halten. Von daher wäre weniger Einflussnahme auf das Kind oft mehr. Dies meint aber keinesfalls

Gleichgültigkeit oder antiautoritäre Erziehung, sondern ein Bereitstellen von Freiräumen, in denen ein Kind so wie der Huckleberry Finn abenteuern kann und dabei über sich und die Welt etwas erfährt. Diese Freiräume sind jedoch in unserer Welt mit ihrer Technik und ihrem Leistungsdenken nicht mehr selbstverständlich. Die Welt der Kinder ist einbetoniert und zuasphaltiert. Dieses Buch ist eine Aufforderung, mit der Spitzhacke einige Quadratmeter Asphalt herauszuschlagen. Wenn alle Eltern das täten, käme eine ganz schöne Fläche dabei heraus.

David B. Agus

Timing ist alles

Sein neues Buch trägt einen reißerischen Titel: »Leben ohne Krankheit«. Dieses Versprechen kann auch der amerikanische Arzt und Autor David B. Agus nicht einlösen. Aber der Krebsspezialist, der an der University of Southern California forscht und lehrt, bringt altes Wissen mit molekularbiologischen Erkenntnissen zusammen und verleiht so vertrauten Ratschlägen für ein gesundes Leben neues Gewicht. Eine seiner zentralen Botschaften heißt: Auf Regelmäßigkeit kommt es an. Ein regelmäßiger Tagesablauf ist ein Wundermittel.

Wie Sie sich bestimmt vorstellen können, bekomme ich oft Anrufe von Menschen, die befürchten, Krebs zu haben. Dauermüdigkeit und ein vages Gefühl, dass »etwas nicht stimmt«, sind meistens die Hauptsymptome, und ich soll dann herausfinden, was ihnen fehlt. Vor allem soll ich ihnen sagen, dass es doch kein Krebs ist. Leider gibt es keinen einfachen Test, den ich für eine definitive Diagnose heranziehen könnte oder auch nur um festzustellen, ob die Zellen eines Organs sich irgendwie verdächtig verhalten. Es wäre zwar schön, wenn man den Patienten einfach durch einen Scanner schieben oder ihm eine Blutprobe abnehmen und dann sofort sehen könnte, warum er immer so müde ist, aber die Wahrheit lautet leider: So einfach ist es nicht. Es gibt eine Batterie etablierter Tests, die mir einiges sagen können, aber es ist nicht unbedingt das, was der Patient hören – oder gerade nicht hören – möchte. In Zukunft wird sich das hoffentlich ändern, wenn wir über bessere, präzisere Diagnosemethoden verfügen und solchen Beschwerden schnell und zuverlässig auf den Grund gehen können. Aber bis dahin hängt die Antwort oft noch von altmodischen Gesprächen und Schlussfolgerungen ab, und die Diagnose ist eher eine Kunst als eine Wissenschaft.

Zuerst frage ich die Patienten nach ihrem Tagesablauf. Wie sieht ihr Alltag aus? Wie viel Schlaf bekommen sie? Was hatten sie zum Frühstück? Hat sich der Tagesablauf in letzter Zeit geändert? Welche Medikamente und Nahrungsergänzungsmittel nehmen sie ein? Die Kunst besteht dann darin, aus diesen Puzzleteilchen ein Bild zusammenzusetzen.

Manche dieser Patienten leiden tatsächlich an einem Tumor, aber viele nicht. Damit sie wieder neuen Schwung gewinnen und sich wohlfühlen, muss ich ihnen nur ein paar Ratschläge geben, die alle unter die Rubrik *regelmäßiger Tagesablauf* fallen. Es geht darum, dass sie darauf achten, wann sie schlafen, wann sie essen, wann sie Sport treiben und wie sie mit Stress umgehen. Das alles ist in unserer rasend beschleunigten Rund-um-die-Uhr-Gesellschaft gar nicht so einfach. Man kann sich so lange nicht vorstellen, welchen Effekt ein regelmäßiger Tagesablauf physiologisch wie emotional auf den Menschen hat, bis man ihn verliert. Die meisten von uns kennen das Gefühl, wenn man wegen einer Deadline ein paar Nächte lang nicht schlafen konnte oder sich bei einer Flugreise einen Jetlag eingehandelt hat; unser Körper fühlt sich »daneben«, und wir bringen einfach nicht die gewohnte Energie auf, während wir versuchen, mit dem veränderten Zeitplan zurechtzukommen. Wir essen anders, wir bekommen unsere Trainingseinheiten nicht richtig hin oder überspringen sie ganz, verlegen das Mittagessen auf den späten Abend oder verschlafen am Morgen, wenn wir bis in die frühen Morgenstunden im Büro waren.

Oder denken Sie nur an Ihre letzte schwere Erkältung oder Magen-Darm-Grippe zurück. Vielleicht haben Sie damals tagsüber geschlafen, anstatt wie gewohnt aktiv zu sein. Wenn man krank ist, neigt man eher zu einem unregelmäßigen Tagesablauf und greift vielleicht sogar zu Lebensmitteln, die man sonst verschmäht, um die Krankheit besser zu ertragen. Es ist interessant, dass man gerade bei Belastungen – ob durch Arbeit oder Krankheit – seinen Stundenplan so umwirft, wo es doch umgekehrt sein sollte: Besser wäre es, gerade dann den strikten Ablauf einzuhalten, den unser Körper vorzieht, und möglichst nährstoffreiche Nahrungsmittel zu wählen.

Es hat seine Gründe, dass man fast jeden Morgen zur selben Zeit aufwacht, auch wenn man ausschlafen möchte; es hat seine Gründe, dass Ihre Kinder quengeln, wenn Sie sich mit dem Essen eine halbe Stunde verspäten. Wenn man den natürlichen Rhythmus des Körpers unterbricht, bringt er nicht mehr die optimale Leistung – der Gesamtzustand ist gestört. Um gesund zu bleiben, muss man diesen idealen Rhythmus aufrechterhalten.

Am besten lässt sich der Einfluss unseres Tagesablaufs am Unterschied zwischen Trauernden und Gassigehern zeigen. Kummer ist bewiesenermaßen tödlich. Zahlreiche Studien zeigen, dass Menschen, die um einen verstorbenen nahen Angehörigen trauern, ein höheres Sterberisiko haben. Ein Großteil dieses Risikos ist allerdings nicht dem emotionalen Schlag des Verlustes zuzuschreiben, der den Körper auch physisch niederdrückt. Der Tod an »gebrochenem Herzen« ist zwar unter anderem stressbedingt; man weiß von Menschen, die beim Empfang einer schlechten Nachricht oder auch am Jahrestag eines einschneidenden Erlebnisses einen tödlichen Herzinfarkt erlitten. In solchen Fällen kann der emotionale Zustand auf unterbewusster Ebene zusammen mit einer schon vorhandenen Herzschwäche einen Herzinfarkt auslösen. Aber bei Trauernden, deren Kummer schon lange anhält, steigt die Sterblichkeit aus einem anderen Grund. Ihr regelmäßiger

Tagesablauf ist ihnen gleichgültig; es erscheint ihnen belanglos, wann sie aufstehen oder zu Bett gehen, was sie essen und wie sie sich bewegen. Sie geben ihre Tagesroutine auf und versuchen sich auf die neuen Lebensumstände einzustellen, die nach dem Tod des Partners vollkommen verändert sein können. Dieser desorganisierte, wirre und chaotische Zustand ohne feste Gewohnheiten kann viel schädlicher sein, als den Betroffenen bewusst ist.

Nehmen wir eine dieser Gewohnheiten als Beispiel. Wenn man sich in einen Körper hineinversetzen könnte, dem plötzlich das übliche Essen zur gewohnten Zeit vorenthalten wird, dann wäre man über die Reaktion überrascht. Wenn Sie zum Beispiel immer um ein Uhr zu Mittag essen, aber eines Tages durch einen unerwarteten Anruf oder eine Verpflichtung erst um zwei oder drei Uhr dazu kommen, zeigt Ihr Körper während der Wartezeit nicht nur das erwartete Hungergefühl, sondern schüttet auch jede Menge Cortisol aus, das Stresshormon, das Ihrem Körper signalisiert, bloß kein Fett mehr zu verbrauchen und möglichst Energie zu sparen. Der Körper wechselt in den Notstandsmodus über, weil er plötzlich nicht mehr weiß, wann er die nächste Nahrung bekommt. Der Körper hält sehr viel von Berechenbarkeit. Einer unserer schlimmsten Stressfaktoren sind weder Geldsorgen noch Eheprobleme noch die Kinder – sondern fehlende Regelmäßigkeit im Tagesablauf.

Schon kleine Veränderungen können sich stark in unserer Stimmung und im Stresslevel des Körpers bemerkbar machen. Wir sollten also regelmäßig essen, ob nun drei oder fünf Mahlzeiten pro Tag. Die Anzahl ist weniger wichtig als ihre Pünktlichkeit. Wer sich also immer schnell einen Apfel oder einen Müsliriegel einverleibt, wenn er Hunger hat, tut sich keinen Gefallen. Dann schon eher ein Snack täglich um drei. Damit fühlt sich der Körper viel besser als mit unregelmäßigen Häppchen zwischendurch.

Wie ich bereits erklärt habe, strebt der Körper immer nach Homöostase, einem Gleichgewicht unter wechselnden Umweltbedingungen. Der Sinn dieser ständigen Regulierung ist es, ihn in einem ziemlich gleichmäßigen Zustand zu halten. Er ist zwar dynamisch und verändert sich ständig, aber nur, um eben die Stetigkeit eines sicheren und ungefährlichen Bereichs zu gewährleisten. Wenn man einmal darüber nachdenkt, wird einem klar, dass der Körper ständig Kräften ausgesetzt ist, die dieser Beständigkeit entgegenwirken, etwa Ihren Entschlüssen, wann Sie etwas essen oder wann Sie ins Bett gehen möchten. Selbst die schwankende Umgebungstemperatur zwingt ihn zu ständigen Veränderungen, um die eigene Temperatur gleichmäßig bei 36,8 Grad zu halten. Wir denken allerdings kaum darüber nach, was der Körper tut, biochemisch gesehen, wenn wir seine bevorzugten Rhythmen stören und er sie nicht einhalten kann.

Man kann sich nur schwer vorstellen, wie stark Stundenpläne und Routinen die Gesundheit beeinflussen, aber hier kann die Schlafmedizin interessante Einblicke bieten. Unsere Schlafgewohnheiten beeinflussen unser Leben auf vielfältige Weise, mit am meisten aber unseren Hormonhaushalt, dessen Grad an Ausgeglichenheit wiederum eine Vielzahl von Prozessen im Körper auslöst, die zu unserer Gesundheit insgesamt beitragen.

Schlaf hält den Körper im Gleichgewicht

Genau wie über die zahlreichen Nutzeffekte körperlicher Betätigung wird auch über den gesundheitlichen Nutzen des Schlafs ständig in den Medien berichtet, man muss nur einmal darauf achten. Sowohl Labor- wie auch klinische Studien haben gezeigt, dass praktisch jedes Körpersystem von der Menge und Qualität unseres Nachtschlafs beeinflusst wird. Unter anderem ist bewiesen: Schlaf kann bestimmen, wie viel wir essen, wie schnell unser Stoffwechsel abläuft, wie viel Gewicht wir zulegen oder verlieren, wie gut wir Infektionen abwehren, wie kreativ und

geistig aufnahmebereit wir sind, wie gut wir mit Stress umgehen, wie schnell wir Informationen verarbeiten und dazulernen und wie gut wir Erinnerungen einordnen und speichern können. Wenn man nur eine Nacht lang anderthalb Stunden zu wenig schläft, kann das die Aufnahmefähigkeit am Tag schon um ein Drittel reduzieren. Die Nebenwirkungen schlechter Schlafgewohnheiten sind zahlreich: Bluthochdruck, Verwirrung, Gedächtnisverlust, Lernunfähigkeit, Übergewicht, Herz-Kreislauf-Erkrankungen und Depressionen.
Viele Menschen haben zwar ein Gespür für ihre Hormonzyklen, besonders Frauen, wissen aber oft nicht, wie diese Zyklen mit ihrem Wohlbefinden zusammenhängen und hauptsächlich von den Schlafgewohnheiten bestimmt werden. Michael Breus ist einer der führenden Schlafforscher der USA. In seinem Buch *Good Night* beschreibt er detailliert, welche entscheidende Rolle der Schlaf in unserem Leben spielt, insbesondere weil er uns eine stabile Homöostasis schenkt. Wir alle – auch Männer – verfügen über eine biologische innere Uhr, den sogenannten zirkadianen Rhythmus. Definiert wird er durch regelmäßige Aktivitäten, die auf den Tag-und-Nacht-Rhythmus abgestimmt sind, sich also etwa alle 24 Stunden wiederholen. Dazu gehören unser Schlaf-Wach-Zyklus, das Auf und Ab bestimmter biochemischer Rhythmen, die steigende und fallende Körpertemperatur und andere mit der Erdrotation abgestimmte Variablen. Wenn unser Rhythmus nicht mit dem 24-Stunden-Tag übereinstimmt, fühlen wir uns »daneben«. Jeder, der schon einmal einen Jetlag erlebt hat und einige Tage ziemlich benebelt war, weiß, wie sich das anfühlt.

Unseren zirkadianen Rhythmus bilden wir erst im Alter von etwa sechs Wochen aus. Ab dann können Säuglinge genug Milch im Magen speichern, um längere Zeit zu schlafen. Die meisten Kleinkinder brauchen zwar länger, um sich daran zu gewöhnen, nachts durchzuschlafen, aber manche Eltern haben auch das Glück, dass ihr Kind gleich damit anfängt. Zu verdanken haben sie das dem zirkadianen Rhythmus, der, einmal in Gang gesetzt, das ganze Leben hindurch anhält.

Unser natürlicher Tagesrhythmus hängt stark von unseren Schlafgewohnheiten ab. Die regulären Hormonausschüttungsperioden – von denjenigen, die unser Essverhalten regeln, bis hin zu denen, die Krankheiten bekämpfen und Belastungen abwehren – sind direkt von einem gesunden Tag-und-Nacht-Rhythmus abhängig. Der Cortisolwert sollte zum Beispiel morgens seinen Höchstwert haben, während des Tages kontinuierlich absinken, bis er etwa um 23 Uhr seinen Tiefstwert erreicht, also zu einem Zeitpunkt, wenn der Melatoninwert ansteigt. Melatonin ist, wie Sie vielleicht wissen, unser Schlafhormon; es reguliert aber unseren ganzen 24-Stunden-Rhythmus. Nach Sonnenuntergang, wenn es vermehrt freigesetzt wird, fährt es die Körperfunktionen herunter, senkt den Blutdruck und in der Folge die Körperkerntemperatur und bereitet uns so auf das Einschlafen vor. Ein höherer Melatoninspiegel verschafft uns mehr Tiefschlaf. Dieser wiederum garantiert gesunde Werte von Wachstums-, Schilddrüsen- und Geschlechtshormonen. Einige Studien deuten sogar darauf hin, dass Schichtarbeiter, also Menschen mit sehr unregelmäßigen Schlafphasen, ein hohes Risiko für bestimmte Krebsarten haben. Die bestimmende Rolle, die unsere Biorhythmen spielen, wenn es um Wohlbefinden, Körperkraft und Wachheit geht, erklärt, warum Studien zum Tagesablauf zeigen, dass die Leistungsfähigkeit von der Tageszeit abhängt. Gibt es eine ideale Uhrzeit für einen richtig harten Aufschlag beim Tennis? Ja, und zwar sechs Uhr abends, dann liegen Körpertemperatur und Muskelkraft am höchsten. Wie steht es mit einem 400-Meter-Schwimmen, wenn Sie sich einmal als Olympiakämpfer fühlen wollen? Auch hier sollten Sie eher abends antreten als frühmorgens. Denn unsere Körpertemperatur steigt den ganzen Tag über an, erreicht abends den Spitzenwert und sinkt dann wieder ab bis zu ihrem Tiefstwert in den frühen Morgenstunden. Auch am frühen Nachmittag sinkt sie leicht ab, das erklärt die bekannte Trägheit nach dem Mittagessen. Helles Licht, besonders Sonnenlicht, bewirkt jeden Tag eine Anpassung unserer inneren Uhr an den tatsächlichen Tag-Nacht-Wechsel, sodass unser Schlafrhythmus stabil bleibt. Auch körperliche Aktivität kann eine entsprechende Wirkung haben.

Viele Menschen unterschätzen das Zusammenspiel von Schlaf und Hormonen. Es gibt sogar ein Hormon, das überhaupt nur im Schlaf freigesetzt wird: Ungefähr 20 bis 30 Minuten nach dem Einschlafen beginnt die Zirbeldrüse an der Hirnbasis, Wachstumshormon auszuschütten. Sie fährt damit fort, solange der Tiefschlaf anhält, aber diese erste Phase bringt dem Körper den höchsten Wert dieses Hormons am ganzen Tag. Wachstumshormon regt nicht nur Wachstum und Reparatur von Zellen an; es wirkt auf fast jede Zelle im Körper, erneuert Haut und Knochen, regeneriert Herz, Leber, Lungen und Nieren und verjüngt Organ- und Gewebefunktionen. Es belebt das Immunsystem, verbessert die Sauerstoffaufnahme und wirkt gegen Osteoporose. Es unterstützt uns sogar dabei, das Idealgewicht zu halten, indem es die Brennstoffzufuhr der Zellen von Kohlenhydraten auf Fett umschaltet.

Manche Männer lassen sich menschliches Wachstumshormon injizieren, weil sie es für einen Jungbrunnen halten. Angesichts der gerade aufgezählten Wirkungen erscheint diese Annahme nur folgerichtig; man sollte meinen, es wäre ein sinnvolles Nahrungsergänzungsmittel oder sogar ein Medikament, das die Alterung verhindert. Neuere Forschungen zeigen allerdings, dass die Nebenwirkung ein höheres Diabetes- und Krebsrisiko sein könnte. Wachstumshormon ist also in der Jugend, wenn der Körper sich rasch weiterentwickelt und aufbaut, in größeren Mengen erforderlich, aber der Körper kann solche Mengen im höheren Alter womöglich nicht mehr verarbeiten. Das System wird aus dem Gleichgewicht gebracht. Hier sehen wir wieder, dass in der Medizin jeder Vorteil mit einem Nachteil bezahlt werden muss. Ja, Wachstumshormon kann einem älteren Mann dazu verhelfen, sich wieder wie ein Jugendlicher zu fühlen und leicht und schnell Muskelmasse aufzubauen, aber die Wirkungen anderswo im Körper bleiben nicht aus – und zurzeit verstehen wir sie nicht einmal. Es gibt einen Grund dafür, dass der Körper eines 70-Jährigen nicht mehr so viel Wachstumshormon produziert wie der eines Siebenjährigen. Außerdem hat eine Injektion nicht dieselbe Wirkung auf das System wie eine Ausschüttung, die vom natürlichen zirkadianen Rhythmus kontrolliert wird, der wiederum auf andere Körperfunktionen abgestimmt ist. Wir können die Regulierung dieser Hormone durch den Körper nicht imitieren!

Schlaf ist wichtig für die Gesundheit

Viele Leute hören nicht gerne, dass Schlaf der einfachste Weg zu einer schnellen Verbesserung ihres körperlichen Zustands ist. Sie wollen es nicht glauben, weil sie gerne eine Sofortlösung hätten – lieber rasch eine Tablette einwerfen, als sich um besseren Schlaf zu bemühen. Aber es stimmt ganz einfach: Der Schlaf reguliert so viele hormonale Rhythmen und Zyklen des Körpers, dass wir uns nicht einfach künstlich neu starten können, sondern dafür einen festen, verlässlichen Wechsel von Wachphasen und regenerierendem Schlaf brauchen, der unsere Hormonausschüttung reguliert. Viele Menschen sehen das aber erst ein, wenn ich ihnen erkläre, dass auch die appetitsteuernden Hormone hauptsächlich vom Schlafrhythmus abhängen.

Die wissenschaftlichen Bezeichnungen für die Hormone, die uns »hungrig« und »satt« signalisieren, lauten Ghrelin und Leptin. Vielleicht sind Ihnen diese beiden Verdauungshormone in letzter Zeit in Medienberichten begegnet, denn nach neueren Forschungsarbeiten haben sie viel Aufmerksamkeit erfahren. Sie sind das Yin und Yang unseres Essverhaltens, denn sie sagen uns im Prinzip »Iss!« oder »Hör auf zu essen!«. Wie bei vielen Hormonen treten sie paarweise auf, haben aber entgegengesetzte Funktionen. Ghrelin (das »Iss!«-Hormon) wird vom Magen ausgeschüttet, wenn er leer ist, und steigert den Appetit. Es sendet dem Gehirn die Nachricht, dass wir essen müssen, und ist sozusagen das Gaspedal. Wenn unser Magen dann gefüllt ist, sezernieren die Fettzellen das Gegenhormon Leptin, und unser Gehirn erhält die Botschaft, dass wir aufhören sollen zu essen. Leptin ist also das Bremspedal. Bekannt geworden sind beide in letzter Zeit durch den Nachweis, dass schlechter oder nicht ausreichender Nachtschlaf zu einem Ungleichgewicht zwischen Ghrelin und Leptin führt. Wenn man nur zwei Nächte lang lediglich vier Stunden Schlaf bekommt, sinkt der Leptinwert um 20 Prozent, und der des Ghrelins steigt an. Das Essverlangen steigt um 24 Prozent; die Probanden verspüren Appetit auf kalorienreiche, kohlenhydrathaltige Nahrungsmittel wie Süßigkeiten, Salzgebäck und stärkehaltiges Essen. Schlafentzug unterbricht im Prinzip die Verbindung zwischen Gehirn und Magen und führt zu »hirnlosem Essen«. Unser Körper glaubt fälschlicherweise, hungrig zu sein, und verlangt überdies nach ungesundem Essen.

Nicht nur die Schlafgewohnheiten, sondern auch Umweltfaktoren, Ernährung, Sport, Stress und unsere Gene können die Produktion von Leptin und Ghrelin beeinflussen. Wir wissen zwar nicht genau, wie diese Faktoren auf die Hormone einwirken, aber die Tatsache an sich zeigt, wie viele biologische Faktoren in unser Verhalten einfließen, das wiederum unser Wohlbefinden beeinflusst. Wenn wir das parallele Auftreten geradezu epidemischen Übergewichts und von allgemein zu wenig Schlaf in der Bevölkerung betrachten, müssen wir uns fragen, ob Schlaf nicht die beste Diät ist. 65 Prozent der Amerikaner sind übergewichtig oder krankhaft fettleibig, was auffällig mit den 63 Prozent derjenigen erwachsenen US-Bürger übereinstimmt, die weniger als die empfohlenen acht Stunden pro Nacht schlafen. Der Durchschnittserwachsene schläft wochentags nur 6,9 und am Wochenende 7,5 Stunden, durchschnittlich also sieben Stunden.

Eine Verbindung zwischen Übergewicht und Schlafmangel ist in mehreren Studien nachgewiesen worden. Eine davon, durchgeführt an der New Yorker Columbia University, stützte sich auf Regierungsdaten zu 6.115 Probanden, um Schlafgewohnheiten und Übergewicht miteinander zu korrelieren. Es zeigte sich, dass Menschen, die nur zwei bis vier Stunden pro Nacht schlafen, ein um 73 Prozent höheres Fettleibigkeitsrisiko haben als andere, die sieben bis neun Stunden Schlaf bekommen. Wer pro Nacht fünf Stunden schläft, hat ein entsprechendes Risiko von 50 Prozent, bei sechs Stunden Schlaf sind es 23 Prozent; wer über zehn Stunden täglich schläft, hat ein um 11 Prozent geringeres Übergewichtsrisiko.

Oberflächlich gesehen wirkt das womöglich widersinnig. Denn die meisten Menschen nehmen an, dass zu viel Schlaf eher dick mache, aber alle Studien deuten auf das Gegenteil, und das ergibt auch durchaus einen Sinn: Bei Schlafmangel isst man mehr, weil man hungriger wird, länger wach ist und überall von Essen verführt wird. Meist nimmt man in den zusätzlichen Wachstunden weit mehr Kalorien auf, als man verbrennt. Denn diese Zeiten, in denen man eigentlich schlafen sollte, verbringt man oft ziemlich bewegungslos bei energiesparenden Freizeitaktivitäten wie Fernsehen, Lesen, Internetsurfen oder dem Beantworten von E-Mails. Vielleicht verbrennt man in einigen Stunden um die 50 Kalorien, aber die Hormonveränderungen bringen einen dazu, weit mehr als 50 Kalorien zu essen.

Umfassende Forschungsdaten belegen inzwischen, dass unregelmäßige Veränderungen des Cortisolspiegels, die zusätzlich zu den Appetithormonschwankungen auftreten, mit Depressionen zusammenhängen. Solche Cortisolschwankungen können das Ergebnis unregelmäßiger Schlafphasen sein. Das ist eine weitere

Störung, die mit der Übergewichtsepidemie einhergeht. Depressionen werden unsere Welt in naher Zukunft stark beeinflussen. Die Weltgesundheitsorganisation schätzt, dass sie im Jahr 2020 die zweithäufigste Ursache für Arbeitsunfähigkeit sein werden. In vielen Industrieländern, auch in den USA, sind sie bereits unter den Hauptursachen für Berufsunfähigkeit und Sterblichkeit.

Ihre innere Krankenkasse

Das Verlangen unseres Körpers nach Regelmäßigkeit hat seinen Ursprung im Selbsterhaltungstrieb. Wenn wir uns um einige Jahrmillionen zurückversetzen und unseren steinzeitlichen Vorfahren einen Besuch abstatten könnten, dann würden wir sehen, dass sie damals schon ein Organ für diese rhythmischen, regelmäßigen Abläufe hatten, das bei uns heute noch genauso funktioniert. Dieses Organ ist der Hypothalamus, sozusagen unser inneres Reptil, eine entwicklungsgeschichtlich sehr alte Struktur mitten im Gehirn zwischen lauter fortgeschritteneren Hirnregionen. Er ist nicht nur die ganze menschliche Evolution hindurch unverändert geblieben, sondern zeigt auch bemerkenswerte Ähnlichkeiten mit dem Hypothalamus von Tieren, die es schon lange vor den Säugetieren gab.

Der Hypothalamus entstand etwa zur Zeit der Dinosaurier. Kein Wunder, dass er so alt ist: Einer seiner Hauptzwecke ist die Verhinderung von Unterernährung. Wenn nicht genug Nahrung zur Verfügung steht, schüttet der Hypothalamus chemische Stoffe aus, die die Körperfunktionen verändern, um die Nahrungssuche zu erleichtern. Bei lebensbedrohender Unterernährung schüttet der Hypothalamus zum Beispiel das Hormon Orexin aus, das bereits in kleinen Dosen stark wirkt. Es steigert die Aufmerksamkeit, stärkt die Muskeln und schärft die Fähigkeit zum Problemlösen, sodass man schneller Nahrung finden kann.

Der Hypothalamus kann aber noch mehr; wir können uns dieses altertümliche Organ als die Krankenkasse unseres Körpers vorstellen, eine Überwachungsstelle für den Status quo, in dem er sich am wohlsten fühlt – eben die entscheidende Homöostase, das Gleichgewicht. Im Hypothalamus befinden sich mehrere wichtige Regulationszentren für unsere Physiologie. Sie steuern die Körpertemperatur, das Durstgefühl, den Wasserhaushalt, die zirkadianen Rhythmen wie den Schlaf-Wach-Zyklus, Erschöpfung, Fluchtreflexe, Geburtswehen und sogar die sexuelle Erregung. Unsere Gefühle – Lust, Aggression, Stress, Scham und Ekel – entstehen im Hypothalamus. Er ist schon voll in Betrieb, wenn wir auf die Welt kommen, und eine seiner wichtigsten Funktionen ist die Verbindung des Nervensystems mit dem Hormonhaushalt. Das geschieht mithilfe der Zirbeldrüse, eines erbsengroßen Knotens an seiner Unterseite. Sie wird oft als die wichtigste Hormondrüse bezeichnet, weil sie die verhaltenssteuernden Hormone ausschüttet. Geregelt wird diese Ausschüttung allerdings vom Hypothalamus; die Zirbeldrüse führt nur Befehle aus.

Ich schildere den Hypothalamus so ausführlich, weil wir darauf achten müssen, ihn gesund zu erhalten, indem wir regelmäßig ausreichend schlafen. Die meisten Menschen leiden darunter, wenn sie zu wenig Schlaf bekommen. Oft entsteht ein Teufelskreis; der Schlafmangel wird zu Schlaflosigkeit. Das treibt den Hypothalamus in eine Überaktivität, die alle möglichen biologischen Funktionen schädigt. Regelmäßiger, ausreichender Schlaf – also das, was die Medizin als Schlafhygiene bezeichnet – ist die Basis für das Gleichgewicht Ihres Körpers. Er ist übrigens viel leichter zu erreichen, als man glaubt; doch die meisten Menschen denken irrtümlich, es komme darauf an, jede Nacht eine bestimmte Anzahl von Stunden zu schlafen. Es geht aber um etwas anderes.

Die magische Zahl

Es gibt keine magische Zahl von Stunden an Schlaf, die man braucht. Die Quantität ist nicht so wichtig, wie man denkt; vielmehr kommt es darauf an, regelmäßig zu schlafen. Jeder Mensch hat ein anderes Schlafbedürfnis. Acht Stunden sind ideal für den theoretischen Durchschnitt, aber nicht unbedingt für Sie als Individuum. Die meisten Menschen brauchen sieben bis neun Stunden, und zwar zu bestimmten Zeiten während eines 24-Stunden-Tages (beispielsweise von abends um zehn bis sechs Uhr morgens), und wahrscheinlich kennen Sie Ihre persönlichen Werte bereits. Trotz verbreiteter gegenteiliger Ansicht kann das »Ausschlafen« am Wochenende, um während der Woche versäumten Schlaf nachzuholen, den zirkadianen Rhythmus unterbrechen und ist eher ungesund. Auch, wenn Sie an einem Abend um 21 Uhr ins Bett gehen und am nächsten um 22 Uhr, unterbricht das bereits Ihren natürlichen Rhythmus – selbst wenn Sie in beiden Nächten dieselbe Anzahl Stunden schlafen.

Wie bereits geschildert, ist der Körper ein erstaunlich effizientes selbstregulierendes System. Sie können ihn darauf trainieren, jede Nacht acht Stunden zu schlafen, indem Sie konsequent zur selben Zeit schlafen gehen und wieder aufstehen – auch am Wochenende. Wer mit fünf Stunden pro Nacht auskommt, verschafft sich in dieser Zeit genauso viel erholsamen Tiefschlaf wie diejenigen, die länger schlafen, aber die Zeit innerhalb der einzelnen Schlafphasen ist kürzer.

Lange Zeit glaubte man nicht, dass ein regelmäßiger Schlafrhythmus sportliche Leistungen wirklich beeinflusst, aber inzwischen gibt es weltweit Belege dafür. Zwei interessante Studien als Beispiel: Forscher an der Stanford University fanden heraus, dass zusätzlicher Nachtschlaf die Leistungen von Footballspielern bei bestimmten Spielzügen verbessert. In Australien verzeichneten

Forscher deutliche Leistungsunterschiede bei der Netball-Nationalmannschaft (Netball ist die australische Variante von Basketball), nachdem die Spieler zwei Zeitzonen durchquert hatten und ihr Schlafrhythmus entsprechend durch Jetlag gestört war.

Es wird niemanden überraschen, dass Stress und langes Wachbleiben die beiden Hauptverantwortlichen für schlechten Schlaf sind. Deshalb ist eine gute Schlafhygiene so wichtig – Gewohnheiten, die für einen erholsamen, ruhigen Nachtschlaf sorgen, unabhängig von Faktoren wie Alter oder Krankheiten, die schlafstörend wirken können. Es geht darum, die Effekte dieser Faktoren zu minimieren, damit wir möglichst gut schlafen. Hier noch einige zusätzliche Ratschläge für einen guten Nachtschlaf:

- Zuerst eine Wiederholung: Halten Sie sich sieben Tage pro Woche an denselben Schlafrhythmus. Selbst wenn Sie einmal bis in die Nacht wach bleiben, stehen Sie am nächsten Morgen zur gewohnten Zeit auf. Es kommt auf regelmäßigen Schlaf an, nicht auf viel Schlaf.
- Vermeiden Sie Nickerchen zwischendurch, außer wenn es Ihre Angewohnheit ist, täglich zur selben Zeit ein Mittagsschläfchen einzulegen. Das sollten Sie unbedingt beibehalten.
- Nehmen Sie sich vor dem Zubettgehen mindestens eine halbe Stunde Zeit zum Runterschalten, in der Sie sich auf den Schlaf einstellen. Vermeiden Sie dabei stimulierende Tätigkeiten (zum Beispiel berufliche oder Haushaltsarbeiten, Beschäftigung mit dem Computer, aufregende Spielfilme), die Ihren Adrenalinspiegel steigern.
- Versuchen Sie, das Schlafzimmer frei von ablenkenden elektronischen und sonstigen Geräten zu halten, und gestalten Sie es ordentlich, kühl und dunkel. Es sollte ein Rückzugsort ausschließlich zum Schlafen sein.

- Trinken Sie nachmittags, insbesondere nach 14 Uhr, möglichst keine koffeinhaltigen Getränke mehr. Ihr Körper braucht Zeit, um das Koffein abzubauen, damit es Ihren Schlaf nicht stört. Wenn Sie nicht ganz ohne auskommen, dann wählen Sie Getränke mit weniger Koffein, etwa Tee statt Kaffee.
- Vorsicht mit Alkohol am Abend. Ein oder zwei Gläser in den letzten Stunden vor dem Zubettgehen ändern Ihren Schlafrhythmus. Vielleicht testen Sie einmal, wie einige Tage ganz ohne Alkohol sich darauf auswirken, wie ausgeruht Sie am nächsten Morgen sind.
- Gestalten Sie auch Ihre Wachphasen möglichst regelmäßig. Treiben Sie, wenn möglich, täglich zur selben Zeit Sport. Essen Sie zu festen Stunden. Wenn Sie Ihr Mittagessen verschieben müssen, nehmen Sie zur gewohnten Essenszeit eine nahrhafte Zwischenmahlzeit zu sich. Geben Sie Ihrem Körper regelmäßig das, was er erwartet!

Man kann gar nicht zu früh damit anfangen

Ausreichender Schlaf ist nicht nur für Erwachsene wichtig, bei denen sein Nutzen gut dokumentiert ist. Gute Schlafhygiene kann man auch schon seinen Kindern beibringen, und zwar gar nicht früh genug. Eine kürzlich erschienene Studie an Vorschulkindern zeigte, dass Regeln und Rituale beim Zubettgehen bei der Entwicklung von Vierjährigen eine wichtige Rolle spielen.

Lernverhalten und Gehirnentwicklung von Kindern werden offenbar von den Umständen des Zubettgehens beeinflusst. Als kalifornische Forscher eine Umfrage der US-Bundesregierung unter 8.000 Familien auswerteten, bei der die Eltern eine Reihe von Fragen gestellt bekamen, wie sie ihre Kinder ins Bett brachten (etwa »Wann geht Ihr Kind zu Bett?«, »Geben Sie als Eltern feste Schlafenszeiten vor?«), stellten sie zu ihrer Überraschung fest, dass feste Schlafenszeiten mit besseren Leistungen in Fremdsprachen und Mathematik korreliert waren. Nach der Fragebogenauswertung besuchten sie die Familien zu Hause, um die Mathematik- und Fremdsprachenkompetenz der Kinder einzeln zu bewerten. Kinder von Eltern, die eine feste Schlafenszeit vorgaben, schnitten bei den Vokabelkenntnissen etwa 6 Prozent besser als andere Kinder ab, in Mathematik auf Vorschulniveau um 7 Prozent. Die Unterschiede zwischen Kindern mit festen und weniger festen Schlafenszeiten waren groß genug, um ernst genommen zu werden. Studien an Teenagern und Collegestudierenden haben weitere Belege erbracht, dass regelmäßiger, erholsamer Schlaf zu besseren schulischen und universitären Leistungen führt.

Für Eltern, deren Kinder an Schlafstörungen leiden, können einige dieser Untersuchungen regelrecht beängstigend sein. Eine Studie an 392 Jungen und Mädchen kam 2010 zu dem Ergebnis, dass Kinder, die mit 12 bis 14 Jahren schlecht schliefen, im Alter von 15 bis 17 Jahren mehr als doppelt so häufig Selbstmordgedanken hatten als andere. Eine Studie an 1.037 Kindern ergab, dass 46 Prozent derjenigen, bei denen im Alter von 9 Jahren dauernde Schlafstörungen festgestellt worden waren, im Alter zwischen 21 und 26 Jahren an Angststörungen litten, während das bei jungen Erwachsenen, die als Kinder keine Schlafstörungen hatten, nur zu 33 Prozent der Fall war.

Wir wissen nicht, warum Schlafstörungen in der Kindheit das Risiko von Angststörungen und Depressionen steigern, aber ganz offensichtlich können Probleme im Erwachsenenalter in der Kindheit wurzeln, und manche können mit dem Schlafengehen zusammenhängen. Möglicherweise führen Schlafprobleme zu Veränderungen im Gehirn, die wiederum psychische Störungen zur Folge haben. Angststörungen und Depressionen sind in den USA die verbreitetsten psychischen Störungen: Bei 28,8 Prozent der Bevölkerung wird irgendwann eine Angststörung und bei 20,8 Prozent eine affektive Störung festgestellt, wie eine 2005 in den

Archives of General Psychiatry publizierte Studie zeigt. Angststörungen manifestieren sich bereits früh im Leben: durchschnittlich im Alter von elf Jahren. Auch Depressionen treten am häufigsten in der Adoleszenz auf, und wer als Jugendlicher depressiv wird, neigt zu schwereren Formen der Depression, die nach der Behandlung eine häufigere Rückfallquote haben.

Das verheißt nichts Gutes für schlaflose Jugendliche, aber die gute Nachricht ist, dass es gar nicht so schwierig ist, nachts gut und erholsam zu schlafen. Genau wie Erwachsene brauchen Kinder eine feste Schlafenszeit und sollten auch zu festen Zeiten wieder aufstehen, und zwar auch am Wochenende. Sie benötigen beruhigende Rituale vor dem Zubettgehen; das kann etwas ganz Einfaches sein wie Lesen oder ein Bad, und natürlich sollten in der letzten halben Stunde keine anregenden technischen Geräte erlaubt sein. Das Licht von Computer- und Fernsehbildschirmen kann tatsächlich die Ausschüttung des Schlafhormons Melatonin unterdrücken. Videospiele, Fernsehsendungen und das Surfen im Internet regen das Gehirn an, also schalten Sie die entsprechenden Geräte ab, wenn Sie die Kinder ins Bett bringen. Eltern unterschätzen oft, wie viel Stress ihre Kinder ausgesetzt sind, also sprechen Sie mit ihnen doch einfach über die schönen Momente des Tages, bevor Sie das Licht ausschalten. Wenn Ihre Kinder Sorgen und Probleme haben, legen Sie eine Liste für den nächsten Tag an. Und schicken Sie nie ein Kind zur Strafe früher ins Bett oder erlauben ihm zur Belohnung, länger aufzubleiben. Das vermittelt die falsche Botschaft über den Wert des Schlafes.

Wie wäre es mit einem Hund?

Sie schaffen es nicht, sich an einen Stundenplan zu halten? Wenn Sie sich vornehmen, regelmäßig zu schlafen und sich Ruhepausen zu gönnen, führt das auch zu regelmäßigen Routinen, von denen

Sie gesundheitlich profitieren. Denjenigen meiner Leser, die vor so einer Aufgabe zurückschrecken, empfehle ich, sich einen Hund anzuschaffen. Es wird schon lange behauptet, Hundebesitzer seien die fröhlichsten Menschen überhaupt. Aber das liegt nicht nur daran, dass man immer Gesellschaft und ein Wesen um sich hat, das einen braucht und um das man sich kümmern kann, sondern auch daran, dass man einen konstanten Tagesablauf einhalten muss, denn der Hund will regelmäßig spazieren geführt und gefüttert werden und schlafen. Daraus ergibt sich ein ziemlich rigider Stundenplan. Außerdem haben Hundebesitzer durch die täglichen Spaziergänge ein Mindestmaß an körperlicher Aktivität, auch wenn Fido vielleicht nicht gerade ein Windhund ist. Die Kombination eines regelmäßigen Tagesablaufs mit garantierter Bewegung wirkt Wunder. Und wenn Sie mit Ihrem Hund draußen im Grünen spazieren gehen, haben Sie auch noch die erforderliche Auszeit von den digitalen Geräten, denn dazu müssen Sie vom Schreibtisch aufstehen und das Multitasking sein lassen, auch wenn man hin und wieder Hundebesitzer sieht, die ein Häufchen aufsammeln, während sie gleichzeitig telefonieren.

Vielleicht fragen Sie sich, ob diese Nutzeffekte auch Eltern von Kindern zugutekommen, nicht nur Hundehaltern. Man nimmt automatisch an, dass Eltern sich dem Rhythmus ihrer Kinder anpassen, die ständige und regelmäßige Zuwendung brauchen, was Essen und Schlafen angeht. Es stimmt zwar, dass sie sich dem Rhythmus ihrer Kinder anpassen, aber deren Bedürfnisse ändern sich, oft aus reiner Launenhaftigkeit, und das führt manchmal zu sehr unregelmäßigen Stundenplänen. Ein Hund dagegen führt ein sehr berechenbares und einfaches Leben. Kinder wachsen und entwickeln sich ständig weiter; ihr Gehirn ist um ein Vielfaches aktiver und lernfähiger als das eines Hundes, und entsprechend stärker fordern sie uns. Trotzdem brauchen auch sie genauso einen geregelten Tagesablauf, um gesund zu bleiben, wie wir selbst.

Gesundheitsregel Halten Sie das ganze Jahr hindurch einen strikten, berechenbaren Stundenplan ein. Legen Sie Mahlzeiten, Schlaf und Sport immer auf dieselben Zeiten. Vermeiden Sie Nickerchen, außer wenn Sie täglich zur selben Zeit einen Mittagsschlaf einlegen. Achten Sie darauf, den Zeitplan einzuhalten. Sehen Sie Ruhepausen vor. Wenden Sie diese Erkenntnisse auch bei Ihren Kindern an.

Wie viel Schlaf ist ausreichend?

Laut der *American Academy of Sleep Medicine* brauchen Kinder an Schlaf:

Säuglinge	14 bis 15 Stunden
Kleinkinder	12 bis 14 Stunden
Vorschulkinder	11 bis 13 Stunden
Schüler	10 bis 11 Stunden
Jugendliche	9 bis 10 Stunden

Denken Sie daran, dass Schlaf sich nicht nach dem Alter unterscheidet. Es stimmt zwar, dass wir in verschiedenen Lebensphasen unterschiedlich viel Schlaf brauchen, aber er ist trotzdem entscheidend für unser Wohlbefinden – als Schmieröl und Treibstoff des Gleichgewichts unseres Körpers.

Klaus Dörner, Ursula Plog

Selbst-Therapie

»Irren ist menschlich«. Das ist der Titel des Lehrbuches, mit dem der Psychiater Klaus Dörner und die Psychologin Ursula Plog Psychiatrie-Geschichte geschrieben haben. Sie haben es für Fachleute, aber auch für Patienten und Angehörige verfasst, und eines ihrer großen Ziele war: »Das Buch soll den Leser auch privat befähigen, mit sich und seinem Leben besser umzugehen.« Hier sind einige Schlüsselsätze daraus.

Als Therapeuten können wir nur günstige Bedingungen für Selbst-Therapie schaffen. Mit dieser Aussage knüpfen wir wieder an Hippokrates an: »Der Patient selbst ist der Arzt. Der Arzt ist nur Helfer.« Wie es bei der Diagnose um das Sich-Wahrnehmen ging, so bei der Therapie um das Sich-Wahrmachen des Patienten, ein Begriff, den wir der italienischen Psychiatrie verdanken (verifica). Ziel-Vereinbarung kann sein, dass jemand etwas ändern will, aber auch, dass jemand lernen will, sich so anzunehmen, wie er ist. Denn bei jedem Menschen gibt es änderbare, aber auch feststehende Anteile, die man nur annehmen kann.

Wolf Singer, Matthieu Ricard

Altruismus und Wohlbefinden

Sich wohlfühlen, ausgeglichen sein, mit sich selbst im Reinen und gleichzeitig mit anderen Menschen eng verbunden, das klingt nach einem Idealzustand. Die Voraussetzungen dafür beginnen im Kopf, sagt Wolf Singer im Gespräch mit Mathieu Ricard. Wolf Singer, einer der weltweit führenden Hirnforscher, lange Jahre Direktor am Max-Planck-Institut für Hirnforschung in Frankfurt, arbeitet jetzt am Ernst-Strüngmann-Institut, dessen Gründungsdirektor er ist. Matthieu Ricard forschte als Molekularbiologe am Institut Pasteur in Paris, bevor er buddhistischer Mönch wurde. Er gehört zu den engen Vertrauten des Dalai-Lama und hat internationale Bestseller über den Buddhismus geschrieben. Wolf Singer und Matthieu Ricard pflegen einen intensiven Gedankenaustausch. In ihrem langen Gespräch über Hirnforschung und Meditation ging es unter anderem um den Umgang mit inneren Konflikten und darum, welche Rolle Altruismus für unsere körperliche und seelische Gesundheit spielt. Oder reicht es vielleicht schon, uns Mitgefühl nur intensiv in Gedanken vorzustellen, und schon geht es uns besser? Wir blenden uns ein in das Gespräch zwischen Wolf Singer (WS) und Matthieu Ricard (MR).

Innere Konflikte

MR Viele Menschen werden von inneren Konflikten im wahrsten Sinne des Wortes zerstört.

WS Aus Tierversuchen wissen wir, dass sich die Aktivität bestimmter Bewertungssysteme verändert, je nachdem, ob Konflikte oder Belohnungen erwartet werden. Eine der Strukturen, die mit dem Monitoring von Konflikten in Verbindung gebracht wird, ist der vordere Anteil des Gyrus cinguli, einer Hirnwindung, die in enger Verbindung mit dem limbischen System steht.

MR Innere Konflikte gehen oft mit starkem Grübeln einher.

WS Ja, aber leider wissen wir wenig über die Aktivitätsmuster, die Konflikte und mentales Wiederkäuen begleiten. Vielleicht ist es eine Bedingung, in der sich gegenseitig ausschließende Gruppen von Neuronen um die Vorherrschaft kämpfen und Instabilität erzeugen, einen permanenten Wechsel zwischen verschiedenen metastabilen Zuständen.

MR Wir nennen das schlicht »Angst und Hoffnung« …

WS … wenn keine stabilen Zustände erreicht werden können. Falls das Gehirn tatsächlich daraufhin angelegt ist, nach stabilen kohärenten Zuständen zu streben, weil diese Ergebnisse darstellen und die Grundlage für zukünftige Aktionen abgeben, und falls ferner zutrifft, dass mit solchen konsistenten Zuständen angenehme Gefühle verbunden sind, dann könnte doch ein Ziel des mentalen Trainings lediglich darin bestehen, solche Zustände auch ohne jegliches praktische Ziel herbeizuführen. Natürlich wird es zunächst schwierig sein, solche Zustände direkt herbeizuführen, abgelöst von jedem konkreten Inhalt. Aber das ist vielleicht der Grund, warum Anfänger zunächst mit konkreten Inhalten beginnen, warum sie versuchen, ihre Aufmerksamkeit auf konkrete handlungsbezogene Emotionen wie Mitgefühl zu lenken, um positive Emotionen wie Großzügigkeit, Hilfsbereitschaft und Mitgefühl herbeizuführen, die ja alle einen hohen Belohnungswert haben.

MR Im Gegensatz zu selbstsüchtigem Verhalten.

WS Genau. Und so dienen diese Vorstellungen von konkreten Aktionen als Vehikel, um kohärente Hirnzustände herzustellen, die einen angenehmen Inhalt haben. Und dann, sobald die Fertigkeit gewachsen ist, Hirnzustände willentlich zu kontrollieren, lernt der Meditierende, diese Zustände von ihren Auslösern abzukoppeln und frei von konkreten Inhalten herzustellen.

Altruismus und Wohlbefinden

MR Also, das ist jetzt ein bisschen unfair, Mitgefühl allein als die Suche nach angenehmen Erfahrungen hinzustellen, weil Mitgefühl und Erfüllung so stark miteinander verwoben sind. Menschliche Qualitäten treten oft gebündelt auf. Altruismus, innerer Frieden, Kraft, Freiheit und das echte Glück wachsen zusammen wie die Teile einer nahrhaften Frucht. Egoismus, Aggression und Angst dagegen bilden ein giftiges Gewächs. Daher ist es nicht fair, zu sagen, wir seien vor allem deshalb nett zu anderen, weil wir uns selbst gut fühlen wollen. Der beste Weg, wahres Mitgefühl zu entwickeln, ist der aus dem Wissen heraus, dass andere genau wie du selbst nicht leiden wollen, sondern ebenso wie du glücklich sein wollen. Folglich beginnst du, dich ernsthaft mit ihrem Glück und ihrem Leid zu beschäftigen. Anderen zu helfen ist unter Umständen gar nicht so angenehm, in dem Sinn, dass du vielleicht sogar unerfreuliche Dinge auf dich nehmen musst, um jemandem zu helfen. Aber tief in deinem Inneren verspürst du Frieden, Mut und ein Gefühl der Harmonie angesichts der gegenseitigen Verbundenheit aller Dinge und Wesen.

WS Du hast recht, wenn es gelingt, eigenes Wohlbefinden mit Altruismus und Mitgefühl zu verbinden, ergibt sich daraus eine Win-win-Situation. Mich bewegt aber immer noch die Frage: Was ist der Zustand, den das Gehirn selbst als einen angenehmen identifiziert? Wir wissen, dass es solche Zustände gibt, etwa wenn wir eine Lösung gefunden, einen Konflikt bewältigt oder anderen geholfen haben – es muss etwas Besonderes mit diesen Zuständen auf sich haben. Wie die elektrophysiologischen Korrelate meditativer Zustände nahelegen, handelt es sich bei diesen »guten Zuständen«, wie gesagt, offensichtlich um Zustände hoher Kohärenz. Aber ist dies überhaupt eine plausible Annahme?

MR Du weißt gewiss besser über Kohärenz Bescheid als ich, aber für mich klingt es plausibel. Um auf die inneren Konflikte zurückzukommen: Meist sind sie mit exzessivem Wiederkäuen der Vergangenheit und dem Beschwören von Zukunftsszenarien verbunden. So wird man von Angst und Hoffnung gequält.

WS Ich sehe dies als einen Versuch, frühere Erfahrungen zu nutzen, um die Zukunft vorauszusagen, einen Versuch, der vermutlich nicht auf eine stabile Lösung hin konvergieren wird, weil die Zukunft im Prinzip nicht vorhersehbar ist. Vermutlich ist es diese fruchtlose Suche nach der bestmöglichen Lösung – diese Unmöglichkeit einer A-priori-Festlegung der Zukunft –, die das System frustriert und unangenehme Gefühle mit sich bringt.

Magische Augenblicke

MR »Wenn ich nur wüsste, ob es so oder anders kommt« – »Soll ich dies oder das tun?« – »Warum haben die mich so behandelt?« – »Hoffentlich reden die nicht schlecht über mich« usw. Solche Gedanken führen zu sehr instabilen Geisteszuständen. Und das Gefühl der Unsicherheit wird noch verstärkt, wenn man sich in der Blase der Selbstbezogenheit versteckt, um sich, zu schützen. Doch in dem engen Raum der Selbstbezogenheit schießt die Grübelei erst so richtig ins Kraut. Deshalb hat Meditation unter anderem das Ziel, die Blase der Ichhaftigkeit aufzubrechen und all diese mentalen Konstrukte im offenen Raum der Freiheit verschwinden zu lassen.

Wenn Menschen in ihrem Alltag »magische Momente« oder »Augenblicke des Glücks« erleben – bei einer nächtlichen Schneewanderung unter dem Sternenzelt oder wenn sie mit lieben Freunden am Meer oder auf einem Berg sitzen –, was geschieht da? Ganz plötzlich fällt die Last ihrer inneren Konflikte von ihnen ab. Sie fühlen sich im Einklang mit anderen, mit sich selbst, mit der Welt. Das gibt ihnen ein gutes Gefühl, und der innere Konflikt ist eine Zeit lang verschwunden. Solche magischen Momente zu erleben und auszukosten ist fantastisch, aber es ist auch erhellend, zu verstehen, warum sie sich so gut angefühlt haben: wegen der Befriedung der inneren Konflikte, wegen des Gefühls der Verbundenheit mit allem, wegen der nicht in feste Einzelteile aufgespaltenen Wirklichkeit, wegen der vorübergehenden Abwesenheit von Geistesgiften wie Aggression oder Zwanghaftigkeit. Alle diese Qualitäten lassen sich kultivieren, indem man Weisheit und innere Freiheit entwickelt. Dadurch erhält man nicht nur ein paar unvergessliche Momente, sondern einen Zustand dauerhaften Wohlbefindens, den wir als das echte Glück bezeichnen können. Das ist ein höchst befriedigender Zustand, da das Gefühl der Unsicherheit allmählich einem tiefen Vertrauen weicht. Vertrauen in was? Das Vertrauen, dass du mit diesen deinen Fähigkeiten die Höhen und Tiefen aller Aspekte des Lebens viel besser zu meistern vermagst. Dein Gleichmut – nicht zu verwechseln mit Gleichgültigkeit – sorgt dafür, dass du nicht von jedem Lob oder Tadel, von jedem Verlust oder Gewinn hin und her gebogen wirst wie ein Grashalm im Wind. Mit der Gewissheit des tiefen inneren Friedens erscheinen die Wellen an der Oberfläche nicht mehr so bedrohlich wie zuvor.

Kann Rückkopplung mentales Training ersetzen?

WS Demnach gelingt es mit mentalem Training, sich mit inneren Zuständen der Stabilität vertraut zu machen und dadurch das Ich gegen fruchtlose mentale Wiederkäuerei zu schützen. Falls diese erstrebenswerten Zustände eine charakteristische elektrografische Signatur besitzen, dann sollten sie sich messen und quantifizieren lassen. In diesem Fall könnte man Biofeedback nutzen, um den Lernprozess zu beschleunigen, der erforderlich ist, um diese Zustände zu erreichen. Es könnte helfen, sich mit diesen Zuständen schneller vertraut zu machen. Ich gebe zu, dass dies eine typisch westliche Neigung ist, mühsame und zeitaufwendige Prozeduren zu umgehen und Abkürzungen für den Weg zum Glück zu suchen.

MR Du kennst die Experimente, bei denen Wissenschaftler Ratten Elektroden ins Gehirn implantiert haben, die bei Stimulation Lustgefühle hervorrufen. Die Ratten können sich selbst stimulieren, indem sie auf einen Hebel drücken. Die Lustgefühle sind so intensiv, dass die Tiere schon bald alle anderen Aktivitäten einstellen, Sex und Nahrungsaufnahme eingeschlossen. Das Hervorrufen dieses Gefühls wird zu einem unstillbaren Verlangen, zu einem nicht mehr kontrollierbaren Bedürfnis. Die Ratten betätigen den Hebel, bis sie vor Erschöpfung sterben. Deshalb glaube ich, dass jeder Versuch zur Abkürzung eher zu einer Abhängigkeit führt als zu einer tiefen Veränderung der Lebenseinstellung, wie sie durch die Schulung des Geistes erreicht wird. Das Gefühl von innerem Frieden und Erfüllung entsteht sozusagen als Nebenprodukt bei der bewussten Entwicklung verschiedener menschlicher Qualitäten. Der Versuch, immer neue Lustgefühle zu erlangen, würde vermutlich zu ganz anderen Ergebnissen führen. Das Forschungsprojekt, das deine Tochter Tania und Rainer Goebel zum Feedback durchführen, scheint aber anzudeuten, dass erfahrene Meditierer, die ein Feedback aus den aktivierten Hirnregionen erhalten, willentlich Mitgefühl, Aufmerksamkeit, ja sogar negative Gefühle wie Ekel und starke körperliche Schmerzen modulieren können.

WS Aber du hast in diesen Untersuchungen zuerst die charakteristischen Aktivierungsmuster erzeugt, die mit den jeweiligen Emotionen einhergehen, und durch das Feedback nur etwas über die quantitativen Beziehungen zwischen Aktivität und Gefühlsintensität gelernt. Meine Frage war, ob du es für möglich hältst, durch Versuch und Irrtum, einfach durch Ausprobieren, die Aktivität bestimmter Hirnregionen zu erhöhen, wenn dir über Töne oder visuelle Signale zurückgespielt wird, welche Ergebnisse deine Bemühungen haben, du könntest dich dann Schritt für Schritt mit diesen Zuständen vertraut machen, bis du sie schließlich intentional herbeiführen kannst.

MR Ich halte es nicht für unmöglich, glaube aber nicht, dass es die beste Methode wäre, und ich sehe eigentlich nicht so recht, warum man es so machen sollte. Einfach ein Feedback für eine bestimmte Fähigkeit zu erhalten wird Anfängern wahrscheinlich nicht helfen, da alle diese Fertigkeiten – Aufmerksamkeit, Emotionskontrolle, Empathie – gleichzeitig entwickelt werden müssen, und genau das erreicht man mit den Meditationstechniken, die im Lauf von mehr als 2000 Jahren kontemplativer Wissenschaft entwickelt wurden. Außerdem beruht der kontinuierliche, langfristige Gebrauch dieser Methoden, die wir »Meditation« nennen, auf Weisheit, einer Auffassung, einem Begriff, der sich auf das tiefe Verständnis für die Funktionsweise des Geistes und die Natur der Wirklichkeit (als nicht von Dauer, mit allem zusammenhängend usw.) bezieht. Reinen Feedbacktechniken fehlt der Reichtum der kontemplativen Methoden, die dazu dienen, Mitgefühl, Altruismus und ein emotionales Gleichgewicht zu entwickeln. In der therapeutischen Anwendung jedoch könnten sie sehr wertvoll sein und vielleicht Patienten, denen eine bestimmte Eigenschaft wie Aufmerksamkeit oder Empathie fehlt, dabei unterstützen, sich besser auf die zu entwickelnde Fähigkeit zu konzentrieren. Außerdem können sie helfen, besser zu verstehen, wie das Gehirn funktioniert.

Anders als Meditation ruft Feedback allein wohl keine Änderungen im ethischen Verhalten hervor. Das Stimulieren von Hirnregionen mag ja schöne Empfindungen erzeugen, und Drogenkonsum kann vielleicht dazu führen, dass man sich ständig high fühlt, aber es ist sehr unwahrscheinlich, dass man davon ein mitfühlenderer und ethisch besserer Mensch wird. Möglicherweise fühlt man sich sogar abhängiger und ohnmächtiger, wenn die Wirkung der Stimulation nachlässt.

WS Diese Drogen und auch die direkte elektrische Stimulation aktivieren ja nur jene Hirnstrukturen, die normalerweise aktiv werden, wenn Hirnzustände als »gute« Zustände erkannt wurden, die konfliktfreien Zustände, die Zustände, die Lösungen entsprechen, vielleicht die kohärenten Zustände. Die Drogen erzeugen diese Zustände natürlich nicht, sondern beeinflussen nur die nachgeschalteten neuronalen Systeme. Sie erzeugen, wenn du so willst, illusionäres Wohlbefinden.

MR Immer neue Lustgefühle zu erzeugen, nur um sich gut zu fühlen, wäre deshalb selbst im besten Fall nur eine rudimentäre Art von Geistestraining und könnte sogar gegenteilige Effekte hervorrufen. Rudimentär, weil die Vorstellung, einen Menschen zu heilsamer, das heißt für ihn förderlicher Entfaltung zu führen, eigentlich die Kultivierung eines breiten Spektrums von Qualitäten umfasst, von Weisheit bis Mitgefühl, und darauf abzielt, echtes Glück und ein gutes Herz zu erlangen. Das kann man als Ziel des Lebens ansehen.

Werner Bartens

Gute Freunde halten gesund

»Verspannt, erschöpft und zu wenig geliebt – und das bei schlechten Eisenwerten. So sehen sich viele Deutsche.« Zu dieser Diagnose kommt Werner Bartens, Mediziner und Wissenschaftsredakteur bei der Süddeutschen Zeitung, in seinem Buch »Glücksmedizin. Was wirklich wirkt«. Die Folge: »Einer therapiesüchtigen Gesellschaft bietet eine boomende Befindlichkeitsindustrie Leiden und Leidensablass für jede Lebenslage.« Werner Bartens schlägt einen ganz anderen Weg aus der Malaise vor.

Der Rechtsstreit mit den Nachbarn um die Höhe der Hecke im Garten zieht sich hin. Die Kollegen im Büro boykottieren die Zusammenarbeit. Frau und Kinder sind sauer. Verwandte waren schon lange nicht mehr zu Besuch, und für Freundschaften bleibt sowieso keine Zeit mehr. So könnte man sich den Alltag eines missmutigen Zeitgenossen vorstellen, der seine Lebenszeit mit diesen Charaktereigenschaften wahrscheinlich drastisch verkürzt. Nicht etwa weil er raucht, trinkt, übermäßig isst und sich nicht bewegt, sondern weil ihm der soziale und psychische Rückhalt von Freunden und Verwandten fehlt. Im Gegensatz dazu leben Menschen mit intakter Familie, netten Kollegen und großem Freundeskreis länger und gesünder.

»Dass karge soziale Beziehungen zum frühen Tod führen können, ist weder bei Gesundheitsbehörden noch in der Öffentlichkeit ausreichend bekannt«, sagt Julianne Holt-Lunstad von der Brigham Young Universität in Utah. Die Wissenschaftlerin und ihr Team haben Daten aus 148 Studien mit insgesamt mehr als 308.000 Menschen in einer großen Übersichtsarbeit ausgewertet. Dabei zeigte sich, dass die Wahrscheinlichkeit, alt zu werden, um etwa 50 Prozent erhöht ist, wenn man in Beruf, Familie und Freizeit von freundlichen Menschen umgeben ist – und etwas dafür tut, dass die Menschen freundlich zu einem sind.

Fehlt die soziale Interaktion oder ist sie sehr gering ausgeprägt, hat das hingegen negative Auswirkungen, die so stark sind, dass sie sich durchaus mit den bekannten körperlichen Risikofaktoren vergleichen lassen. Die Gesundheitsgefahren durch mangelnden psychosozialen Austausch sind ähnlich groß wie beim chronischen Konsum von 15 Zigaretten täglich oder wie bei einem Alkoholiker. Wer keine Freunde und keine wohlwollenden Verwandten hat, ist daher stärker von Infarkt, Schlaganfall und anderen Leiden bedroht als Menschen, die keinerlei Sport treiben. Gegenüber den Risiken durch Übergewicht ist die Bedrohung, die ein fehlendes soziales Netz mit sich bringt, sogar um das Doppelte erhöht. »Diese Befunde beziehen sich keineswegs nur auf ältere Leute«, sagt der Psychologe Timothy Smith, der an der Studie beteiligt war. »Gute Beziehungen und Freundschaften schützen in allen Altersgruppen.«

Wissenschaftler haben schon häufiger beobachtet, dass Freunde und Familie sich positiv auf die Gesundheit auswirken. Für Familien und besonders für Ehepartner gilt dies aber nur, wenn die Harmonie überwiegt und sich die Beteiligten nicht gegenseitig zerfleischen. Wie genau starker sozialer Rückhalt gesund macht, ist unklar. »Wenn jemand mit einer Gruppe verbunden ist und sich für andere verantwortlich fühlt, überträgt sich das wohl auf den Umgang mit sich selbst«, sagt Holt-Lunstad. »Man passt dann besser auf sich auf, lebt gesundheitsbewusster und geht weniger Risiken ein.« Gleichzeitig sind die körpereigenen Stresshormone vermindert und setzen den Körper nicht ständig unter Feuer.

Im Jahr 2008 haben Forscher aus Harvard und San Diego bereits gezeigt, wie »ansteckend« die aus sozialen Bindungen resultierenden positiven Folgen wie Zufriedenheit und Gesundheit sein können. In einer Kleinstadt zeichneten sie nach, dass sich Freundschaften quer durch den Ort ausbreiteten und das Befinden der Beteiligten sich verbesserte. »Wer von zufriedenen Menschen umgeben ist, dem wird es in Zukunft wahrscheinlich noch besser gehen«, sagt Gesundheitswissenschaftler Nicolas Christakis, der an der Studie beteiligt war. Die umgekehrte Schlussfolgerung gilt auch: Eine große Studie an britischen Beamten hat gezeigt, dass isolierte, unzufriedene Menschen eher krank werden und früher sterben.

Die Autoren um Holt-Lunstad plädieren dafür, den Mangel an erfreulichen Beziehungen endlich ernster zu nehmen und in die Liste der großen Gesundheitsgefahren und Risikofaktoren aufzunehmen. Es gehe nicht nur um Ernährung, Bewegung und Gewichtskontrolle. »Wir Menschen halten Beziehungen untereinander für selbstverständlich und gleichen damit dem Fisch, der das Wasser nicht bemerkt«, sagt Timothy Smith. »Dabei tut uns regelmäßige Interaktion nicht nur psychisch gut, sie fördert auch unser physisches Wohlbefinden.«

Gemeinsamkeit ist die beste Medizin

»Gute Freunde kann niemand trennen, gute Freunde sind nie allein«, sang Franz Beckenbauer. Wie immer hatte der Kaiser recht. Die Begründung lieferte er in seinem Schlager gleich mit: »Weil sie eines im Leben können / füreinander da zu sein.« Wie hilfreich gute Freunde sind, wenn es nicht nur darum geht, sich Werkzeug auszuleihen, hat die Wissenschaft längst erkannt. Freunde sind besser für die Gesundheit als so mancher Ehepartner und andere Mitglieder der eigenen Sippe. Mit Freunden gibt es schließlich selten Stress, und man muss sie an Familienfesten nicht anschweigen.

Die genauen Mechanismen werden erst langsam entschlüsselt. Bei Menschen ohne Freunde ist der Gefäßwiderstand größer – das verhärtet die Arterienwände und erhöht den Blutdruck. Einsamkeit scheint sich zudem auf den Körper auszuwirken wie eine chronische Belastung – Stressmoleküle wie Kortisol und Noradrenalin sind im Speichel und Urin von Menschen mit wenigen Bindungen erhöht. Aus evolutionärer Sicht mag das sinnvoll erscheinen: Wer allein war, konnte sich beim Kampf mit Feinden nicht auf die Unterstützung der Gruppe verlassen und musste umso angespannter und aufmerksamer sein.

Wer einsam seine Kreise zieht, schläft neueren Untersuchungen zufolge schlechter; erholt sich nicht so gut und empfindet Freizeitvergnügen als weniger befriedigend. Sogar das Immunsystem gerät aus der Bahn: Signalmoleküle, die Entzündungen fördern, finden sich vermehrt, während die Aktivität jener Substanzen gedämpft ist, die eine Infektion eindämmen. Auch auf das Alltagsverhalten wirken sich fehlende Freundschaften aus: Wer einsam ist, ernährt sich zumeist ungesünder, trinkt mehr Alkohol und treibt weniger Sport.

Die Macht des Kollektivs

Das Ganze ist mehr als die Summe seiner Teile. Auf der Grundlage dieser Binsenweisheit versuchen Trainer seit Urzeiten (»Einer für alle«, »Elf Freunde«), eine Gruppe von Individualisten zu einer Einheit zu formen. Es gibt zahlreiche Beispiele aus Mannschaftssportarten, in denen das gelungen ist. Dann triumphiert das Kollektiv über eine Ansammlung vermeintlich besserer Einzelkönner. »Teams können nur dann Synergieeffekte erzielen, wenn sie zu Selbstkritik fähig sind«, sagt Dieter Frey, Sozialpsychologe an der Ludwig-Maximilians-Universität München. Außer der Analyse von Stärken und Schwächen seien Verständnis füreinander wichtig, gemeinsame Werte und Ziele sowie Vielfalt im Team, wobei auch Meinungsführer und vermeintliche Eigenbrötler dazu an einem Strang ziehen müssen. Wenn die Stinkstiefel zu Hause bleiben und der Trainer eine glaubwürdige Symbolfigur ist, kann auch ein vermeintlicher Außenseiter gewinnen.

Dass die gegenseitige Unterstützung kurzfristig leistungsfähiger und langfristig gesünder macht, haben schon viele Studien gezeigt. »Im Sport führt emotionaler Beistand des Teams dazu, dass Verspannungen seltener sind und Schmerzen geringer ausfallen«, sagt Peter Henningsen, Chefarzt der Klinik für Psychosomatik an der Technischen Universität München. Damit sinke auch die Verletzungsgefahr. Physiologische Messungen haben zudem ergeben, dass für die gleiche Leistung weniger Anstrengung aufgebracht werden muss, wenn man sich im Team gut aufgehoben weiß.

Um den richtigen Teamgeist zu erzielen, ist es aber nicht nur wichtig, sich auf ein gemeinsames Ziel einzuschwören, sondern auch auf Einzelbedürfnisse zu achten. Werden formlabile, lange verletzte oder gesperrte Spieler aufgestellt, hat der Trainer maximal motivierte Leute in seiner Mannschaft, die beweisen wollen, dass zu Recht Vertrauen in sie gesetzt wird. Aber auch der angemessene Umgang mit Spielern, die in der Kritik standen oder deren letztes Spiel schwach war, ist wichtig – damit wird der ganzen Mannschaft signalisiert, dass man auch mal einen schlechten Tag haben kann und trotzdem noch eine zweite oder dritte Chance bekommt. Das sind dann die Spieler, die sich im nächsten Match für die Mannschaft aufopfern.

Für den Soziologen Ulrich Bröckling von der Universität Freiburg sind die Erwartungen an Angestellte – ob in Unternehmen oder im Leistungssport – paradox und daher kaum zu erfüllen. »Fußballer sollen großartige Individualisten sein – sich aber gleichzeitig in den Dienst der Mannschaft stellen. Sie sollen mit kühlem Kopf kalkulieren, ob sich gerade der offensive Vorstoß oder ein Foul lohnen – und sich im gleichen Moment bedingungslos ins Spiel stürzen und unberechenbar bleiben«, sagt Bröckling. Die Widersprüche im Anforderungsprofil würden gesteigert, das schlechte Gewissen und die Motivation würden deshalb noch größer. »Wenn ich das eine mache, vernachlässige ich das andere – das treibt an, denn das Ziel ist die erfolgreiche Mischung der Extreme«, sagt Bröckling.

16 freundschaftliche Wahrheiten über gute Beziehungen

1. Isoliert zu sein hat den gleichen negativen Effekt auf die Gesundheit wie der Konsum von 15 Zigaretten am Tag.
2. Keine Freunde zu haben setzen Forscher von den negativen Folgen für die Gesundheit her gleich damit, Alkoholiker zu sein.
3. Fehlende soziale Interaktion ist schädlicher für die Gesundheit, als keinerlei Sport zu treiben, und doppelt so gefährlich wie Fettleibigkeit.
4. Bleibende Freundschaften bilden sich oft in Kindheit und Jugend. Wer sie danach pflegt, dem erlauben sie ein längeres Leben. Die Wahrscheinlichkeit, alt zu werden, ist um 50 Prozent erhöht, wenn man in Beruf, Familie und Freizeit von freundlichen Menschen umgeben ist – und etwas dafür tut, dass die Menschen freundlich zu einem sind.

5. Wer keine Freunde und wohlwollenden Verwandten hat, ist stärker von Infarkt und Schlaganfall bedroht als Menschen, die keinerlei Sport treiben.
6. Gegenüber den Risiken durch Übergewicht ist die Bedrohung, die ein fehlendes soziales Netz mit sich bringt, sogar um das Doppelte erhöht.
7. Wer mit einer Gruppe verbunden ist und sich für andere verantwortlich fühlt, überträgt das auf den Umgang mit sich selbst. Man passt besser auf sich auf, lebt gesundheitsbewusster und geht weniger Risiken ein. Gleichzeitig sind körpereigene Stresshormone vermindert und setzen den Körper nicht ständig unter Feuer.
8. Zufriedenheit und Gesundheit sind ansteckend. Wer von zufriedenen Menschen umgeben ist, dem wird es in Zukunft wahrscheinlich noch besser gehen.
9. Freunde sind besser für die Gesundheit als so mancher Ehepartner und andere Mitglieder der eigenen Sippe.
10. Wer sich von seinen Freunden verstanden und bei ihnen aufgehoben fühlt, schont Herz und Gefäße, stärkt seine Abwehr und ist weniger anfällig für Krankheiten.
11. Menschen, die keine Freunde haben und einsam durchs Leben gehen, erleiden früher einen Herzinfarkt, haben ein schwächeres Immunsystem, bekommen mehr Infektionen und erkranken häufiger an Depressionen.
12. Bei Menschen ohne Freunde ist der Gefäßwiderstand größer – das verhärtet die Arterienwände und erhöht den Blutdruck. Stressmoleküle wie Kortisol und Noradrenalin sind im Speichel und Urin von Menschen mit wenigen Bindungen erhöht.
13. Wer einsam seine Kreise zieht, schläft schlechter, erholt sich nicht so gut und empfindet Freizeitvergnügen als weniger befriedigend. Signalmoleküle, die Entzündungen fördern, finden sich vermehrt, während die Aktivität jener Substanzen gedämpft ist, die eine Infektion eindämmen.

14. Wer einsam ist, ernährt sich zumeist ungesünder, trinkt mehr Alkohol und treibt weniger Sport.
15. Gute Gefühle sind ein kollektives Phänomen und breiten sich aus, wenn man mit anderen zusammenkommt. Wenn ein befreundeter Mensch glücklich ist, erhöht sich die Wahrscheinlichkeit der Menschen, die im Umkreis von 1,5 Kilometer leben, um 25 Prozent, ebenfalls glücklich zu werden.
16. Gegenseitige Unterstützung im Team macht kurzfristig leistungsfähiger und langfristig gesünder. Im Sport sind Verspannungen seltener, Schmerzen fallen geringer aus. Damit sinkt die Verletzungsgefahr. Und für die gleiche Leistung muss weniger Anstrengung aufgebracht werden.

Annette Bopp, Delia Nagel, Gerd Nagel

Patientenkompetenz

Alle wollen ihn, Ärzte, Krankenkassen, Angehörige: den kompetenten Patienten. Aber was bedeutet Patientenkompetenz im Alltag wirklich? Die Biologin und Medizinjournalistin Annette Bopp, die Psychologin Delia Nagel und der Onkologe Gerd Nagel denken gemeinsam darüber nach. Gerd Nagel hat die Klinik für Tumorbiologie an der Universität Freiburg gegründet und musste selbst Erfahrungen als Krebspatient sammeln. Nach seiner Pensionierung rief er die Stiftung Patientenkompetenz ins Leben.

Kompetente Patienten gab es schon immer – man hat sie nur nicht so benannt und nicht darüber gesprochen. Erst seit wenigen Jahren rückt die Patientenkompetenz als Fähigkeit mehr in den Mittelpunkt des gesellschaftlichen Bewusstseins. Sie ist jedem kranken Menschen zu eigen – die meisten sind sich dessen nur nicht bewusst.

Der Begriff »Patientenkompetenz« ist als solcher noch relativ jung, in älteren Schriften der Patientenliteratur findet er sich so gut wie nie. Ab dem Jahr 2000 jedoch taucht er immer öfter auf, besonders in Formulierungen wie »meine Kompetenzen«, »Ich lasse mich nicht als inkompetent hinstellen«, »Ich war vor der Erkrankung ein kompetenter Mensch und bin es auch jetzt«. Oder aus einer programmatischen Schrift der organisierten Selbsthilfe: »Selbsthilfe repräsentiert die ›erlebte Kompetenz‹, also jenes Wissen, das hilft, den Alltag trotz sozialer und/oder gesundheitlicher Problemlagen im Leben zu meistern.«

Patientenkompetenz damals ...

Der Begriff Patientenkompetenz ist zwar neu, das diesem Begriff zugrunde liegende Konzept vom Patienten als Koproduzenten von Genesung jedoch keineswegs. So schreibt beispielsweise Hippokrates (460–375 v. Chr.): »Der Arzt muss nicht nur bereit sein, selbst seine Pflicht zu tun, er muss sich auch die Mitwirkung des Kranken, der Gehilfen und der Umstände sichern.« Oder: »Die Heilkunst umfasst dreierlei: die Erkrankung, den Kranken, den Arzt. Der Arzt ist der Diener der Heilkunst. Der Kranke muss zusammen mit dem Arzte sich gegen die Krankheit wehren.« Und: »Ein einsichtiger Mann, der erwägt, dass für die Menschen die Gesundheit von höchstem Wert ist, muss sich darauf verstehen, aus eigener Überlegung in den Krankheiten sich zu helfen; er muss verstehen, was von den Ärzten gesagt und seinem Körper verordnet wird, und er muss es beurteilen können.«

Das, was Patienten heute mehr und mehr einfordern – das partnerschaftliche Verhältnis zu ihrem Arzt, die umfassende Information über alles, was mit ihnen geschieht oder noch geschehen soll –, ist also ein alter Hut. Nur: Es gibt immer noch viel zu wenige, die ihn sich aufsetzen.

Aus dem Mittelalter ist überliefert: »Medicus curat, natura sanat«, was frei übersetzt heißt: »Der äußere Arzt behandelt, der innere Arzt heilt.« Der Arzt Paracelsus (1493–1541) formulierte seinerzeit: »Die Kraft des Arztes liegt im Patienten.« Und Karl Jaspers (1883–1969), einer der bekanntesten Philosophen des vergangenen Jahrhunderts, schrieb: »Der Patient braucht die Freiheit, die medizinische Ordnung zu durchbrechen.«

... und heute

Der moderne Begriff Patientenkompetenz ist eine Weiterentwicklung früherer Vorstellungen von Patientenrollen.

1960: Der bevormundete Patient

Um das Jahr 1960 herum war es in vielen Kliniken völlig unüblich, Krebspatienten offen zu sagen, an welcher Krankheit sie leiden. Man unterstellte, sie seien nicht in der Lage, mit dieser Botschaft fertigzuwerden. Ein Arzt erinnert sich: »Uns wurde verboten, die Diagnose Krebs mitzuteilen. Es hieß, sie zu verkünden heiße, den Tod verkünden.« Es war die Zeit des uneingeschränkten medizinischen Paternalismus. Der Patient wurde wie ein Unmündiger behandelt und bevormundet.

1970: Der informierte Patient

Aus den USA kam Anfang der 1970er-Jahre der Begriff »informed consent« nach Europa. Patienten wurden zunächst eher allgemein, dann immer detaillierter über Art, Umfang und Konsequenzen eines medizinischen Eingriffs informiert. Seither müssen sie ihr Einverständnis zu den entsprechenden Maßnahmen durch eine Unterschrift auf einem Dokument erklären.

Die ursprüngliche Absicht dieser Informationspolitik war nicht etwa, Patienten ausführlicher darüber aufzuklären, welche Rechte sie haben und was mit ihnen gemacht wird, es ging vielmehr darum, den Arzt vor Regressansprüchen zu schützen. Das ist heute noch so. Vor jedem Eingriff muss der Patient unterschreiben, dass er vom Arzt umfassend aufgeklärt wurde und keine Fragen offen geblieben sind. So kann er sich später nicht mehr darauf berufen, etwas nicht gewusst zu haben. Hier wird oft achselzuckend unterschrieben. Von einem Konsens auf der Basis einer umfassenden Information kann meist keine Rede sein.

Fazit: Auch heute noch sind zwar viele Patienten informiert, aber nicht wirklich. Dazu eine Notiz des Juristen und Krebspatienten Peter Noll vom 15. Januar 1982: »Sie (die Ärzte) schützen sich selber, nicht den Patienten, genau wie die Juristen sich selber schützen und nicht den Angeklagten, wenn sie die Verfahrensregeln genau einhalten.«

1980: Der mündige Patient

Aber unaufhaltsam entwickelten sich Patienten aus dem »Pubertätsalter« zu »Erwachsenen«. Mehr und mehr wurden sie sich ihrer Rechte bewusst. Anfang der 1980er-Jahre entstanden die ersten Selbsthilfegruppen. Und Juristen begannen das bis dahin noch unbestellte Feld der Patientenrechte zu bearbeiten.

Der Allmachtsanspruch an die Medizin ist damals wie heute vorhanden. Er steht der Patientenkompetenz im eigentlichen Sinne entgegen – auch in der Medizin ist nicht alles machbar, und manchmal gehört es zu einem Lebensweg, bestimmte Dinge als unausweichlich akzeptieren zu müssen.

1990: Der autonome Patient

In deutlicher Wechselwirkung mit professionellen Rechtsschutzvereinigungen, Patientenverbänden sowie der forschenden Psychoonkologie trat der Patient noch einen Schritt weiter aus seiner Position als passives Mitglied im Gesundheitswesen heraus. Im Modell des »shared decision making« – der gemeinsamen Entscheidungsfindung von Arzt und Patient – wird er zunehmend zum

Partner des Arztes. Sein Informationsbedürfnis wächst, er möchte mitentscheiden – auf der Basis einer guten Beratung.

2000: Der kompetente Patient

Seit den späten 1990er-Jahren zeichnet sich nun ein grundsätzlich neuer Aspekt ab. Gaben die früheren Begriffe vom informierten, mündigen, autonomen Patienten eigentlich nur eine schrittweise Erweiterung ein und derselben Grundidee wieder, kommt mit dem Begriff »Patientenkompetenz« eine ganz eigene Dimension hinzu.

In der Frühphase der modernen Patientenkultur zwischen 1960 und 1990 standen im Wesentlichen die Beziehungen des Patienten zu anderen im Vordergrund: sein Verhältnis zum Arzt, zur Rechtsprechung, zur Politik, zu den Krankenkassen.

Bei der Patientenkompetenz hingegen steht das Verhältnis des Patienten zu sich selbst im Mittelpunkt. Zu den Fragen und Anforderungen an andere kommen jetzt die Fragen des Patienten an sich selbst hinzu: Welche Rolle will ich im Umgang mit meiner Krankheit spielen? Was ist mein persönlicher Beitrag zur Krankheitsbewältigung und wie sieht er aus? Wofür ist der Arzt zuständig, wofür bin ich es? Damit geht es nicht mehr nur um Rechte des Patienten, sondern vor allem auch um Mitverantwortung.

Dieser Wandel schlägt sich auch gesellschaftlich nieder. Die um 1980 gegründeten Selbsthilfeverbände, etwa die »Deutsche Frauenselbsthilfe nach Krebs« oder die Organisationen »Vivre comme avant« und »Leben wie zuvor« in der Schweiz, setzten sich ursprünglich vor allem für Rechte und die soziale Unterstützung von Patientinnen und Patienten ein. Heute bildet das Thema »Patientenkompetenz« für sie ebenso wie für die jüngeren Selbsthilfegruppen und -organisationen (zum Beispiel »mamazone« oder »Europa Donna«) einen wichtigen Schwerpunkt ihrer Arbeit.

Demgegenüber sind in der Gesundheitspolitik noch immer die Patientenrechte, innerhalb der onkologischen Fachgesellschaften die Patienteninformation und im ärztlichen Alltag die Patientencompliance die zentralen Themen.
Natürlich gibt es Ausnahmen. Zu erwähnen wäre hier beispielsweise die Klinik für Tumorbiologie in Freiburg. Sie hat das Konzept der Patientenkompetenz im Jahr 2000 sogar zum Gegenstand ihres Leitbildes gemacht und als erste Einrichtung in Deutschland die Second Opinion eingeführt. Aus ihr sind schließlich auch das »Ärzte- und Apotheker-Netzwerk Patientenkompetenz« sowie die »Stiftung Patientenkompetenz« hervorgegangen. Für beide besteht Patientenkompetenz in der Fähigkeit,

- sich den Herausforderungen der Krankheit zu stellen
- sich auf eigene und fremde Ressourcen zur Krankheitsbewältigung zu besinnen
- diese Ressourcen zu nutzen
- dabei persönliche Bedürfnisse mit zu berücksichtigen
- eigene Zielvorstellungen zu verfolgen
- Autonomie zu wahren.

Zukunft

Wir glauben, dass Patientenkompetenz in den kommenden Jahren eine immer größere Rolle spielen wird. Der moderne Mensch fordert Freiheit und Selbstbestimmung – auf allen Ebenen und in allen Lebensbereichen, auch in der Krankheit. Der Arzt wird dabei mehr und mehr vom Macher zum Berater, zum Lotsen durch die Informationsflut der elektronischen Medien. Mehr denn je ist die Kompetenz des Patienten gefordert, im Dschungel der unübersehbaren Therapiemöglichkeiten den richtigen Weg für sich zu wählen.

Annette Bopp, Delia Nagel, Gerd Nagel

Etwas ganz Persönliches

»Patientenkompetenz« lässt sich nicht allgemeingültig definieren. Denn wenn Patienten von ihrer Kompetenz sprechen, meinen sie immer ihre ganz persönliche, individuelle Kompetenz, und sie treffen damit das Wesentliche: Patientenkompetenz bezeichnet die Fähigkeit, für sich Verantwortung zu übernehmen auf dem Weg durch die Krankheit. Und da dieser Weg bei jedem Menschen anders aussieht, gibt es nicht DIE Patientenkompetenz, sondern es gibt immer nur MEINE Kompetenz als Patientin oder Patient. Wie sie sich äußert, hängt ab von individuellen Wünschen, Fähigkeiten, Erfahrungen, Ressourcen und vielem mehr.

Ein kompetenter Patient wird für sich selbst aktiv – in welcher Form auch immer. Er macht sich auf die Suche nach den Quellen seiner Gesundheit – ganz egal, worin diese bestehen. Er versteht sich als Partner des Arztes und tritt damit heraus aus der Rolle des passiven Opfers eines gnadenlosen Schicksals. Er will das Heft des Handelns in der Hand behalten – auch wenn er es phasenweise vertrauensvoll in die Hände eines Arztes oder Therapeuten legt.

Ein kompetenter Patient zu sein bedeutet also nicht zwangsläufig, alles über seine Krankheit wissen zu müssen. Es kann ebenso gut heißen, sich nur über das Nötigste zu informieren und alles Weitere in die Hand eines kompetenten Arztes zu legen, zu dem ein Vertrauensverhältnis besteht. Denn Patientenkompetenz hat nichts mit Machertum zu tun. Gerade das bewusste Neinsagen, Loslassenkönnen, das entschiedene Vertrauen in die medizinische Fachkompetenz, die gewachsenen menschlichen Beziehungen oder die göttliche Führung in schwierigen Lebensphasen kennzeichnen viele kompetente Patienten.

Patientenkompetenz ist keine Eigenschaft, kein Zustand, keine spezielle Begabung, kein Privileg. Sie schlummert in jedem von uns – auch wenn uns das nicht bewusst ist. Sie ist eine Fähigkeit, die es lediglich zu entdecken gilt. Kein Mensch ist je vollkommen kompetent, aber auch nie, wirklich niemals inkompetent. Unsere Patientenkompetenz können wir jederzeit ausgraben – aber wir müssen es wollen, und wir müssen es tun. Und manchmal brauchen wir dazu Hilfe.

Patientenkompetenz ist etwas Dynamisches, ein ständiger Entwicklungsprozess. Das erfolgt auch aus der ursprünglichen Bedeutung der Wortelemente *com* und *petere*, aus denen sich der Begriff »Kompetenz« zusammensetzt. *Com* stammt aus dem Lateinischen und bedeutet »zusammen«, *petere* steht für »auf etwas losgehen, auf ein Ziel zustreben«. Das ergibt einen Sinn. Unser Leben ist ja auch nicht statisch, von der Stunde unserer Geburt an bis zu unserem Tod sind wir ständig in Bewegung. Es gibt kein Verweilen, keinen Stillstand. Nichts bleibt, wie es war. Gestern ist anders als heute. Heute ist anders als morgen. Morgen ist anders als übermorgen. Alles ist im Fluss.

Patientenkompetenz ist aber auch etwas Einzigartiges – so einzigartig wie jeder Mensch. Das Leben stellt an jeden von uns ganz unterschiedliche Anforderungen. Und auf dem Weg zu unserem Lebensziel kann uns eine Krankheit, auch eine lebensgefährliche, bedrohliche, möglicherweise chronische Krankheit wie Krebs die Richtung weisen. Dazu schrieb der amerikanische Psychologe Lawrence LeShan: »Es ist für den Betroffenen unerlässlich, erst einmal seinen eigenen Lebensweg zu finden und zu gehen ... Nur auf diese Weise handeln und leben wir als ein Ganzes, und nur auf diese Weise gelingt es uns, unsere Selbstheilungskräfte zu mobilisieren und zu stärken. Der Wunsch, die eigenen geistigen Bedürfnisse zu befriedigen, wurde in fast allen Kulturen erkannt, in denen Menschen ihr körperliches Wohlbefinden der geistigen Erfüllung untergeordnet haben. Wir wissen, dass das Geistige ein sehr realer Teil von uns ist. Wenn wir Krebs haben und uns mit allem, was wir sind, in die Arbeit an unserer Genesung hineinbegeben müssen, können wir es uns nicht leisten, auch nur eine unserer Ebenen zu ignorieren.«

Gerd Gigerenzer

Risikokompetenz ist die beste Waffe gegen Krebs

Keine Entscheidung über mich ohne mich. Das ist eine Maxime von Gerd Gigerenzer, Direktor am Max-Planck-Institut für Bildungsforschung in Berlin. Er fordert dazu auf, die Verantwortung für die Gesundheit in die eigenen Hände zu nehmen. Um gute Entscheidungen treffen zu können, brauchen Patienten wie Ärzte allerdings vor allem eines: Risikokompetenz. Sie müssen lernen, Unwägbarkeiten zu gewichten, Erfahrungswerte richtig einzuschätzen und mit Ungewissheiten zu leben. Gerd Gigerenzer zeigt im folgenden Kapitel, was das für den Umgang mit Krebskrankheiten bedeutet.

Ungefähr die Hälfte aller Krebserkrankungen hat ihre Ursachen im Verhalten. Veränderungen der Lebensweise und in der Umwelt könnten also bis zur Hälfte aller Krebserkrankungen verhindern. Der starke Einfluss von Verhalten und Umwelt zeigt sich am deutlichsten darin, dass Immigranten dazu neigen, den »einheimischen« Krebs ihrer neuen Heimat zu bekommen. Beispielsweise erkranken Japaner in Osaka weit seltener als Amerikaner (weiße Hawaiianer) an Prostata- und Brustkrebs. Sobald sie aber nach Hawaii auswandern, verringert sich der Unterschied erheblich. Die Lebensweise oder die Umwelt in Hawaii leistet nicht etwa Krankheiten im Allgemeinen Vorschub, sondern nur bestimmten Krebsarten. In ihrer Heimat haben japanische Männer erheblich mehr Magenkrebs als Amerikaner, doch nach dem Umzug nach Hawaii verschwindet der Magenkrebs weitgehend. Ein Grund für diesen erstaunlichen Effekt ist die traditionelle japanische Ernährung: viel gesalzener Fisch und andere Lebensmittel, die eingepökelt, in Essig eingelegt oder geräuchert werden.

Viele krebsförderliche Verhaltensweisen werden in Kindheit und Jugend angelegt – durch das, was wir essen und trinken, sowie dadurch, wie viel wir uns bewegen. Die folgenden Verhaltensweisen tragen am allermeisten zur Entstehung von Krebs bei (mit Schätzungen für die USA):

Zigarettenrauchen verursacht 20 bis 30 Prozent aller Krebserkrankungen

Anfang des 20. Jahrhunderts war Lungenkrebs fast unbekannt. Er war so selten, dass Isaac Adler, der 1912 den ersten Forschungsüberblick in Buchlänge zu diesem Thema verfasste, sich dafür entschuldigte, so viel Tinte für ein so belangloses Thema zu verschwenden. Damals rauchte man Pfeife und Zigarren, die andere Krebsarten hervorrufen. Sigmund Freud zum Beispiel litt in seinen letzten 16 Lebensjahren an Gaumenkrebs, weil er ein leidenschaftlicher Zigarrenraucher war. Erst im Ersten Weltkrieg wurden Zigaretten beliebt. Heute ist Lungenkrebs die tödlichste Krebsart in den USA. Insgesamt erkranken ein bis drei von zehn Rauchern an ihm. Zigarettenrauch enthält Gifte wie das radioaktive Polonium 210, Blei und Arsen. Jedes Jahr tötet er über 100.000 Menschen in Deutschland und 400.000 in den USA – das ist mehr als die Bilanz von Aids, Verkehrsunfällen, Mord, Selbstmord und Terrorismus zusammengenommen. Rund 90 Prozent der Lungenkrebserkrankungen werden auf Zigarettenrauchen zurückgeführt. Doch Lungenkrebs ist nicht die einzige durch das Rauchen verursachte Krebsart.

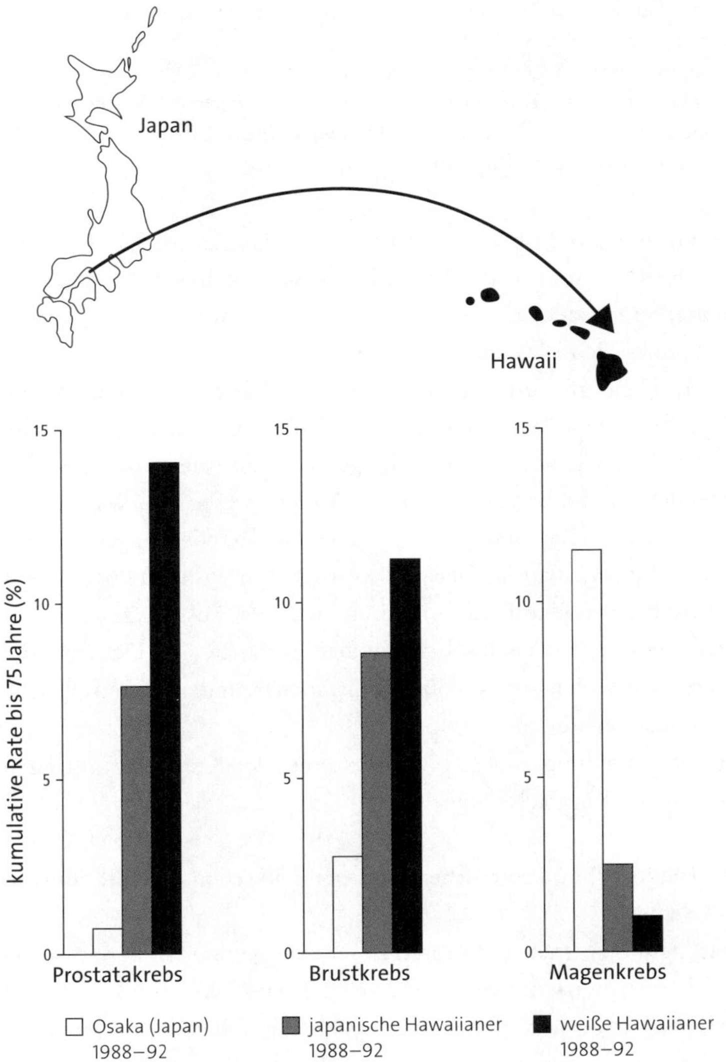

Abb. 5 Einwanderer bekommen in der Regel die einheimischen Krebserkrankungen ihres Gastlands. Prostata- und Brustkrebsraten bei Japanern (Osaka) sind niedrig im Vergleich zu denen von weißen Hawaiianern.

Unter japanischen Zuwanderern in Hawaii gleichen sich die Raten jedoch denen der einheimischen Bevölkerung an. Im Gegensatz dazu haben die Japaner höhere Magenkrebsraten, doch bei den japanischen Einwanderern in Hawaii fiel die Rate fast auf die der einheimischen Bevölkerung. In hohem Maße sind Lebensweise und Umweltfaktoren, nicht nur genetische Faktoren, für Krebserkrankungen verantwortlich.

Wenn jemand 30 bis 40 Jahre raucht, gelangen die Karzinogene in den Urin und in die Blase; bevor sie aus dem Körper ausgeschieden werden, rufen sie in der Blase Genmutationen hervor, aus denen sich Blasenkrebs entwickelt.

Eine Langzeituntersuchung von 35.000 britischen Ärzten über 50 Jahre hinweg ergab, dass Nichtraucher im Durchschnitt zehn Jahre länger lebten als lebenslange Raucher, die früh an Krebs, Herzleiden und Erkrankungen der Atemwege starben. Wie tödlich passives Rauchen sein kann, ist ebenfalls bewiesen, wenn auch nicht immer bekannt. Beispielsweise stimmten noch 2011 nur 61 Prozent der holländischen Erwachsenen der Aussage zu, dass Zigarettenrauchen auch Nichtraucher gefährde. In Deutschland sterben jedes Jahr etwa 3.300 Nichtraucher an den Giften, welche Raucher verbreiten.

Zur Vermeidung von 20 bis 30 Prozent aller Krebserkrankungen genügt eine einfache Regel:

1. Fange nicht an zu rauchen, und wenn du schon rauchst, höre auf damit

Mit dem Rauchen aufzuhören ist schwer, wenn man bereits süchtig ist. Am wirksamsten ist es, junge Menschen risikokompetent zu machen, bevor sie anfangen. Das kann durch einen spielerischen Schulunterricht geschehen, bei dem Kinder Risikokompetenz im Umgang mit ihrer Gesundheit lernen. Wenn ein solches Programm auch nur jedem zehnten Kind die nötige Willensstärke vermitteln könnte, der Versuchung zu widerstehen, würden mehr Leben vor dem Krebs gerettet als durch alle gegenwärtigen Früherkennungs- und Arzneimittelprogramme zusammen. Auch für alle, die bereits rauchen, gibt es eine gute Nachricht: Wenn Sie vor Ihrem 30. Lebensjahr mit dem Rauchen aufhören, könnten Sie damit rechnen, die andernfalls verlorenen zehn Jahre Ihres Lebens voll zurückzugewinnen. Wenn Sie mit 40, 50 oder 60 aufhören, können Sie sich neun, sechs beziehungsweise drei Jahre zurückholen.

Die mächtigen Gegner im Krieg gegen den Krebs sind die Tabakindustrie und andere Wirtschaftszweige, die riesige Gewinne mit krebserzeugenden Produkten machen. Was ist einem Zigarettenhersteller ein menschliches Leben wert? Zigaretten verursachen ungefähr einen Toten pro einer Million gerauchter Zigaretten mit einer Latenzzeit von einigen Jahrzehnten, und Tabakunternehmen verdienen ungefähr einen Cent bei jeder Zigarette. Eine Million mal 1 Cent sind 10.000 Euro. Das ist das Preisschild auf jedem Menschen, der am Rauchen gestorben ist.

Fettleibigkeit, Ernährungsweise und körperliche Inaktivität verursachen 10 bis 20 Prozent aller Krebserkrankungen

Die folgenden Empfehlungen von Krebsorganisationen sind leichter zu befolgen, weil keine Abhängigkeit von Suchtmitteln im Spiel ist:

2. Sorge für ein normales Körpergewicht

Achte darauf, dass das Körpergewicht im Rahmen des normalen Körper-Masse-Index (BMI – Body-Mass-Index) bleibt, vor allem in Kindheit und Jugend. Der BMI ist ein grober Anhaltspunkt dafür, ob jemand zu viel wiegt. Es wird berechnet aus dem Gewicht eines Menschen (in Kilogramm) geteilt durch das Quadrat seiner Körpergröße (in Metern). Wenn ein Mann beispielsweise 85 Kilogramm wiegt und 1,80 Meter groß ist, hat er einen Body-Mass-Index von 26,2. Ab einem BMI von über 25 wird dieser

Mann als »übergewichtig« bezeichnet. Bei 30 oder mehr spricht man von Adipositas, Fettleibigkeit. Übergewicht oder Adipositas in jungen Jahren verkürzt das Leben erheblich; dagegen ist der Effekt geringer, wenn man älter ist. Die *American Cancer Society* schätzt, dass zu viel Fett eine von sieben Krebserkrankungen verursachen kann, besonders an Brust, Gebärmutterhals, Darm, Gallenblase, Niere, Leber, Speiseröhre, Eierstock, Bauchspeicheldrüse, Prostata, Magen (bei Männern) und Gebärmutter. Diese Zahl nimmt weiter zu.

3. Bewege dich täglich so viel wie möglich

Reduziere sesshafte Lebensgewohnheiten wie Fernsehen; nimm die Treppe anstelle des Fahrstuhls. Sei täglich in Maßen körperlich aktiv, entsprechend einem Spaziergang von mindestens 30 Minuten pro Tag. Die meisten Menschen in technisierten Gesellschaften bewegen sich zu wenig, um den evolutionär geformten Bedürfnissen ihres Körpers zu genügen. Körperliche Untätigkeit ist mit einem erhöhten Krebsrisiko für Darm, Brust, Bauchspeicheldrüse, Prostata und Haut (Melanom) verknüpft.

4. Vermeide Fast Food und zuckerhaltige Softdrinks

Vermeide Getränke mit Zuckerzusätzen wie Cola, Limonaden und Fruchtsaftgetränke sowie Fertiggerichte wie Hamburger, Hotdogs, frittierte Hähnchenteile und Pommes frites. All diese Lebensmittel tragen zu Übergewicht bei. Ersetze gezuckerte Softdrinks durch Wasser oder ungesüßten Tee und Kaffee.

5. Schränke den Verzehr von tierischer Nahrung ein und iss vorwiegend vegetarisch

Obwohl hier die Datenlage weniger klar ist, schadet es nicht, den Verzehr von »rotem Fleisch« zu begrenzen und verarbeitetes Fleisch zu meiden, also solches, das durch Räuchern, Trocknen, Pökeln oder Zusatz von chemischen Konservierungsstoffen haltbar gemacht wurde. Menschen, die gerne Fleisch essen, sollten sich an Geflügel, Fisch oder Wild halten. Eier scheinen keinen Einfluss auf Krebsentstehung zu haben. Iss mindestens fünf Portionen (400 g) Obst oder Gemüse verschiedener Farben – Rot, Grün, Gelb, Weiß, Lila und Orange – pro Tag. Zum Beispiel Brokkoli, Auberginen, Tomaten und Knoblauch. Beschränke den Verzehr von verarbeitetem, stärkehaltigem Gemüse wie etwa Kartoffelprodukten. Es gibt Anhaltspunkte dafür, dass rotes und verarbeitetes Fleisch die Wahrscheinlichkeit von Darmkrebs erhöht. Außerdem spricht einiges dafür, dass (nicht stärkehaltige) Gemüse- und Obstarten vor einer Reihe von Krebsarten schützen.

6. Vermeide gesalzene Nahrungsmittel

Salz und durch Salz haltbar gemachte Nahrungsmittel sind wahrscheinlich eine Ursache von Magenkrebs. Dass Magenkrebs während des 20. Jahrhunderts in der westlichen Welt so stark zurückging, ist wohl dem Kühlschrank zu verdanken, nicht dem Screening oder Krebsmedikamenten.

7. Vermeide Nahrungszusätze

Vitamine, Mineralien und andere Nährstoffe sollten durch Essen und Trinken aufgenommen werden, nicht in Form von Zusätzen. Nahrungszusätze können unerwartete nachteilige Effekte haben und Krebs hervorrufen. Notwendig sind sie nur bei Menschen, die Schwierigkeiten haben, natürlich vorkommende Vitamine aufzunehmen.

8. Mütter sollten stillen, Kinder gestillt werden

Laktation schützt die Mutter vor Brustkrebs und wahrscheinlich auch Kinder vor Übergewicht und Fettleibigkeit und damit vor Krebs. Krebsorganisationen empfehlen, Säuglinge bis zum sechsten Lebensmonat ausschließlich und danach noch ergänzend zu stillen. »Ausschließlich« heißt: nur Muttermilch, kein Wasser und keine anderen Nahrungsmittel oder Getränke. Ausschließliches und längeres Stillen war selbstverständlich, bis in der zweiten Hälfte des 20. Jahrhunderts flüssige Babynahrung auf den Markt kam.

Alkoholmissbrauch verursacht rund 10 Prozent aller Krebserkrankungen bei Männern (3 Prozent bei Frauen)
Alle Arten alkoholischer Getränke können Krebs verursachen. Rund 13.000 Krebserkrankungen gehen jedes Jahr auf die britischen Trinkgewohnheiten zurück. Die meisten in der Leber, im oberen Verdauungstrakt – Mund und Speiseröhre – sowie im Darm. In Deutschland trinkt jeder zweite 18- bis 25-Jährige und jeder fünfte Jugendliche zwischen 12 und 17 Jahren so viel Alkohol, dass er oder sie mindestens einmal im Monat betrunken ist. In Irland ist die Situation noch schlimmer. Frauen, die viel trinken, riskieren Brustkrebs: Vier Prozent aller neu diagnostizierten Brustkrebsfälle werden dem Alkoholmissbrauch zugeschrieben.

9. Trinke weniger Alkohol
Nicht mehr als zwei Gläser pro Tag für Männer und ein Glas für Frauen. Ein Glas enthält ungefähr 10 bis 15 Gramm Äthanol. Um Krebs vorzubeugen, sollte jeglicher Alkohol vermieden werden, andererseits schützt Alkohol in kleinen Mengen vermutlich gegen koronare Herzerkrankungen.

CT-Scans verursachen rund 2 Prozent aller Krebsfälle

Bei CT-Scans wird in der Regel hundertmal so viel Strahlung abgegeben wie bei einer Röntgenaufnahme des Thorax. Manche Scans liegen durchaus im Interesse des Patienten, doch andere wiederum im Interesse derer, die von den CT-Geräten profitieren und sie vermarkten. Sollen Sie sich darauf einlassen?

Das Risiko, infolge eines Ganzkörper-CT-Scans an einer strahleninduzierten Krebserkrankung zu sterben, ist größer, als bei einem Verkehrsunfall ums Leben zu kommen. Bis zu 1 von 50 Krebsfällen in den USA könnte auf die Strahlung von CT-Scans zurückzuführen sein.

10. Reduziere die Strahlenbelastung, besonders für Kinder

Sei vorsichtig bei der Inanspruchnahme von CTs und anderen Strahlenquellen, und stimme Scans nur zu, wenn sie für eine Diagnose oder Behandlung absolut notwendig sind. Lass keinen Scan machen, nur um auf Nummer sicher zu gehen. Der Arzt sagt unter Umständen: »Schauen wir mal, was die CT zeigt, damit wir sicher sein können, dass Ihrem Kind nichts fehlt.« Denke an das SIC-Syndrom (*aus* ***S****elbstschutz betreiben Ärzte defensive Medizin, sie leiden an* ***I****nnumeracy und verstehen Statistiken nicht, sie entscheiden sich im* ***C****onflict of interests, im Interessenkonflikt für den Profit.* Anm. d. Hg.), und daran, dass dir niemand deine Verantwortung als Vater oder Mutter abnehmen kann.

Jeder kann sich diese zehn Maßnahmen zur Gewohnheit machen. Das heißt nicht, dass Sie dem Krebs dadurch mit Sicherheit vorbeugen, wohl aber, dass die Wahrscheinlichkeit einer Erkrankung verringert wird. Diese zehn einfachen Regeln sind weitaus besser imstande, Leben zu retten, als das ganze bunte Angebot von Screening-Technologien und teuren Krebsmedikamenten. Selbst wenn eine Krebserkrankung vorliegt, kann ein Wechsel der Lebensweise immer noch genauso wirksam sein wie kostspielige Medikamente, ohne dass man deren Nachteile in Kauf nehmen muss. Im Gegenteil, er erhöht die Lebensqualität. In einer Studie an 3.000 Krankenschwestern mit Brustkrebs starben diejenigen, die drei bis fünf Stunden pro Woche körperlich aktiv waren, weniger häufig an Krebs als jene, die es nicht taten. Dabei scheint es keine Rolle zu spielen, ob man spazieren geht, joggt, tanzt oder

Gartenarbeit verrichtet. Die Lebensweise kann ganz wesentlich zum Schutz vor Krebs beitragen.

Keine Entscheidung über mich ohne mich

Im 20. Jahrhundert diente das Gesundheitswesen nicht in erster Linie dem Patienten, sondern dem Verkauf von Arzneimitteln, der Entwicklung von Technologien und anderen Zielen. Patienten wurden paternalistisch behandelt. Das 21. Jahrhundert sollte das Jahrhundert des Patienten werden. Der Ruf nach besserer Gesundheitsfürsorge wird allgemein mit der Behauptung gekontert, das impliziere zwei Alternativen, die niemand wolle: die Beiträge zu erhöhen oder die Versorgung einzuschränken. Ich vertrete die Auffassung, dass es eine dritte Option gibt: Wenn wir die Gesundheitskompetenz von Ärzten und Patienten fördern, können wir bessere medizinische Versorgung für weniger Geld bekommen.

Wir alle können die Verhältnisse verändern, jeder auf seine Weise. Die Patienten können ihre Ärzte nach dem Für und Wider einer Maßnahme fragen, statt sich nur zu erkundigen, was sie tun sollen. Die Ärzte können in ihren Wartezimmern Icon-Boxen oder Faktenboxen auslegen statt nur *Bunte* und *Gala*. Organisationen können damit beginnen, Patienten verständlich zu informieren, statt nur zu versuchen, die Teilnehmer- oder Mitgliederzahlen zu steigern. Eines können wir alle tun: unsere Lebensweise verändern und die Verantwortung für unser Leben übernehmen. Risikokompetenz ist die stärkste Waffe gegen Krebs.

Robert Gernhardt

Zum guten Schluß ein wirklich guter Rat

Ungutes ist zu berichten:
Dickdarmkrebs trifft alle
Schichten.
Fünfzigtausend fällt er an,
und das jährlich,
dreißigtausend sterben dran,
sein wir ehrlich:
Totsein hilft nicht wirklich weiter.
Überleben wär gescheiter,
und das geht, vorausgesetzt,
daß dem Tod, ders Messer wetzt,
letzteres zu Boden sinkt,
ehe er den Stich anbringt.
So ein Tod geht über Leichen.
Nicht durch Worte zu erweichen,
muss man ihn durch Taten
hindern,
unsre Lebenszeit zu mindern.
Jedem Heute folgt ein Morgen,
also gilt es vorzusorgen,
was im Falle Darmkrebs heißt,
daß man etwas Mut beweist
und den Darm charakterfest
einer Spieglung überlässt.

Einer Spieglung? Einer Reise!
Langsam, lichtgestützt und leise
dringt ein Auge ins Gekröse,
übermittelt gute, böse
Bilder, und ein Monitor
stellt sie Arzt und Model vor:
Rote Grotten, feuchte Schlunde,
hie Polypen, die im Grunde
harmlos sind, hie fahle Flecken,
die beim Arzt Verdacht erwecken.
Zwick! entnimmt er mittels Zange
eine Probe, und nicht lange
drauf vermeldet das Labor:
Stimmt, hier liegt ein Tumor vor.
Zack! Der Krebs hat sich geoutet,
weshalb unser Fazit lautet:
Besser ist's, den Darm zu spiegeln,
als das Leben zu besiegeln.
Klüger ist's, den Krebs zu
schneiden,
als das Sterben zu erleiden.
Schöner ist's, zu therapieren,
als Gesundheit zu verlieren.
Haarig ist die Therapie,
aber immer,
kürzer lebt man ohne sie.
Das ist schlimmer.
Daher lautet meine Meaning:
Unterzieht euch diesem Screening,
da selbst der, der kein Prophet ist,
weiß, dass nicht mehr früh
zu spät ist.
Früherkennung sei das Motto!

Robert Gernhart

So ein Krebs ist zwar ein Lotto,
das, dem Zufall unterstellt,
den verschont und den befällt,
doch ein Schicksal ist er nicht.
Flackert auch das Lebenslicht,
kann doch der, der's früh erkennt,
helfen, dass es weiterbrennt.
Helfen. Das meint nicht: Erzwingen.
Doch beim Darmkrebs kann gelingen,
wonach alles Leben strebt,
nämlich: Daß es weiterlebt.

Anhang

Quellennachweis

Die Beiträge wurden für diese Anthologie teilweise gekürzt. Mit Ausnahme der Texte von Friedrich Nietzsche und Robert Gernhardt wurde die Orthografie in einzelnen Fällen der neuen Rechtschreibung angepasst. Die Schreibweise der Nietzsche-Zitate folgt der Kritischen Studienausgabe, herausgegeben von Giorgio Colli und Mazzino Montinari.

I Begabt dazu, gesund zu sein

Claudia Eberhard-Metzger, Gesundheit – reine Ansichtssache? Aus: *Universitas* Nr. 702 (Dez. 2004). © S. Hirzel Verlag, Stuttgart, S. 1227-1231

Friedrich Nietzsche, Vom Nutzen der Kränklichkeit. Aus: ders., *Die Kunst der Gesundheit*, hg. v. Mirella Carbone u. Joachim Jung. © Verlag Karl Alber, Freiburg/München 2012, S. 26, S. 25

Wilhelm Schmid, Von der Sorge für sich selbst. Aus: ders., *Mit sich selbst befreundet sein.* © Suhrkamp Verlag, Frankfurt am Main 2004, S. 221-227

Dietrich Grönemeyer, Geh aus mein Herz und suche Freud. Aus: ders., *Dein Herz. Eine andere Organgeschichte.* © S. Fischer Verlag GmbH, Frankfurt am Main 2010, S. 39-52

Klaus Dörner, Gesundheit ist kein Produkt. Aus: ders., *Die Gesundheitsfalle. Woran unsere Medizin krankt. Zwölf Thesen zu ihrer Heilung.* Econ Verlag, Berlin 2003, S.11-22 © mit freundlicher Genehmigung des Autors

Marlene Zuk, Was Ärzte mit Darwin zu tun haben – eine Einführung in die Evolutionsmedizin. Aus: *Phänomen Mensch. Körper,*

Krankheit, Medizin, hg. v. Andreas Sentker u. Frank Wigger. © Spektrum Sachbuch 2008, S. 155-174

Gerald Hüther, Wie aus Stress Gefühle werden. Aus: ders., *Biologie der Angst. Wie aus Stress Gefühle werden.* © Vandenhoeck & Ruprecht GmbH & Co. KG, Göttingen 1997, S. 6-8, S. 25-27, S. 33-40, S. 72-78, S. 113-115

Detlev Ganten/Thilo Spahl/Thomas Deichmann, Die Kuh im Kinderzimmer – Allergien als Erbe der Evolution? Aus: dies., *Die Steinzeit steckt uns in den Knochen. Gesundheit als Erbe der Evolution.* © Piper Verlag, München 2009, S. 270-275, S. 277-280, S. 281-286

Robert Gernhardt, Lob der Krankheit. Aus: ders., *Gesammelte Gedichte 1954–2006.* © S. Fischer Verlag GmbH, Frankfurt am Main 2008, S. 942-943

II Macht unser Gesundheitssystem krank?

Gerd Gigerenzer/J.A. Muir Gray: Aufbruch in das Jahrhundert des Patienten. Aus: dies. (Hg.), *Bessere Ärzte, bessere Patienten, bessere Medizin.* © Medizinische Wissenschaftliche Verlagsgesellschaft, Berlin 2013, S. 22-24, S. 26-28

Alexandra Kautzky-Willer/Elisabeth Tschachler, Kaum erforscht – gleich behandelt. Aus: dies., *Gesundheit: eine Frage des Geschlechts. Die weibliche und die männliche Seite der Medizin.* © Orac/Verlag Kremayr & Scheriau KG, Wien 2012, S. 164-172

Gerd Gigerenzer, Was Ärzte wissen müssen. Aus: ders., *Risiko. Wie man die richtigen Entscheidungen trifft* © C. Bertelsmann Verlag, in der Verlagsgruppe Random House GmbH, München 2013, S. 209-228 (Übersetzung: Hainer Kober)

Friedrich Nietzsche, Die kleinen Dosen. Aus: ders., *Die Kunst der Gesundheit*, hg. v. Mirella Carbone u. Joachim Jung. © Verlag Karl Alber, Freiburg/München 2012, S. 31

Reimer Gronemeyer, Für eine neue Gastfreundschaft und wider das zerpflegte Alter. Aus: ders., *Das vierte Lebensalter. Demenz ist keine Krankheit.* © Pattloch Verlag GmbH & Co. KG, München 2013, S. 254-260

Barbara Prainsack, Personalisierte Medizin: die neue Rolle der Patienten. Aus: Deutscher Ethikrat, *Tagungsdokumentation: Personalisierte Medizin – der Patient als Nutznießer oder Opfer? Jahrestagung des Deutschen Ethikrates 2012*, Berlin 2013, S. 26-31 © mit freundlicher Genehmigung der Autorin

Dietrich Grönemeyer, Therapieren und Heilen. Aus: ders., *Mensch bleiben. High-Tech und Herz – eine liebevolle Medizin ist keine Utopie.* © Herder Verlag, Freiburg im Breisgau 2003, S. 27-29

Karl-Heinz Leven, Der Eid des Hippokrates und die Folgen. Aus: ders., *Geschichte der Medizin. Von der Antike bis zur Gegenwart.* © C.H. Beck, München 2008, S. 18-22, S. 105-106, S. 108-111

Robert Gernhardt, Guter Rat. Aus: ders., *Gesammelte Gedichte 1954–2006.* © S. Fischer Verlag GmbH, Frankfurt am Main 2008, S. 879

III Was heißt überhaupt gesund?

Friedrich Nietzsche, Gesundheit der Seele. Aus: ders., *Die Kunst der Gesundheit*, hg. v. Mirella Carbone u. Joachim Jung. © Verlag Karl Alber, Freiburg/München 2012, S. 33

Klaus Lieb, Zukunftsmarkt Hirndoping? Aus: ders., *Hirndoping. Warum wir nicht alles schlucken sollten.* © Verlag Artemis & Winkler 2010, S. 111-121, S. 123-124, S. 134-136

Thomas Lemke/Regine Kollek, Die Entstehung einer »genetischen Verantwortung«. Aus: dies., Hintergründe, Dynamiken und Folgen der prädiktiven Diagnostik. In: *Entgrenzung der Medizin. Von der Heilkunst zur Verbesserung des Menschen?*, hg. v.

Willy Viehöver u. Peter Wehling. © transcript, Göttingen 2011, S. 179-185

Susan Sonntag, Krankheit als Metapher. Aus: dies., *Krankheit als Metapher / Aids und seine Metaphern.* Aus dem Englischen von Karin Kersten, Caroline Neubaur und Holger Fließbach © Carl Hanser Verlag, München 2003, S. 9-13, S. 63-74

Tobias Eichinger, Ausweitung der Kampfzone: Anti-Aging-Medizin zwischen Prävention und Lebensrettung. Aus: *Entgrenzung der Medizin. Von der Heilkunst zur Verbesserung des Menschen?*, hg. v. Willy Viehöver u. Peter Wehling. © transcript, Göttingen 2011, S. 195-197, 199-201, 212-215

Ivan Illich, Gesundheit als Tugend. Aus: ders., *Die Nemesis der Medizin. Die Kritik der Medikalisierung des Lebens.* © C.H. Beck, München 1995, S. 201-203

Viktor von Weizsäcker, Die Aufgabe des Arztes. Aus: ders., Von den seelischen Ursachen der Krankheit. In: *Viktor von Weizsäcker, Warum wird man krank? Ein Lesebuch*, hg. v. Wilhelm Rimpau. © Suhrkamp Verlag, Frankfurt am Main 2008, S.244-251

Robert Gernhardt, Vorgeschichte: Am Fuß der Treppe. Aus: ders., Herz in Not. In: Ders., *Gesammelte Gedichte 1954–2006.* © S. Fischer Verlag GmbH, Frankfurt am Main 2008, S. 583

Robert Gernhardt, Vorgeschichte: Stummer Infarkt. Aus: ders., Herz in Not. In: Ders., *Gesammelte Gedichte 1954–2006.* © S. Fischer Verlag GmbH, Frankfurt am Main 2008, S. 583

Robert Gernhardt, Erinnerung an ein Unwohlsein in Montaio. Aus: ders., Herz in Not. In: Ders., *Gesammelte Gedichte 1954-2006.* © S. Fischer Verlag GmbH, Frankfurt am Main 2008, S. 584

Robert Gernhardt, Dankbarer Dichter. Aus: Ders., Herz in Not. In: ders., *Gesammelte Gedichte 1954–2006.* © S. Fischer Verlag GmbH, Frankfurt am Main 2008, S. 589

IV Gesund werden, gesund bleiben

Eckhard Schiffer, Als Seelenarzt zu Gast bei Huckleberry Finn. Aus: ders., *Warum Huckleberry Finn nicht süchtig wurde. Anstiftung gegen Sucht und Selbstzerstörung bei Kindern und Jugendlichen.* © Beltz Verlag, Weinheim/Basel 2010, S. 17-24

David B. Agus, Timing ist alles. Aus: ders., *Leben ohne Krankheit.* © Piper Verlag, München 2013, S. 285-299, S. 301-304, S. 307-309

Friedrich Nietzsche: Die Kunst der Gesundheit. Aus: ders., *Die Kunst der Gesundheit*, hg. v. Mirella Carbone u. Joachim Jung. © Verlag Karl Alber, Freiburg/München 2012, S. 46

Wolf Singer/Matthieu Ricard, Altruismus und Wohlbefinden. Aus: dies., *Hirnforschung und Meditation. Ein Dialog.* © Suhrkamp Verlag, Frankfurt am Main 2008, S. 108-115

Werner Bartens, Gute Freunde halten gesund. Aus: ders., *Glücksmedizin. Was wirklich wirkt.* © 2011 Droemersche Verlagsanstalt Th. Knaur Nachf. GmbH & Co. KG, München 2013, S. 143-149

Klaus Dörner/Ursula Plog, Selbst-Therapie. Aus: dies./Christine Teller/Frank Wendt, *Irren ist menschlich. Lehrbuch der Psychiatrie/Psychotherapie.* © Psychiatrie Verlag 2013 (22. Aufl.), S. 25

Annette Bopp/Delia Nagel/Gerd Nagel, Patientenkompetenz. Aus: dies., *Was kann ich selbst für mich tun? Patientenkompetenz in der modernen Medizin.* © Rüffer & Rub Sachbuchverlag, Zürich 2005, S. 22-31

Gerd Gigerenzer, Risikokompetenz ist die beste Waffe gegen Krebs. Aus: ders., *Risiko. Wie man die richtigen Entscheidungen trifft.* Übersetzung: Hainer Kober. © C. Bertelsmann Verlag, in der Verlagsgruppe Random House GmbH, München 2013, S. 279-287

Robert Gernhard, Zum guten Schluss ein wirklich guter Rat. Aus: ders., *Gesammelte Gedichte 1954–2006.* © S. Fischer Verlag GmbH, Frankfurt am Main 2008, S. 910-912